国家卫生和计划生育委员会"十三五"规划教材

全国高等中医药院校研究生教材

供中药学等专业用

中药药剂学专论

第2版

主　编　杨　明　傅超美

副主编　狄留庆　吴　清　周毅生　龚慕辛

编　委（按姓氏笔画为序）

马云淑（云南中医学院）　　　　周毅生（广东药科大学）

王　芳（江西中医药大学）　　　桂双英（安徽中医药大学）

史亚军（陕西中医药大学）　　　贾永艳（河南中医药大学）

冯年平（上海中医药大学）　　　龚慕辛（首都医科大学）

许汉林（湖北中医药大学）　　　谢兴亮（成都医学院）

李　慧（中国中医科学院）　　　程　岚（辽宁中医药大学）

杨　明（江西中医药大学）　　　傅超美（成都中医药大学）

肖学凤（天津中医药大学）　　　廖　婉（成都中医药大学）

吴　清（北京中医药大学）　　　廖正根（江西中医药大学）

狄留庆（南京中医药大学）

人民卫生出版社

图书在版编目（CIP）数据

中药药剂学专论 / 杨明，傅超美主编 . —2 版 . —北京：
人民卫生出版社，2017

ISBN 978-7-117-24667-5

Ⅰ . ①中… Ⅱ . ①杨… ②傅… Ⅲ . ①中药制剂学 -
中医学院 - 教材 Ⅳ . ①R283

中国版本图书馆 CIP 数据核字（2017）第 137087 号

| 人卫智网 | www.ipmph.com | 医学教育、学术、考试、健康，
购书智慧智能综合服务平台 |
| 人卫官网 | www.pmph.com | 人卫官方资讯发布平台 |

中药药剂学专论

第 2 版

主　　编：杨　明　傅超美
出版发行：人民卫生出版社（中继线 010-59780011）
地　　址：北京市朝阳区潘家园南里 19 号
邮　　编：100021
E - mail：pmph @ pmph.com
购书热线：010-59787592　010-59787584　010-65264830
印　　刷：天津安泰印刷有限公司
经　　销：新华书店
开　　本：787 × 1092　1/16　　印张：18
字　　数：438 千字
版　　次：2009 年 9 月第 1 版　　2017 年 9 月第 2 版
　　　　　2017 年 9 月第 2 版第 1 次印刷（总第 2 次印刷）
标准书号：ISBN 978-7-117-24667-5/R · 24668
定　　价：49.00 元

打击盗版举报电话：010-59787491　E-mail：WQ @ pmph.com
（凡属印装质量问题请与本社市场营销中心联系退换）

出版说明

为了更好地贯彻落实《国家中长期教育改革和发展规划纲要（2010—2020年）》和《医药卫生中长期人才发展规划（2011—2020年）》，进一步适应新时期中医药研究生教育和教学的需要，推动中医药研究生教育事业的发展，经人民卫生出版社研究决定，在总结汲取首版教材成功经验的基础上，开展全国高等中医药院校研究生教材（第二轮）的编写工作。

全套教材围绕教育部的培养目标，国家卫生和计划生育委员会、国家中医药管理局的行业要求与用人需求，整体设计，科学规划，合理优化构建教材编写体系，加快教材内容改革，注重各学科之间的衔接，形成科学的教材课程体系。本套教材将以加强中医药类研究生临床能力（临床思维、临床技能）和科研能力（科研思维、科研方法）的培养、突出传承，坚持创新，着眼学生进一步获取知识、挖掘知识、提出问题、分析问题、解决问题能力的培养，正确引导研究生形成严谨的科研思维方式和严肃认真的求学态度为宗旨，同时强调实用性（临床实践、临床科研中用得上）和思想性（启发学生批判性思维、创新性思维），从内容、结构、形式等各个环节精益求精，力求使整套教材成为中医药研究生教育的精品教材。

本轮教材共规划、确定了基础、经典、临床、中药学、中西医结合5大系列55种。教材主编、副主编和编委的遴选按照公开、公平、公正的原则，在全国40余所高等院校1200余位专家和学者申报的基础上，1000余位申报者经全国高等中医药院校研究生教育国家卫生和计划生育委员会"十三五"规划教材建设指导委员会批准，聘任为主编、主审、副主编和编委。

本套教材主要特色是：

1. 坚持创新，彰显特色　教材编写思路、框架设计、内容取舍等与本科教材有明显区别，具有前瞻性、启发性。强调知识的交叉性与综合性，教材框架设计注意引进创新的理念和教改成果，彰显特色，提高研究生学习的主动性。

2. 重难热疑，四点突出　教材编写紧跟时代发展，反映最新学术、临床进展，围绕本学科的重点、难点、热点、疑点，构建教材核心内容，引导研究生深入开展关于"四点"的理论探讨和实践研究。

3. 培养能力，授人以渔　研究生的培养要体现思维方式的训练，教材编写力求有利于培养研究生获取新知识的能力、分析问题和解决问题的能力，更注重培养研究生的思维方法。注重理论联系实际，加强案例分析、现代研究进展，使研究生学以致用。

4. 注重传承，不离根本　本套研究生教材是培养中医药类研究生的重要工具，使浸含在中医中的传统文化得到大力弘扬，在讲述现代医学知识的同时，中医的辨证论治特色也在教材中得以充分反映。学生通过本套教材的学习，将进一步坚定信念，成为我国伟大的中医药事业的接班人。

5. 认真规划，详略得当　编写团队在开展工作之前，进行了认真的顶层设计，确定教材编写内容，严格界定本科与研究生的知识差异，教材编写既不沿袭本科教材的框架，也不是本科教材内容的扩充。编写团队认真总结、详细讨论了现阶段研究生必备的学科知识，并使其在教材中得以凸显。

6. 纸质数字，相得益彰　本轮教材的编写同时鼓励各学科配备相应的数字教材，此为中医出版界引领风气之先的重要举措，图文并茂、人机互动，提高研究生学以致用的效率和学习的积极性。利用网络等开放课程及时补充或更新知识，保持研究生教材内容的先进性、弥补教材易滞后的局限性。

7. 面向实际，拓宽效用　本套教材在编写过程中应充分考虑硕士层次知识结构及实际需要，并适当兼顾初级博士层次研究生教学需要，在学术过渡、引导等方面予以考量。本套教材还与住院医师规范化培训要求相对接，在规培教学方面起到实际的引领作用。同时，本套教材亦可作为专科医生、在职医疗人员重要的参考用书，促进其学术精进。

本轮教材的修订编写，教育部、国家卫生和计划生育委员会、国家中医药管理局有关领导和相关专家给予了大力支持和指导，得到了全国40余所院校和医院、科研机构领导、专家和教师的积极支持和参与，在此，对有关单位和个人致以衷心的感谢！希望各院校在教学使用中以及在探索课程体系、课程标准和教材建设与改革的进程中，及时提出宝贵意见或建议，以便不断修订和完善，为下一轮教材修订工作奠定坚实的基础。

人民卫生出版社有限公司

2016 年 6 月

国家卫生和计划生育委员会"十三五"规划教材
全国高等中医药院校研究生教材目录

一、基础系列

1　自然辩证法概论（第2版）　　　　　主编　崔瑞兰
2　医学统计学　　　　　　　　　　　主编　王泓午
3　科研思路与方法（第2版）　　　　　主编　季　光　赵宗江
4　医学文献检索（第2版）　　　　　　主编　高巧林　章新友
5　循证中医药临床研究方法（第2版）　主编　刘建平
6　中医基础理论专论（第2版）　　　　主编　郭霞珍　王　键
7　方剂学专论　　　　　　　　　　　主编　李　冀　谢　鸣
8　中药学专论　　　　　　　　　　　主编　钟赣生　杨柏灿
9　中医诊断学专论　　　　　　　　　主编　黄惠勇　李灿东
10　神经解剖学　　　　　　　　　　　主编　孙红梅　申国明
11　中医文献学　　　　　　　　　　　主编　严季澜　陈仁寿
12　中医药发展史专论　　　　　　　　主编　程　伟　朱建平
13　医学英语　　　　　　　　　　　　主编　姚　欣　桑　珍

二、经典系列

14　内经理论与实践（第2版）　　　　　主编　王　平　贺　娟
15　伤寒论理论与实践（第2版）　　　　主编　李赛美　李宇航
16　金匮要略理论与实践（第2版）　　　主编　姜德友　贾春华
17　温病学理论与实践（第2版）　　　　主编　谷晓红　杨　宇
18　难经理论与实践（第2版）　　　　　主编　翟双庆

三、临床系列

19　中医内科学临床研究（第2版）　　　主编　薛博瑜　吴　伟
20　中医外科学临床研究（第2版）　　　主编　陈红风
21　中医妇科学临床研究（第2版）　　　主编　罗颂平　刘雁峰
22　中医儿科学临床研究（第2版）　　　主编　马　融
23　中医骨伤科学临床研究（第2版）　　主编　王拥军　冷向阳

24　中医优势治疗技术学　　　　　　主编　张俊龙

25　中医脑病学临床研究　　　　　　主编　高　颖

26　中医风湿病学临床研究　　　　　主编　刘　维

27　中医肺病学临床研究　　　　　　主编　吕晓东

28　中医急诊学临床研究（第2版）　　主编　刘清泉

29　针灸学临床研究（第2版）　　　　主编　梁繁荣　许能贵

30　推拿学临床研究　　　　　　　　主编　王之虹

31　针灸医学导论　　　　　　　　　主编　徐　斌　王富春

32　经络诊断理论与实践　　　　　　主编　余曙光　陈跃来

33　针灸医案学　　　　　　　　　　主编　李　瑞

34　中国推拿流派概论　　　　　　　主编　房　敏

35　针灸流派概论（第2版）　　　　　主编　高希言

36　中医养生保健研究（第2版）　　　主编　蒋力生　马烈光

四、中药学系列

37　中药化学专论（第2版）　　　　　主编　匡海学

38　中药药理学专论（第2版）　　　　主编　孙建宁　彭　成

39　中药鉴定学专论（第2版）　　　　主编　康廷国　王峥涛

40　中药药剂学专论（第2版）　　　　主编　杨　明　傅超美

41　中药炮制学专论（第2版）　　　　主编　蔡宝昌　龚千锋

42　中药分析学专论　　　　　　　　主编　乔延江　张　彤

43　中药药房管理与药学服务　　　　主编　杜守颖　谢　明

44　制药工程学专论　　　　　　　　主编　王　沛

45　分子生药学专论　　　　　　　　主编　贾景明　刘春生

五、中西医结合系列

46　中西医结合内科学临床研究　　　主编　杨关林　冼绍祥

47　中西医结合外科学临床研究　　　主编　何清湖　刘　胜

48　中西医结合妇产科学临床研究　　主编　连　方　谈　勇

49　中西医结合儿科学临床研究　　　主编　虞坚尔　常　克

50　中西医结合急救医学临床研究　　主编　方邦江　张晓云

51　中西医结合临床研究方法学　　　主编　刘　萍　谢雁鸣

52　中西医结合神经病学临床研究　　主编　杨文明

53　中西医结合骨伤科学临床研究　　主编　徐　林　刘献祥

54　中西医结合肿瘤临床研究　　　　主编　许　玲　徐　巍

55　中西医结合重症医学临床研究　　主编　张敏州

前　言

　　本教材是在《中药药剂学》本科教材基础上的延伸与拓展,以培养适应中药现代化和国际化发展的高级研究人才为目标,主要面向全国高等中医药院校及综合性大学中药学相关专业的研究生及相应的中医药工作者,是中药药剂教学、生产、管理和科研的最新高层次参考书,同时也可供国外中医药专业的博士、硕士研究生使用。

　　《中药药剂学专论》是中药学类专业研究生的主干课程。全国高等中医药院校研究生教育、卫生部"十一五"规划教材《中药药剂学专论》出版五年来,中药药剂学有了较大发展,学科内容不断更新,尤其在中药药剂学理论探索及新技术、新工艺、新剂型、新设备及新辅料的应用基础研究方面日益深入,不断丰富了中药药剂学学科内涵,开拓了符合中药特点的制剂理论与技术的研究思路,推动了中药药剂学学科的发展。本教材在继承上版教材优势基础上,强化专业知识,拓宽专业知识面,以问题为中心,结合当前中药药剂基础研究与产业化转化存在的关键科学问题,精选本科教材中部分内容进行深化处理;对近年来中药药剂学前沿研究新成果,有选择地充实到教材中;重点介绍相关学术思想、科研思路与方法,着力培养研究生的创新思维和科研能力,突出了本教材的科学性、实用性、时效性与创新性。

　　全教材共分为十二章,围绕本学科的"重点""难点""热点"和"疑点"等方面设置专题,每章一个专论,各章节既有一定的关联性,又有相对独立性。内容包括:中药药剂学科发展导论,中药制剂设计,中药超微粉碎技术,中药提取技术,中药分离技术,中药常用的浓缩干燥技术,中药制剂原料药的特性与改性研究,中药制剂新技术,中药制剂口服给药合理性研究与评价专论,中药注射剂的发展现状与思考,中药新型给药系统,中药制剂质量的评价与控制。

　　本教材以"继承、创新、求实、求精"为基本宗旨,在上版教材基础上,做了如下修订:

　　一、"中药药剂学科发展导论"部分引入了"中药药剂学学科概述"及"中药药剂学的若干问题思考",围绕"理、法、方、药、剂、工、质、效",重点介绍了"中药药剂学学科的内涵与外延""中药药剂学学科的理论框架构建"及"中药药剂学学科的技术体系形成",并对"中药制剂与化学药物制剂""传统制剂与现代制剂""中药创新药物制剂研究与二次开发"及"中药制剂现代化与现实化"等当前"热点""疑点"问题进行了辨析,以期使学生在系统学习之前,对《中药药剂学专论》的特色和基本内容有一个正确、全面、系统的认识和把握。

　　二、增补了"中药制剂设计"一章,以完整中药药剂学学科的知识体系,探讨符合中药特点的中药制剂设计体系的构建。

　　三、增补了"中药制剂原料药的特性与改性研究"一章,突出中药原料与辅料的特点,并系统介绍了中药制剂原料药的改性方法与研究。

　　四、增补了"中药制剂质量的评价与控制"一章,中药制剂质量评价与控制是确保中药制剂安全、有效的重要手段,但现行"成分论"中药质控模式和方法是面向生产检验,与安全性和有效性关联不紧密,难以有效控制和评价中药制剂的内在质量。本章结合2015年版《中国药典》及现代中药制剂质量评价与控制研究的发展成果,从"中药制剂质量评价及控制体系的建立""中药制剂工艺质量评价研究""中药制剂评价方法与指标"及"中药制剂生产过程质量控制的发展与应用"四方面介绍,以期学生对当前中药制剂质量控制与评价的问题及方法研究的现状有所了解与掌握。

　　五、随着学科的分化及数字教材的建设,多数院校开设了制药设备或化工原理等课程,因此对于制药设备和药用辅料的内容做了必要的归纳和删减。

　　六、新增案例导入,注重理论和实际的结合,以启迪学生思维,突出实用性。

　　本教材的编者都是多年从事中药药剂学教学与科研工作,具有丰富教学经验的老教授和中青年教授。在编写过程中得到了上版教材主编张兆旺教授的热情支持,在此深表谢意。

　　为写好本书,编委会在密切合作的原则下,力求发挥各自特长,进行了合理分工。但限于编者水平,不足之处在所难免,殷切希望广大读者提出宝贵意见和建议。

编　者

2016年11月

目　录

第一章　中药药剂学发展导论 ··· 1
　第一节　中药药剂学的内涵与外延 ··· 1
　　一、中药药剂学的内涵 ··· 1
　　二、中药药剂学的外延 ··· 3
　第二节　中药药剂学的现状与发展 ··· 4
　　一、中药药剂学的发展现状 ·· 4
　　二、中药药剂学发展中的关键问题 ··· 8
　　三、中药药剂学发展战略目标和研究方向 ··································· 9
　第三节　关于中药药剂学的若干思考 ··· 10
　　一、中药制剂与化学药物制剂 ··· 10
　　二、传统制剂与现代制剂 ·· 11
　　三、中药创新药物制剂研究与二次开发 ····································· 13
　　四、中药制剂现代化与现实化 ··· 14

第二章　中药制剂设计 ·· 16
　第一节　中药制剂设计思想 ··· 16
　　一、传统中药制剂设计思想 ·· 16
　　二、现代中药制剂设计原则 ·· 18
　第二节　中药制剂设计基础 ··· 19
　　一、临床应用基础 ·· 19
　　二、药效物质基础 ·· 20
　　三、药物体内过程 ·· 22
　　四、生产技术适应性 ··· 22
　　五、药物经济学 ··· 23
　第三节　中药制剂设计内容 ··· 23
　　一、给药途径与剂型设计 ·· 23
　　二、制剂处方与制备工艺设计 ··· 23
　　三、质量控制设计 ·· 24

　　　四、制剂包装设计···25
　　第四节　实例介绍···25
　　　桂枝茯苓多元释药系统···25

第三章　中药超微粉碎技术···28
　　第一节　中药超微粉碎技术概述···28
　　　一、超微粉的概念···28
　　　二、超微粉碎的原理···29
　　　三、超微粉碎技术的特点与适应范围···30
　　第二节　超微粉碎技术流程设计···31
　　　一、超微粉碎的技术流程···31
　　　二、超微粉碎技术的常见类型与特点···31
　　第三节　超微粉碎技术的应用实例···38
　　　一、用于改善中药固体制剂品质的研究···38
　　　二、用于提高药材有效成分的提取率和溶出度的研究·····························38
　　　三、用于提高中药疗效的研究···39
　　第四节　超微粉碎技术存在的问题···39
　　　一、待粉碎中药原料性质极其复杂···39
　　　二、粉碎工艺参数优化的问题···40
　　　三、中药超微粉体的加工困难与表面改性问题···································40
　　　四、超微粉体的质量控制与产业化问题···40
　　　五、超微粉体的剂量与安全性问题···41

第四章　中药提取技术···42
　　第一节　中药提取技术概述···42
　　　一、提取在中药制剂生产过程中的地位···42
　　　二、中药制剂提取工艺研究···42
　　　三、中药提取相关问题探讨···43
　　　四、中药提取亟待解决的工程技术问题···45
　　第二节　超临界流体萃取技术···47
　　　一、概述···47
　　　二、超临界流体萃取原理···47
　　　三、超临界 CO_2 提取技术流程设计···50
　　　四、超临界 CO_2 流体提取技术的应用实例·····································53
　　　五、超临界 CO_2 流体提取技术存在的问题·····································56
　　第三节　超声提取技术···57
　　　一、概述···57
　　　二、原理···57
　　　三、超声提取技术流程设计···58

　　四、超声提取设备··58
　　五、超声提取技术的应用实例·····································59
　　六、超声提取技术存在的问题·····································61
　第四节　微波提取技术···62
　　一、概述···62
　　二、微波辅助提取的原理···62
　　三、微波辅助提取技术流程设计····································64
　　四、微波辅助提取技术的应用实例·································65
　　五、微波提取技术有关问题的讨论·································66
　第五节　减压提取技术···67
　　一、概述···67
　　二、原理···68
　　三、减压提取技术流程设计···69
　　四、减压提取技术的应用实例······································69
　　五、减压提取技术存在的问题······································70

第五章　中药分离纯化技术···72
　第一节　中药分离纯化技术概述·······································72
　　一、分离纯化在中药制剂生产过程中的地位····················72
　　二、中药制剂分离纯化工艺研究····································72
　　三、中药分离相关问题讨论···72
　第二节　大孔吸附树脂技术··74
　　一、概述···74
　　二、原理、分类与规格···75
　　三、大孔吸附树脂技术流程设计····································77
　　四、大孔吸附树脂技术设备···79
　　五、大孔吸附树脂技术的应用实例·································79
　　六、大孔吸附树脂技术存在的问题·································83
　第三节　膜分离技术···84
　　一、概述···84
　　二、膜分离过程的类型···85
　　三、膜组件··86
　　四、膜分离技术的应用实例···87
　　五、膜分离技术存在的问题···88
　第四节　高速离心分离技术··89
　　一、概述···89
　　二、离心分离原理···89
　　三、离心机的种类···90
　　四、影响药液离心分离效果的因素·································90

　　　　五、高速离心分离技术的应用实例 ……………………………………… 91

第六章　中药浓缩与干燥技术 ……………………………………………………… 93
　　第一节　浓缩 ……………………………………………………………………… 93
　　　　一、概述 ………………………………………………………………………… 93
　　　　二、中药浓缩方法的特点与选用 …………………………………………… 93
　　第二节　干燥 ……………………………………………………………………… 97
　　　　一、概述 ………………………………………………………………………… 97
　　　　二、中药干燥方法的特点与选用 …………………………………………… 98
　　　　三、中药干燥的注意事项 …………………………………………………… 101

第七章　中药制剂原料药的特性与改性研究 ………………………………… 102
　　第一节　中药制剂原料药的物性特点及表征 ………………………………… 102
　　　　一、吸湿性 …………………………………………………………………… 102
　　　　二、流动性 …………………………………………………………………… 104
　　　　三、压缩性 …………………………………………………………………… 106
　　　　四、感官特性 ………………………………………………………………… 108
　　第二节　中药制剂原料药的改性方法与研究 ………………………………… 108
　　　　一、改善中药浸膏粉体吸湿性的方法 ……………………………………… 108
　　　　二、中药制剂原料药掩味改性技术 ………………………………………… 109
　　　　三、气味评价方法 …………………………………………………………… 112
　　第三节　应用实例 ……………………………………………………………… 112

第八章　中药制剂新技术 ……………………………………………………… 114
　　第一节　制粒技术 ……………………………………………………………… 114
　　　　一、概述 ……………………………………………………………………… 114
　　　　二、常用制粒方法 …………………………………………………………… 116
　　　　三、制粒技术有关问题的讨论 ……………………………………………… 118
　　第二节　制丸技术 ……………………………………………………………… 119
　　　　一、概述 ……………………………………………………………………… 119
　　　　二、常用制丸方法 …………………………………………………………… 120
　　　　三、制丸技术有关问题的讨论 ……………………………………………… 123
　　　　四、制丸技术在中药制剂中的应用实例 …………………………………… 124
　　第三节　薄膜包衣技术 ………………………………………………………… 124
　　　　一、概述 ……………………………………………………………………… 124
　　　　二、薄膜包衣的工艺过程及优化 …………………………………………… 126
　　　　三、薄膜包衣有关问题的讨论 ……………………………………………… 128
　　　　四、薄膜包衣技术在中药制剂生产中的应用实例 ………………………… 129
　　第四节　固体分散技术 ………………………………………………………… 130

一、概述 …………………………………………………………………………… 130
二、常用制备固体分散体的方法 ………………………………………………… 132
三、固体分散技术有关问题的讨论 ……………………………………………… 133
四、固体分散技术在中药药剂中的应用实例 …………………………………… 134
第五节　包合技术 ……………………………………………………………………… 134
一、概述 …………………………………………………………………………… 134
二、常用制备包合物的方法 ……………………………………………………… 137
三、包合技术有关问题的讨论 …………………………………………………… 138
四、包合技术在中药药剂中的应用实例 ………………………………………… 138
第六节　微囊与微球化技术 …………………………………………………………… 139
一、概述 …………………………………………………………………………… 139
二、微囊、微球的制备方法 ……………………………………………………… 143
三、中药微型包囊、微球有关问题的讨论 ……………………………………… 146
四、微囊、微球技术在中药制剂中的应用实例 ………………………………… 147
第七节　微乳化技术 …………………………………………………………………… 148
一、概述 …………………………………………………………………………… 148
二、微乳的制备方法 ……………………………………………………………… 152
三、制备中药微乳有关问题的讨论 ……………………………………………… 153
四、微乳化技术在中药制剂中的应用实例 ……………………………………… 154
第八节　脂质体制备技术 ……………………………………………………………… 155
一、概述 …………………………………………………………………………… 155
二、脂质体的制备方法 …………………………………………………………… 163
三、脂质体技术在制剂中的应用 ………………………………………………… 165

第九章　中药制剂口服给药合理性研究与评价专论 …………………………………… 170
第一节　口服中药制剂的体内过程 …………………………………………………… 170
一、吸收 …………………………………………………………………………… 170
二、分布 …………………………………………………………………………… 174
三、代谢 …………………………………………………………………………… 175
四、排泄 …………………………………………………………………………… 177
第二节　中药制剂的生物有效性与生物等效性 ……………………………………… 178
一、生物样品分析方法的建立 …………………………………………………… 178
二、普通制剂生物利用度和生物等效性研究 …………………………………… 179
三、缓释、控释制剂生物利用度与生物等效性试验 …………………………… 182
四、口服给药生物利用度的预测 ………………………………………………… 183

第十章　中药注射剂的发展现状与思考 ………………………………………………… 185
第一节　中药注射剂概述 ……………………………………………………………… 185
第二节　中药注射剂制备的工艺流程与技术关键 …………………………………… 186

一、中药注射剂制备的工艺流程及关键环节 ·········· 186

二、中药注射剂的质量控制问题 ·········· 189

第三节 中药注射剂目前存在的"瓶颈"问题与对策 ·········· 190

一、中药注射剂的中医药理论与物质基础问题 ·········· 190

二、临床疗效与安全性问题 ·········· 191

第十一章 中药新型给药系统 ·········· 195

第一节 中药口服速释固体制剂 ·········· 195

一、口崩片 ·········· 196

二、分散片 ·········· 199

三、舌下片 ·········· 202

四、咀嚼片 ·········· 204

第二节 中药缓控释制剂研究进展 ·········· 206

一、中药缓控释制剂含义、特点与分类 ·········· 206

二、基于不同释药原理的中药缓控释制剂技术 ·········· 208

三、中药缓控释制剂研究存在的问题 ·········· 213

第三节 中药口服胃定位释药系统 ·········· 214

一、概述 ·········· 214

二、胃定位释药制剂常用的辅料 ·········· 215

三、中药胃定位释药系统的设计与制备 ·········· 216

四、胃定位释药系统的质量要求与评价 ·········· 219

五、有关问题的讨论 ·········· 220

第四节 口服结肠定位释药系统 ·········· 221

一、概述 ·········· 221

二、口服结肠定位释药系统的设计与制备 ·········· 222

三、口服结肠定位释药系统的质量评价 ·········· 226

四、中药口服结肠定位控释有关问题的讨论 ·········· 228

第五节 中药黏膜给药系统 ·········· 229

一、概述 ·········· 229

二、黏膜给药系统的类型与吸收途径 ·········· 230

三、黏膜给药系统常用的辅料 ·········· 231

四、黏膜给药剂型的设计与制备 ·········· 233

五、黏膜给药系统的质量要求与评价 ·········· 236

六、有关问题的讨论 ·········· 237

第六节 中药经皮给药系统 ·········· 238

一、概述 ·········· 238

二、中药经皮给药系统常用的辅料 ·········· 241

三、经皮给药系统的设计与制备 ·········· 242

四、经皮给药制剂的质量评价 ·········· 249

五、有关问题的讨论……………………………………………………… 250

第十二章　中药制剂质量的评价与控制……………………………………… 252
　第一节　中药制剂质量评价与控制体系的建立…………………………… 252
　　一、中药制剂质量评价与控制体系概述………………………………… 252
　　二、中药制剂质量评价与控制方法研究的现状………………………… 252
　　三、中药制剂质量评价与控制体系建立的基本原则…………………… 253
　第二节　中药制剂工艺质量评价研究……………………………………… 254
　　一、中药制剂原料及前处理工艺评价…………………………………… 254
　　二、中药制剂成型评价…………………………………………………… 255
　　三、中药制剂稳定性评价………………………………………………… 255
　第三节　中药制剂质量评价方法与指标…………………………………… 256
　　一、中药制剂常规评价方法和指标……………………………………… 256
　　二、中药制剂质量评价主要内容………………………………………… 257
　　三、中药制剂质量控制研究的新方法…………………………………… 257
　第四节　中药制剂生产过程质量控制的发展与应用……………………… 260
　　一、中药制剂生产过程质量智能控制系统……………………………… 261
　　二、现代中药制剂生产智能控制系统的实施方案与关键技术………… 261
　　三、中药制剂生产智能控制系统的应用………………………………… 262

参考文献………………………………………………………………………… 264

第一章　中药药剂学发展导论

中药是在中医药理论指导下,用于防治疾病并具有养生保健作用的药物。中药材不能直接用于患者,须经炮制加工,选择适当剂型,制成适宜制剂后方能使用。而中药药剂学是专门研究中药剂型与制剂的科学,是连接中医与中药的桥梁。

中药药剂学随着古今成方及剂型演变而形成和发展,早在商汤时期的《汤液经》和秦汉时期的《神农本草经》中就见有制剂的相关论述,后经逐步发展相继出现多部相关专著,如《制药论法》《金石制药法》和《太平惠民和剂局方》等,在剂型理论、方药修治、临床应用等方面留下了极宝贵的遗产。随着科学技术和医药学科的发展,医药学家在中医药理论的指导下进行了大量实践活动,在中药制剂的原辅料、剂型、制备工艺、质量控制、临床使用等方面形成了自身特点,不断发展和完善了中药制剂的设计、制备、质量评价等方面理论与技术,形成了中药药剂学独特的学科内涵和学科体系。

第一节　中药药剂学的内涵与外延

中药药剂学是以中医药理论为指导,综合运用现代多学科技术与方法,研究中药制剂的设计与优化、配制与生产、质量评价与控制、临床合理应用的一门综合性应用技术学科。它不仅涉及工艺学范畴,即研究药物制剂的剂型、辅料、生产工艺及质量控制等,且涉及生物学范畴,即研究制剂的体内过程及其与临床疗效、安全的相关性。

一、中药药剂学的内涵

(一)中药药剂学的理论体系

1. 中医药理论是中药药剂学的基本指导思想　宏观、整体、联系、变化的思维方式是中医药理论最显著特点,符合人体疾病发生发展、方药起效的客观规律。在此思维方式指引下,形成了中医对方剂、药味作用的理论认识,积累了丰富的实践经验,是中药区别于天然药物、化学药物、生物制品的本质所在。其主要特点有:①复方最小组成单位为药味,中医将药味作用以四气、五味、归经、升降浮沉、毒性、功效等进行概括;②根据治疗需求,采用炮制、配伍、剂量、制剂等手段对中药的性味功效进行选择和调控;③复方中药味含有大量化学成分,其中部分成分是其发挥药效的物质基础;④复方以治法统领各药,以配伍联系各药,整体结构以"君、臣、佐、使"来表述,组成一个有机的治疗系统;⑤复方所表达的整体功效来源于各药味,而又不同于它们的简单加合。因此,开展中药药剂学工作必须在中医药理论指导下,充分认识到中药复方的上述特点,把握好其起效本质,正确认识"理、法、方、药,剂、工、质、效"之间的密切关系,坚持"以方制药"原则,即针对具体复方,选择适宜剂型及制备工艺,以制得符合质量要求,充分发挥其功效的中药制剂产品。

2. 系统论和控制论为中药药剂学提供方法学指导　中药药剂学研究实质上是对方剂功效进行系统的整合、调控与优化,实现方剂临床疗效最大化、使用最适化的科学实践。现代系统论认为,系统是"相互作用着的各种不同功能单元的总和",它包含两个以上要素,要素之间存在相互作用,系统整体的性能不同于各要素的性能或其加合。中医的辨证施治、方剂的配伍理论、组方原则中已充分体现了上述系统论思想。中药药剂学的研究工作同样具有系统属性,每个环节的操作都会对方剂的疗效与安全产生影响,这就要求在实际工作中对病证、方剂的整体状况及各组成要素、要素间的联系等系统属性有一个准确把握,以系统性思维指引各项具体工作,保证最终制得的中药制剂能如实表达原方剂的治疗意图。

控制论认为,控制是一个事物在可能空间中进行有效选择的过程。要实施控制,必须具备两个条件:一是受控对象存在着多种发展的可能;二是施控者可根据自己的目的,在多种可能中进行选择。人体疾病发生发展的复杂性,中药功效、有效成分、配伍、药料处理方式等的多样性,为中药制剂工作提供了多种可供选择的方向,而药剂工作的目标是为临床提供安全、高效、方便的药物,要达到该目标,就必须在上述诸多可能性中进行合理选择和控制。因此,中药药剂学的研究工作还需具有控制论思维,古人已采用方证对应、炮制、配伍、剂量、制法、剂型、用法等具体手段进行控制,以确保方药的安全有效。而现代药理学、毒理学、化学、药剂学、药代动力学和化学分析技术在中药药剂学中的广泛应用,也为现代中药制剂开发提供了先进可靠的控制手段,保证了中药制剂的质量。

3. 现代科学理论为中药药剂学发展提供技术支撑　中药药剂学实践从微观细节上应以现代医药理论为技术指导,确保研究结果的科学性、准确性、可靠性和重复性。传统中医药理论从宏观、整体角度认识疾病状态、药物性能,把握疾病发展趋势、方剂功效。同时,受历史条件限制,传统中医药理论对局部、微观细节的认识较为模糊,难以准确把握。而药物局部、微观变化在一定条件下会导致整体性能改变。因此,对细节的忽略是导致中药制剂疗效的可靠性、重复性不理想的重要原因之一。利用现代医药理论,针对中药制剂研究涉及的具体对象:①病证的致病原因、病理变化、病理指标等;②方剂的成分组成、含量、作用机制、相互关系等;③中间提取物制备工艺,包括提取、浓缩、除杂、干燥等环节;④制剂处方与成型工艺,包括药效物质的理化性质、药动学性质、剂量,辅料的性质、用量、作用,制剂技术;⑤质量方面,以生理学、病理学、药物化学、药理学、物理化学、药代动力学、制剂学、分析化学等现代科学理论和技术为具体手段,从微观水平把握影响中药制剂疗效各环节细节因素,是确保研究结果准确性、可靠性和重复性的重要措施。

(二)中药药剂学的技术体系

1. 设计与优化技术体系　中药药剂学针对其研究对象,如药效成分的组成、给药途径、剂型、制剂处方与工艺、质量评价与控制等,进行了大量科研实践,在此基础上,已形成了一套关于中药药剂学设计与优化的研究思路和方法的技术体系。设计与优化思路方面,已从技术导向模式、需求导向模式、竞争导向模式等单一的设计模式,发展到基于"临床-生产-市场"三维导向的设计模式。所谓"临床-生产-市场"三维导向设计模式,是指中药药剂的设计与优化需要从临床需求、市场定位、生产实际等三个维度分别进行系统分析与思考,以确保设计方案的科学性、实用性、经济性及技术可行性。设计与优化方法方面,针对中药药剂学不同的研究对象,在实践研究过程中分别采用了基线等比增减设计、均匀设计、正交设计、效应面优化设计等实验设计方法,以及方差分析、t检验、回归分析、曲线方程拟合等数据分析与处理方法,确保了中药制剂设计与优化工作的顺利开展,有力地推动中药药剂学实践的深入发展。

2. 配制与生产技术体系 中药制剂的配制与生产技术体系包括中药制剂中间提取物制备和成型两大环节的工艺技术及相应设备所构成的技术体系。中药制剂中间提取物是将中药饮片制成可供直接成型用半成品的工艺过程,包括净制、炮制、粉碎、提取、纯化、浓缩、干燥等环节,通过这些环节中所采用的各类技术与设备,可实现净化原料、调节药性与功效、富集药效成分、降低药物剂量、去除或降低毒性、调节物料理化性质,从而为成型提供安全、高效、稳定的制剂原料的目标;制剂成型是将制剂原料加工制成可供临床直接使用的某剂型的工艺过程。基于中药原料剂量大、易吸湿、黏性强、成分组成与性质复杂的特点,在制剂实践过程中,已形成了包括中药制剂辅料、制剂技术及设备等构成的具有中药特色的成型技术体系,如蜜丸的塑制成丸技术、自动制丸机、黑膏药的制备技术、膏药提取与炼油器,以及"药辅合一"思想指导下,人参、三七、白芷、蜂蜜等中药在制剂中常兼作辅料使用等。

3. 质量评价与控制技术体系 在实施国家药品标准提高行动计划过程中,中药标准提升工作是重中之重。其主要任务是研究提高中成药生产的原料及成品质量控制标准。然而,大幅度提高中成药标准的关键问题是如何发展中药制药过程质量控制技术,如何建立中药制药过程质量保障系统。目前,在大量中药药剂质量控制与评价相关实践的基础上,已基本构建了针对中药制剂生产过程中原料、中间体、药用辅料、包装材料等相关物料质量控制的全过程质量控制技术体系。在中药药剂产品的质量控制与评价方面,形成了由化学成分定性与定量的分析技术、制剂理化性能的检测技术、生物药剂学与药动学性能的评价技术、生物学评价、稳定性实验方法及中药制药过程质量控制技术等所构成的评价技术体系。

中药药剂学的理论与实践可用"理、法、方、药、剂、工、质、效"八个字来概括。"理、法、方、药"是辨证论治的过程,也是方剂的产生过程,体现了方剂结构、作用、组成等方面的本质特点,也体现了中药药剂学所依存的中医药学科背景;"剂、工、质、效"是中药药剂学研究的四个基本内容,是确保中药制剂实现原方剂治疗意图的关键环节,囊括了中药药剂学具体工作的各方面,共同构成了中药药剂学的理论体系。因此,只有对上述基本内容正确的认识和把握,才能从传统与现代、整体与局部、宏观与微观等多角度理解中药药剂学各项工作的本质,明确中药药剂学研究的正确方向,确保中药药剂学研究的传承性、先进性和创新性,促进中药药剂学的发展。

二、中药药剂学的外延

中药制剂是将中药饮片加工处理成供临床直接使用的药品,其中不乏对其基础理论、物料性质、制备工艺技术等进行研究。因此,中药药剂学与中药基础理论、中药化学、中药药理学、生物药剂学和药物动力学、药剂学、物理化学、机械工程学、中药制剂分析学、中药制药工程学等多学科密切相关。

中药基础理论涉及中药四气、五味、升降沉浮、归经、中药功效及方剂配伍理论,它们直接决定了中药制剂的设计和施用方法。因此,研究中医药基础理论,整理传统中药制剂设计思想和施药方法,对于现代中药制剂的设计遵守中医药理论,确保临床疗效具有重要指导作用。

中药化学和中药药理学注重研究阐明中药的活性成分、药理效应及其作用机制,对于指导中药制剂的科学设计,实现中药制剂制备过程链中药效关联信息的有效传递,确保中药制剂的有效性和安全性具有重要意义。

生物药剂学和药物动力学着重研究药物与机体的相互作用以及药物在体内的变化规律,其理论和方法对研究中药制剂活性成分与机体的相互作用以及其在体内的变化规律具有重要指导作用,这些研究成果对中药制剂的设计亦具有重要指导作用;同时,又可对设计制备的制剂是否达到预期目标进行体内评价。

工业药剂学着重研究药物剂型的成型原理、新剂型与新技术,相关成果对于推动中药药剂学发展起到重要的促进作用。

药用辅料学是从研究辅料和制剂成型之间的相互联系入手来研究药剂中辅料的品种、分类、用途、原理、使用原则、注意事项等方面的一门学科。

药用高分子材料学是研究药用高分子材料的结构、物理化学性质、工艺性能及用途的理论和应用,其在新型给药系统的研发中获得了广泛应用,成为推动新型给药系统发展的重要支柱。

中药制药机械工程学研究中药制剂工程基本原理与方法、制剂工程与工艺设计、制剂机械设计与生产、物化性质研究等,其目的是使中药技术能够产业化,以提升中药制剂的产业化水平。

中药制药工程学是研究中药制药工业过程规律及解决生产实践中单元操作系统中工程技术问题的一门应用科学,是实现中药新产品、新技术、新工艺、新装备研究开发及推广应用的重要组成部分。

中药制剂分析着重对中药制剂的质量进行分析,运用中药分析的原理与方法对中药剂型进行评价,以确保中药制剂的质量。

第二节 中药药剂学的现状与发展

一、中药药剂学的发展现状

(一)中药药剂学理论的探索研究

1. 中药复方释药系统设计研究 中药复方释药设计理论是立足于中药复方多成分的整体作用特点,基于"理法方药"统一、"证(病)-方-剂"对应思想,遵循古人施药思想和原则,以中医治疗法则为核心,以中药有效组分或效应组分为配伍形式,根据方各药药性、效应成分性质、作用特点,以及病(证)的特点,将不同有效组分或效应组分,按效应作用特点、理化性质、作用部位、作用速度等进行组合,并根据治疗需要,应用现代制剂技术对各释药单元进行差异化调控,并注重各释药单元的相互联系,最终组合于同一释药系统中,从而达到多途径、多环节、多靶点的整体治疗理念的中药新型释药系统。中药复方多元释药系统研究思想充分发挥了中药复方整体作用特点,体现了中药多成分的整体作用理念,对推动中药制剂的创新与发展具有重要意义。

2. 中药提取物物性表征体系的建立　由于中药提取物物料的晶型、粒径、粒径分布、粒子形态、比表面积、孔隙率、含水量、吸湿特性等物理性质会直接影响制剂的制备成型和制剂性能,中药药剂领域的专家对物料、中间体所表现出的共性和特殊性进行了深入的探讨,在阐明中药浸膏粉体的结构,研究其物理化学性质、参数表征等方面正在形成热点,试图通过辅料改善中药的粉体学性质,通过基础理论和应用研究促进中药制剂研究水平的提高。

3. 中药生物药剂学分类系统的研究　基于中药的多成分特点,借鉴化学药物领域的生物药剂学分类系统(BCS)理念、方法和技术,提出中药生物药剂学分类系统(CMMBCS),即中药口服使用时,根据其所含成分的水溶解性和肠渗透性,对中药按照生物药剂学性质进行分类的一种方法。CMMBCS贯彻BCS以吸收为核心的分类理念,同时结合中药临床疗效实际,按照中药多成分复杂体系的特点,以“溶解性”和“渗透性”为分类依据,在研究吸收的同时兼顾代谢的研究。通过中药多成分间相互作用的研究,如某一或某几个成分对环境中其他成分溶解性或渗透性的增强或降低,进一步考察其吸收或代谢的内在规律及作用机制。采用“中药整体CMMBCS研究方法”,建立中药代表性目标成分、多成分背景下的目标成分、复方整体等三个层次的CMMBCS研究体系,并利用数学建模方法探讨三个层次之间的内部规律,从而建立CMMBCS预测模型,为中药质量标准和中药新药研发提供理论依据。

此外,针对中药油水分散类、贴膏类外用制剂的处方设计盲目、载药困难、稳定性和渗透性不佳等关键问题,基于溶度参数、有机概念图的处方设计技术和凝胶网络微结构性质、经皮渗透性的制剂性能评价技术,探索形成了一套中药经皮给药系统的处方设计理论;针对中药传统剂型制剂工艺粗糙、服用量大、质量难以控制等缺点,在中药制剂“药辅合一”思想的指导下,探索了中药粒子设计理论。这些制剂设计理论充分体现中药的整体特点,也符合“质量源于设计”的理念,对提高中药制剂质量和安全性,推动中药制剂的创新将具有重要意义。

(二)符合中药特性的释药技术研究

1. 中药多组分释药技术　中药多组分的释放应该讲究有序性,口服药物经过胃肠道吸收转运,有序地释放到靶部位,同时保证其吸收,从而使各释药单元在靶部位发挥最优的整合效应。通过适宜的辅料或辅料组合能够调节不同成分的释放速度,使其在体内达到同步或趋近于同步的“均衡”释放或是差异化的“异步”释放;利用pH-时滞和pH-酶触多种释药结合模式,实现中药复方的结肠定位释药。

2. 中药经皮给药制剂技术　针对中医外治法主要传统剂型橡胶膏剂和软膏剂的稳定、过敏、粘贴、渗透等问题,系统开展油水分散技术、膏体除敏技术、渗透促进技术等应用优势、适用规律、生产适宜性以及评价方法的研究,建立中药外用制剂的制备和评价体系,提升其质量水平。针对新型中药外用制剂——喷膜剂的成膜技术、制备技术、评价技术等共性关键技术进行系统研究,形成疗效好、安全性高、质量可控的现代外用中药制剂,拓展中药临床外用的方式和范围,促进中医外治法的推广和应用。

3. 中药微粒制备技术　微粒载体释药系统主要包括脂质体、微囊、微球、微乳、纳米粒、聚合物胶束等。应用口服微粒载体药物递送系统改善中药有效成分口服的溶解性和膜渗透性问题,提高中药制剂口服生物利用度;针对纳米混悬液系统热动力学不稳定的问题,探索中药纳米固化稳定化技术,有效解决中药纳米混悬制剂物理稳定性差等问题。

(三)中药生产过程的关键技术

1. 中药制药新设备的研发　基于中药制药工艺的复杂性和特殊性,提出了基于价值工程的中药制药设备研发。从经济价值和生态价值入手,针对目前中药提取过程污染大、能耗高、效率低的问题,研究开发了一系列适合中药特点的高效低耗的提取、分离、干燥设备,如双沸循环梯度提取装备、微波提取与干燥设备、膜分离关键技术设备、复合式多层逆流振动干燥设备等。针对中药物料流动性差、易吸潮、难成型等问题,开发了中药高速压片机、中药防粘冲压片机设备,提高中药制剂产业化水平。针对挥发油大生产提取过程中的瓶颈问题,设计了螺旋分离式挥发油提取机组,解决了长期困扰企业的挥发油提取问题。

2. 中药制剂成型和生产过程控制关键技术　改造中药传统制剂生产技术,提升中药制剂生产水平,如中药注射剂、经皮和黏膜给药制剂、缓控释制剂等生产中存在的关键技术问题。针对中药成分复杂、质量控制困难等现状,重点加强生产过程控制技术,如近红外光谱技术在中药生产过程自动化控制、在线监测和质量控制技术的推广应用,提高制药工程技术水平和产品质量。

(四)符合中药特性的质量评价技术

随着现代分析技术的迅速发展,中成药质量控制体系获得了全面提升,控制技术与方法从单一技术到联用技术,如原子吸收光谱、原子发射光谱、气相色谱、毛细管电泳、高效液相色谱、气相-质谱联用、液相-质谱联用、毛细管电泳-质谱联用等已广泛用于中药制剂的质量控制。当前,中药制剂质量标准从过去对制剂的一般性要求,逐步发展到有定性、定量、检查及稳定性等控制项目,含量测定从单一成分到多成分的检测,现行版《中国药典》已将指纹图谱引入到中药制剂的质量控制,大大提高了中药质量的可控性,使中药制剂的质量控制标准日趋完善。

1. 多维谱效关系评价方法　多维谱效关系指综合多种仪器分析方法,结合中药药效及功能主治,尽可能多的选择与疗效密切相关的各种药效活性成分作为评价指标,采用数学处理法,将复方的指纹图谱与多种药效指标结合建立数学模型,确定谱效关系,整合了定性、定量信息,能综合鉴定中成药质量全貌,从而建立能够反映中药内在品质和产品疗效的质量标准。

2. 中药经皮给药制剂评价方法　采用偏光显微镜、DSC/DTA热分析、近红外稳定性以及旋转/光学微流变测量技术,对中药油水分散类制剂微观组装微结构的构建、性质和稳定性进行定性定量评价;采用微渗析采样MD/PK/PD同步在线和非同步在线检测方法、体外扩散池法、皮肤局部药物动力学、血液药物动力学等方法评价中药外用制剂的经皮传递及皮肤深层组织的渗透动力学过程。

3. 中药缓控释制剂多组分释放动力学评价方法　基于多组分测定或物质组定量的中药物质组药物动力学基本方法和原理,建立中药物质组释放动力学和中药粗糙集总量释放动力学评价方法。采用Kalman滤波法,基于中药物质组的整体定量特征,建立定量测定中药物质组的计算方法,实现了以多组分为基础的中药物质组的整体评价;建立基于生物效应或效价检测的中药复方制剂体外释放行为模式方法,如建立基于中性粒细胞呼吸爆发效应的生物化学发光检测技术,对中药复方制剂体外释放行为进行评价,为中药复方制剂的评价探索出一种新方法。

4. 中药复方总量药物动力学评价方法　针对中药复方多成分入血后的体内动力学评价

的复杂性问题,基于总量统计矩原理提出了"统计矩总量动力学"假说,实现了微观各单一成分动力学参数与中药复方宏观总量动力学参数的统一,实现单个成分药物动力学与整体总量的药物动力学表观参数关系,实现中药制剂体内过程的整体评价,满足中医"整体观念"需要。此外,针对中药提取物物料的一些物理性质会直接影响制剂的制备成型和制剂性能的问题,建立了中药浸膏粉体的微观结构、物理化学性质等参数表征体系,探索通过辅料改善中药的粉体学性质,从而提高制剂的成型性和制剂性能。

(五)适合中药特点的辅料研究与应用

药用辅料的优劣、选用辅料配方的科学性和合理性等,直接关系到药物剂型的成败和药物制剂的质量。中药的药用辅料包括了中药炮制辅料和中药制剂成型辅料两大类。与现代制剂要求辅料为化学、药理惰性材料以及不影响主药药效不同,传统中药制剂不严格区分主药和辅料,一些药物本身也是制剂中的辅料,即中药的"药辅合一"。因此,开展现有药用辅料在中药制剂中应用的适宜性,开发符合中药特点的药用辅料具有重要意义。在国家"十二五"科技项目、国家中医药管理局行业专项的资助下,开展了中药药用辅料的研究工作,并编写了《中药辅料全书》,为建立和完善中药药用辅料学奠定了基础。

1. 增溶性辅料行业标准的研究　　开展了吐温-80在中药注射剂中应用的适宜性研究,阐明了吐温-80的理化性质与其增溶能力的关系,以及中药难溶性成分类型与吐温-80增溶能力的关系;针对吐温-80在中药注射剂中使用的安全性问题进行评价,明确产生安全性问题的物质基础,指导吐温-80生产工艺路线的设计,初步制定吐温-80的质量控制标准,提高了中药增溶性药用辅料及其制剂水平。

2. 中药直接压片辅料及技术研究　　针对影响全粉末直接压片技术在中药中应用的关键问题,研究中药直接压片时原辅料性质与成型性之间的关系。通过辅料的改性技术、复配技术和预处理等操作,如共同干燥、喷雾干燥、快速干燥、共同结晶等预混合,使辅料在亚颗粒状态反应,产生各辅料功能的协同作用,以克服单个辅料的不良性质,发挥协同作用,使辅料整体性能提升,达到中药粉末直接压片使用的要求,为中药制剂粉末直接压片工艺的应用提供技术支撑,推动中药片剂制备工艺水平的提升。

(六)中成药的二次开发

随着中药创新药物研发的技术要求越来越高,针对已上市疗效确切的中成药品种进行深入研究和创新开发,将有利于显著提高中药研发的效率,推动中成药的创新与发展。中成药二次开发应体现中医药的特色和优势,在继承传统的基础上进行创新,基于"临床-生产-市场"三维导向模式,注重产品的临床需求与设计、生产过程的现实化以及市场要求的灵活性,同时关注药品生产的经济成本,以提高二次开发产品的市场竞争力。

1. 基于临床循证评价的中药二次开发　　在文献评价基础上,围绕品种临床定位,有针对性开展上市后再评价研究。针对具体品种,以系统评价和专家研讨为基础明确临床定位,以小样本先导性试验做预评估,大型临床研究为核心再验证的序贯设计策略。安全性与有效性并重,从二次研究着手向大规模临床研究递进,满足中成药再评价所面临的复杂问题和不同方面的需求。

2. 以质量标准提升为导向的中药二次开发　　对多家生产及同质化竞争比较激烈的品种或现有质检指标要求不严的品种,建立与工艺过程和药效关联的质量控制体系,将显著提高该制剂的生产水平,保证产品质量。应用光谱、色谱及其联用技术,最大限度地获取有用的化学信息，进而辨识药效物质及其体内过程；同时开展原料因素、工艺因素对制剂的影响研究。通过对药物疗效、安全性、化学成分、作用机制、制剂、生产工艺和质量标准等方面的研究，提高药品的质量标准，切实保证药物的疗效和安全性。

3. 以网络药理学为导向的中药二次开发　基于系统生物学原理充分运用生物信息学、网络药理学技术在中药复杂体系中发现药效物质基础，开展药物作用机制研究，评价其成药性，是破解传统创新中药研发的关键技术与思维之一。通过网络分析结合文献或体外实验验证，揭示中药成分群与疾病靶标群间的网络关系，诠释中药多成分、多靶点、多通路整合调节机制或药效物质配伍规律，从而科学并直观地阐明中成药作用机制。如针对血瘀证组方，临床用于冠心病、心绞痛疗效确切的冠心丹参滴丸的多成分-基因-疾病网络研究。

二、中药药剂学发展中的关键问题

（一）传承与创新不足是严重制约中药制剂现代化的关键问题

中药药剂学是中医药学的重要组成部分，其核心的指导理论是中医药理论。中药现代化的关键是对中药的传承与创新，而制剂设计理论则是中药传承与创新的核心内容之一。

现阶段中药制剂存在的问题归根结底在于走向"化学药研究模式"，或者仍停留在"粗、大、黑"阶段，缺乏适于自身特点的剂型设计方法，从而使得中药制剂难以实现现代化、国际化。因此，建立符合中药整体特点的制剂理论体系，才能保障中药药剂学自成体系、独立发展，才能真正实现对中药的传承与创新，保持中药制剂的市场竞争力，最终使得中药制剂真正实现现代化和国际化。

（二）上市中成药再评价是解决中成药临床安全使用的关键问题

我国中成药品种数量众多，雷同品种相互差异性不显著，特别是近年来中成药的安全、疗效、质量可控等问题正逐渐被重视。我国药品研发与管理长期以来重视审批，忽视上市后的再评价工作，然而在药品研发过程中对药物的不良反应、联合用药、用药对象等问题进行的研究极其有限，随着药品上市后用药人群的不断扩大，药品使用过程出现的问题也会愈来愈多。中成药上市后的再评价是从药物命名、处方组成、药学研究、质量控制、临床、中医理论、现代医学、药剂学、流行病学、药物经济学等方面对已批准上市的中成药在临床应用中的疗效、安全性、稳定性、质量控制等方面做出科学评价，以促进临床合理用药，特别是对已上市中成药的临床适应证疗效、临床新适应证发现、医院联合用药问题分析和不良反应及安全性等再评价，有效地保障了中成药的安全性和有效性。因此，上市后药品的再评价工作，对为保证中成药临床用药安全性和有效性，促进中药行业健康发展，实现中药产业技术升级，上市后药品的再评价工作对中成药进行再评价具有重要的现实意义。

（三）制药装备创新不足是严重制约中药制剂生产水平的关键问题

制药装备发展水平标志着制药工艺和药品质量水平的高低。相对发达国家，我国制药机械工业尤为落后，存在着严重不足，如具有自主知识产权的品种较少，部分重要装备依赖进口。通过原始创新、集成创新、引进吸收再创新等方式，可以迅速提高我国中药制药机械开发和制造水平，缩小与国际制药装备水平的差距，加速创新成果的产业化转化率，促进中药工业的发展。

（四）中药药用辅料水平有待进一步提高

《药品管理法》第十一条明确规定：生产药品所用的原料、辅料，必须符合药用要求。目前,我国药用辅料标准不够完善,一些药用辅料质控指标简单,难以全面反映辅料的内在质量,一些药用辅料甚至仍采用化工标准进行控制。2015版《中国药典》四部药用辅料收录的硬脂酸镁,其中重金属的检查项仍旧采用比色法,规定硬脂酸镁中含重金属总量不得超过百万分之十五;而欧洲药典中采用原子吸收分光光度法,明确规定硬脂酸镁中的镉、铅、镍3种重金属元素限量要求。因此,建立更为全面、细致的质量标准,对提升中药药用辅料技术水平,规范药用辅料市场具有重要意义。国家食品药品监督管理局正在积极制定药用辅料管理的各项相关规定。中药制剂辅料有它自身的特点与优势,如何开发传统辅料、合理应用新辅料,以及加强辅料的质量标准,研究完善辅料监管体系是目前十分重要而且艰巨的任务。

三、中药药剂学发展战略目标和研究方向

本学科提出"以中医药理论为核心,以价值工程为导向的中药制剂产业协同创新"的战略思想,提升和改善中药制药的价值体系。通过有效地整合创新资源,形成以企业需求、市场需求及临床需求为导向,以技术成果产业化为目标,解决一批产业技术引进和消化吸收问题,攻克制约中药制剂行业发展的瓶颈问题,产生一系列可适用于产业化的中药制剂关键共性技术,形成一批符合中药特点且具有自主知识产权的中药制药装备,并研发出一批临床急需、安全有效且高水平的创新中药产品,从而构建中药产业制剂技术协同创新机制。

1. 继续深入中药制药理论与方法的研究 继续完善现代中药复方释药系统设计、制备与评价体系,将中医药理论中的核心内容合理应用到现代中药复方释药系统中,提高中药制剂的创新能力。粉体改性技术是从其他学科引入到中药领域的,如何实现该技术与中药制剂的制备工艺相适宜,如何科学系统地评价改性效果,如何将该技术有效地融入上市品种的二次开发与品质提升,需要广大药剂学者的共同努力及其他学科人员的大力参与。深入研究中药粉体改性技术将会有力地促进中药粉体与固体制剂制备研究的科学化与规范化,推动中药制剂基本理论的继续与完善。

2. 加大中药制药过程关键技术的开发和推广 系统开展颗粒、丸剂、外用制剂成型工程化原理研究,建立中试到大生产顺利过渡和批间重现性好的颗粒、丸剂、外用制剂制备技术;探索性开展中药微粒给药系统研究,为建立中药产业化的微粒给药系统奠定基础,助推中药制剂技术水平的提升及中成药工业的产业升级。

3. 加强中药制药装备技术开发与标准化研究 开展制定提取、浓缩、干燥、成型及包装等规范,进行中药生产工艺及设备的标准化制定。根据上市中药品种情况,针对大品种,设计开发或改造现有提取浓缩干燥,研制高速提取瞬间蒸发器、超声逆流渗漉提取器、升降膜蒸发器、多层振动干燥、低温高效喷雾浓缩器、微波干燥装置、间歇超声渗漉提取装置和外置循环加热提取浓缩配套装备,实现高效、节能减排和提高原料药物质量的目的;解决中药制药工艺过程和装备存在的关键共性问题,突破目前制约我国中药制药行业实现可持续发展的技术瓶颈,完善中药制药装备的创新体系,提高制药行业创新能力,研发符合中药特点的制药装备,增强我国制药装备的自适应性;突破进口设备的技术壁垒,实现中药制药装备国产化,推动中药制药行业结构调整;完善中药产业的工程化和产业化服务体系,为行业提供技术服务,推动行业全面发展。

4. 适宜于中药制剂的质量评价模式探讨 针对中药复方多成分、多靶点的作用特色,探

索符合中药整体特点的评价技术方法,构建多组分的含量测定体系,用"整体"的办法来研究中药成方制剂质量,探讨以药效学为指标,用代谢组学技术等建立中药制剂质量标准,逐步建立具有中药特色的中药制剂质量控制方法和体系。

5. 加大新产品开发研究　中药及复方物质基础的本质是多组分,而不是一个或几个活性单体成分,从中药多组分的角度,在中医药理论指导下,结合现代制剂技术来制备中药现代制剂,最终改善中药的临床疗效;围绕临床重大需求,以做大做强中药品种为核心目标,由品种具体问题驱动,其科技创新目的明确,研发结果能一步转化应用,实现技术创新与药物创新的无缝隙嫁接。

第三节　关于中药药剂学的若干思考

一、中药制剂与化学药物制剂

中药制剂与化学药物制剂都是服务于人类健康的公共卫生产品,但两者的制备与使用均存在一定差异,集中体现在治疗理念、剂型设计、原料特性、辅料选择、质量控制及体内过程等几方面。

(一)治疗理念

化学药物制剂的理论基础是现代医药理论体系,随着现代科技的不断提高,对人体的认识深入到细胞、分子,甚至DNA水平,认为疾病是由于这些脏器发生病理变化造成的,治疗多以恢复发生病理变化的脏器为目的,治的是"病",用药机制多为"对抗"。中药制剂的理论基础是中医药理论,认为疾病是由于人体与环境不协调或自身脏腑间失去平衡而造成的,治疗更多地考虑机体功能的恢复,治的是"证",用药机制多为"调整"。因此,中药制剂是以调整人体机能,以达到"阴平阳秘,精神乃治"为目的,而化学药物制剂主要是以消灭"病灶"为目的,以各项检查指标恢复至正常范围为标准。

(二)剂型设计

化学药物制剂的剂型确定前,首先需要进行处方前评价,依据原料药的理化性质及药动学特征设计相应的剂型,如BCSⅡ类的难溶性药物卡马西平,生物利用度低,因此,在剂型设计时宜采用固体分散体剂型,改善溶出度,以提高其生物利用度。中药制剂的剂型确定往往是经验性与科学性并举,对于特定处方,传统用药、制药经验对于剂型的选择影响很大,如玉屏风散的传统用药形式为煮散,因此,其基本工艺确定为粉末或水煮,剂型可选择为丸剂、口服液、颗粒剂、袋泡茶等;中药制剂的科学性则主要体现在将现代药剂学的剂型理论与设计思路引入,并与中药物性特点紧密结合,用于指导其剂型设计。

(三)原料特性

化学药物制剂的原料药主要经过合成与修饰得到,成分组成及其结构明确;无论采用何种工艺路线,只要达到相同的终点即可,且物性单一,占处方比例低,制剂成型相对容易。因此,现行版《中国药典》并未规定化学药物原料药及其制剂的制法。中药制剂的原料大部分需要提取与纯化,原料处理过程,尤其是提取环节,对其成品的有效性和安全性影响很大,且原料或制剂中间体物性复杂,占制剂处方比例大,辅料种类及用量选择受限,这决定了中药制剂处方设计不能照搬化学药物制剂。如丹酚酸类成分是丹参活血化瘀的主要成分,但在60℃以上受热水解,而采用减压提取工艺,控制提取温度,能使丹酚酸B含量提高30%,同时降低了杂质溶出量,既提高了治疗效果,又降低了成型难度。

(四)辅料选择

一般认为,化学药物制剂所应用的辅料应是惰性、不影响药效发挥、不妨碍主药检验的一类物质,而中药制剂的部分辅料具有一定功效或就是处方中的部分药味: ①"药辅合一",如浓缩丸和半浸膏片,一般情况下不外加辅料,而是利用浸膏作为黏合剂,原生药粉作为填充和崩解剂,实现制剂成型;挥发油或芳香成分能促进药物的吸收与跨膜转运,兼有促进渗透与治疗疾病的双重特点。②将辅料作为处方的一味药使用,在选用辅料时,注重"辅料和药效相结合",如二母宁咳丸中蜂蜜,既是赋形剂,又是与方药有协同作用的物质。

(五)质量控制

化学药物制剂质量控制模式相对简单,而中药制剂化学成分非常复杂,相当部分成分并不清楚,采用色谱、光谱技术控制少数成分的含量很难代表制剂的整体质量,如人参须根与茎叶中所含人参皂苷含量超过主根,采用色谱方法检测制剂中部分皂苷成分的含量高低,其合理性有待商榷。中药制剂的评价方法多借鉴化学药物制剂的评价方法,未体现出自身特色。此外,质量源于设计,制剂制造过程中物质、信息、能量的传递规律与在线监控,对于最终制剂质量也至关重要,应予以高度重视。

(六)体内过程

化学药物制剂的体内过程相对清楚,已深入至种属、人种、性别、疾病状态差异对制剂药动学的影响,而中药制剂的体内过程十分模糊,影响因素多,包括单方与复方、单一成分与群体成分、剂型差异等。次乌头碱是附子中主要毒、效成分之一,在四逆汤中配伍甘草后与甘草酸形成络合物,其入血行为表现为缓释效应,达峰时间延长,生物利用度增加。对于中药的群体成分,研究方法明显不同于单一成分,如何准确识别入血成分及其代谢物,整体评价群体成分的药动学特征,值得探讨。此外,受给药方法的限制,在实验动物上很难直接给予丸剂、肠溶微丸等剂型,很难直接评价剂型因素对中药体内药动学行为的影响。

二、传统制剂与现代制剂

中药传统制剂是指以丸、散、膏、汤等传统剂型使用的制剂,其疗效已被临床实践所证实。中药现代制剂是指采用现代药剂学理论、制剂技术与辅料,借鉴化学药物制剂已有剂型,结合中药自身特点,研究开发的新剂型制剂,如糖浆剂、注射剂、口服液、颗粒剂、片剂、胶囊剂、软膏剂、气雾剂等。两类制剂并非截然对立的关系,也不能简单地用落后与先进、粗劣与精细来加以区分,剂型的优劣也绝非简单以外观形式为判断标准,关键在于其质量内涵。

(一)释药理念

提到传统中药制剂,给人的感觉首先是落后、保守、粗大黑,是神仙难辨的膏丹丸散;而提到现代中药制剂,给人的感觉是先进、创新,是富含科技内涵的现代产品。但事实上,落后与先进是相对的,传统中药制剂在释药理念上非常先进,《本草纲目特殊制药施药技术》详细记载了传统中药制剂方向性释药、速度性释药及时间性释药的相关剂型,见表1-3-1。与此同时,也应看到这些剂型在释药手段与过程控制上存在明显不足,因此,如何将先进的释药理念与现代制药技术相结合,是值得深入研究的问题。

表1-3-1　传统剂型与现代剂型的对比

释药方式		《纲目》所载剂型	目前应用剂型
方向性释药	局部靶向	眼用丸、阴道栓、肛门栓、阴茎孔栓、耳用栓、鼻用栓、牙孔栓	眼丸、眼膜、阴道栓、宫内给药器、肛门栓
	导向靶向	按归经、升降浮沉设计的药剂	磁生物制剂、抗体药物复合物、微粒分散制剂、纳米分散制剂
	阻滞靶向	"病在上,食后服药。病在下,食前服药" 蜡丸漂浮	漂浮制剂
	穴位靶向	灸剂、熨剂、贴剂、敷剂、握剂、挟持剂	灸剂、熨剂、贴剂、敷剂
	对应部位靶向	栓剂(塞鼻治聋、塞耳治牙疼、塞鼻治骨鲠等)	无
速度性释药	速释	水丸、醋丸、散剂、吸入剂	散剂、分散片、泡腾片等
	缓释	糊丸、蜡丸、硬膏药,以及含生物骨架体系的制剂	含阻滞材料的丸、片、颗粒剂
	控释	生物膜及生物骨架-膜控释制剂(原药剂)	渗透泵片(丸)、膜包衣片(丸、颗粒剂)
时间性释药	外界控制	药敷脐部,适时熨(灸)之	热控、电控、超声波控、磁控与气流控等
	择时施药	子时、寅时、半夜等给药	脉冲制剂
	阻滞剂控制	无	包衣片(丸)、活塞式胶囊

(二)传统剂型的创新与改进

国家标准收载的中成药中,传统丸剂、散剂、膏剂等剂型占很大比例。究其原因,传统剂型形式客观上具有更好地承载中医药理论内涵、治疗特色及中药药效物质的能力。然而,传统制剂虽然行之有效,但服用量大、口感差、使用不便、质量不稳定等问题也日益凸显,成为"粗、大、黑"的代表。因此,针对前述问题,对传统制剂进行研究改进,使之规范化、标准化、现代化,成为中药药剂现代化研究的关键问题之一。

中药制剂改剂成功的案例不少,如藿香正气水(酊剂)改剂为无酒精的藿香正气口服液,复方丹参片改剂为速释型的复方丹参滴丸,云南白药由散剂改为气雾剂、酊剂等剂型,抗病毒颗粒开发出无糖型颗粒等。与此同时,也大量存在改进效果不理想的案例,如简单的散剂改胶囊、颗粒剂改片剂、颗粒剂改口服液等;一些传统经方,在经过繁杂的分离纯化处理后,开发了更精细、剂量更小的新剂型,其疗效却未被临床所认可;甚至某些中药提纯后加入大量辅料压片成型,导致一次服用量高达9片,即所谓的"细中有粗,白中有黑"。这些经验教训提示,中药剂型改进要做到"形神兼备",需注意以下几点:①提高临床疗效是中药剂型改进的核心目标,切忌片面追求剂型的新颖与精美,而忽视安全性、有效性等内在质量的研究倾向,剂型设计应注意结合中药自身的特点进行相应的改进与创新,切忌直接将化学药物剂型照搬使用;②落实中医药理论在中药药剂实践中的指导作用,充分理解、把握、传承中医药理论及实践经验精髓,使相关科研实践符合中药的物质属性和治病规律,提高中药药剂的临床疗效；③慎重对待传统制剂的革新，相关实践须以药理学、中药化学、药代动力学等学科的研究认识为基础，具备充分的科学依据。因此，中药传统制剂的创新不是一蹴而就的，而是一个随学科发展而稳步推进的过程，切忌超越现有认识水平、无根无据的盲目创新。

三、中药创新药物制剂研究与二次开发

中成药二次开发的提出主要基于两方面考虑：一则创新药物研制越来越难，高投入、高风险、长周期，世界大型跨国制药公司每年花在研发上的投入占到当年销售额的15%，一个新药的研发成功需要10~20年时间，但成功率很低；二则中成药二次开发是一条投入少、见效快、创新驱动中药产业跨越发展的有效途径，有利于培育中成药"重磅炸弹"，促进产业结构调整与企业发展方式转变。简言之，创新药物是从零开始的高端路线，二次开发则是从已上市品种现有问题开始的现实路线。

中成药品种的形成有其历史特殊性，低水平重复及无序竞争问题突出，如用于冠心病的中成药竟达160种之多。中成药生产普遍存在工艺水平低下、产品一致性差、药效物质"控制窗"过宽、有害杂质限量管理薄弱、制药过程风险管理控制缺失、上市后有效性和安全性缺乏循证评价等问题，严重制约了中药大品种的形成。因此，中成药的二次开发主要从以下几方面开展：

（一）明确临床定位

创新药物的临床定位比较确切，适应证清楚；而传统中成药由于历史的原因，临床定位过于宽泛，缺乏针对性，影响中药疗效及安全性。重新审视中成药的临床定位不但有利于降低不良反应、最大限度发挥治疗效果，还有利于创新药物研究。如参麦注射液多用于心力衰竭，但经过文献-药理-临床分析，该品种主要适应证是心功能的改善，而组成药物更多的是针对心肌受损的临床状态，具有心肌保护作用，因此，临床用于肿瘤放化疗后的心肌损伤更加合适，这不但拓展了传统老药的用途，也为新药开发提供了源泉。

（二）药效物质基础辨识

药效物质的辨识是二次开发的重要内容，有利于为现代中药深层次开发、工艺改进、剂型改革、标准与疗效提升提供直接可靠的科学依据。通过药效物质基础研究形成新型组分中药，是中药创新药物的主要形式，如地榆升白片为上市品种，日服30~60mg生药材即能用于白细胞减少症的治疗，通过二次开发，基本明确了起效物质基础，有望开发为放化疗后辅助治疗的创新药物。此外，中药药效物质研究中成分间的协同效应是不可忽视的，应避免"粗提物有效，分离纯化后活性越来越弱，甚至得不到活性单体"的现象。提取物的药理活性是各种相对固定组成的各组分共同作用的结果，如银杏叶提取物中的黄酮醇苷、萜类内酯、原花青素类和儿茶素等酚酸类成分起着互补与协同作用。

（三）制剂工艺品质优化

高质量产品离不开精密的工艺细节，这也是我国与先进制药国家的重要差距之一。粉末直接压片比制粒压片有明显的技术优势，但对原料药的要求较高。如某进口原料药很容易粉末直压，而国内仿制药直压后片剂机械强度较低，但两者成分与杂质并无差异。后来通过电镜观察发现与药物粉末物理形态有关，前者为簇晶状，粒子间咬合力强，易压片成型，而后者为柱晶状，粒子间接触面积小，不易压制成型。而晶型的差异与合成工艺的控制细节有关，这体现了工艺品质的重要性。中药制剂工艺水平是制约中成药质量的瓶颈，二次开发应

着力破解工艺参数与药品质量关系、工艺关键质控点辨识、药品批次间一致性、高能耗与重污染问题以及工艺在线监控技术等关键问题。

（四）质量评价体系提升

质量检测是药品生产的最后一道关卡，高质量的制剂需要有高标准的质量标准体系。在生产环节，以近红外为代表的在线监控技术开始应用，用于水分、醇沉浓度、混合过程的在线评价，实现制药过程数据信息的序贯控制、高度集成，是重要发展方向。在终端评价环节，指纹图谱、多指标含量测定广泛应用，针对中药注射剂的热原与过敏物质检查，也陆续引入了细胞响应指纹谱、基于细菌发光强度的微毒测试等新技术。中成药二次开发，应逐步完善质量评价体系，尤其是建立关联功效的整体评价方法。

应当指出，二次开发与创新药物不是完全对立的，相反，二次开发的研究成果为创新药物研究提供了很好的基础，可以认为创新药物是更加深度的二次开发。中药二次开发有力推动了我国医药产业大规模技术改造及产品升级换代，引领现代中药研发方向。

四、中药制剂现代化与现实化

（一）不同的出发点

中药制剂现代化与现实化是针对中药药剂发展提出的两条发展路径，其发展思路提出的出发点各不相同。中药制剂现代化是一项庞大的系统工程，涉及药材种植规范化、饮片炮制规范化、制剂工艺规范化、剂型现代化、质控现代化。要真正实现中药制剂现代化，首先应基本说清中药物质基础与作用机制，再以此构建融合传统用药理念特点与现代剂型特征的中药制剂。从某种程度讲，中药制剂现代化的瓶颈问题是药效物质基础而非制剂技术。

中药制剂现实化是围绕提高中药药剂的临床疗效这一核心目标，针对影响其疗效的各类实际问题进行创新性研究，以推动中药药剂质量不断提升的过程。该概念的提出源于目前国内中药制剂生产、质量控制、临床应用等面临的诸多亟待解决的实际问题，认识到某一阶段科学认知与技术水平的局限性，强调不要将一味追求"新、变化"作为关注目标，而是从实践中具体问题出发，强调研究工作的实用性、可行性、合理性、经济性等，将着力点放在利用现有技术，实实在在解决中药药剂设计、制备与评价等方面存在的具体问题，从细节做起，从实际做起，积小成大，以点带面，推动中药药剂的发展。

（二）不同的落脚点

中药制剂现代化侧重于利用现代多学科新理论与新技术，开展各项研究，以推动中药制剂的创新与现代化。然而，受时代学科认识和技术水平的限制，中药现代化有其发展的阶段性、局限性，若盲目推进，易出现为创新而创新的倾向，失去了现代化的意义，甚至产生诸多弊端。

中药制剂生产工艺、技术标准及临床应用的形成有其特定的历史背景，也必然存在诸多问题，中药药剂现实化就是要直面这些问题，解决个案，凝练共性，形成适合中药药剂的技术、产品与标准体系。中药制剂处方设计应充分考虑中药的复杂物性特点，照搬化学药物制剂的研究思路可能效果并不理想。中药分散片处方设计多通过筛选辅料配比，增加崩解剂用量，换用优质辅料实现，但无法解决部分品种的崩解迟缓问题，还增加了生产使用成本。通过现实化研究发现，将提取物与微粉硅胶共研磨，能有效解决该问题，实现速崩速释，降低生产成本。

中药制剂的生产装备与技术多从其他领域直接引入,亟须开展适宜性研究。如传统蜜丸采用烘箱干燥,生产一批300kg要7~24小时,且需人工翻动,费时费工;通过现实化研究开发了复合式多层逆流振动干燥技术,干燥300kg仅需1~1.5小时,且能实现完全自动化,解决丸剂干燥的共性问题,产生经济价值与环保价值;吐温-80无适用标准、无专业生产厂家、无科学使用原则、增溶对象不清楚、增溶物质与机制不清楚、安全浓度不清楚,其溶血作用是中药注射剂不良反应的主因之一,通过现实化研究,成功解决了上述问题,大大提高了应用的安全性、有效性及市场价值。

中药药剂学是中医药学科面向生产、市场、临床的桥梁,综合性、应用性极强,集中体现了我国中医药学的发展水平及国家基础工业与制造水平的综合能力。当今中国工业正全力迈向4.0时代,为中药药剂学的飞速发展提高了新的历史机遇。这需要中药药剂工作者一是从生产实际问题出发,深入开展适合中药制剂与剂型特点的新技术、新装备与新辅料研究,逐步建立并完善中药药剂学的理论体系,促进中成药工业技术体系的更新换代;二则从市场需求出发,努力培育质优效佳的中成药大品种,推动中药产品的更新换代,挖掘中药产业新的增长点;三是临床需求出发,结合国家重大科研目标,开展创新药物研究,为临床提供更加安全有效的中药新制剂。

（杨　明）

第二章　中药制剂设计

设计是一种构思与计划，及将其通过一定手段使之客观实体化的创作过程。设计从构思到实现需经三个步骤：①构思过程是创造事物或产品的意识，及由这种意识发展、延伸的构思和想法；②行为过程是使上述构思和想法成为现实，并得以最终形成客观实体（或产品）的可行性判断和形成过程；③实现过程是以最终目的性、实用性和经济价值目标贯穿于整个设计活动，并将完成的事物或产品实现其所应有的综合价值。简而言之，就是根据目的需求及现有条件，运用相关科学理论和技术，设想并实现物品从材料到完成的每一个步骤，使产品最终符合设计目标。

中药制剂设计是指根据疾病性质、临床用药目的及药物与辅料的理化性质，在相关科学理论指导下确定适宜的给药途径和剂型、选择适宜的辅料和制备工艺，运用多种优化方法筛选最佳处方和工艺参数，确定产品包装，最终形成适于生产和临床应用的制剂产品过程。

第一节　中药制剂设计思想

由于认知水平和技术条件发展阶段不同，制剂用原料的加工程度及制剂的生产方式不同，中药制剂可分为传统中药制剂和现代中药制剂。传统中药制剂一般是药材经前处理成全粉末加赋形剂直接"成型"，或经浸泡、煎煮、去渣取汁，加一定的附加剂制成丸剂、散剂、膏剂、丹剂、酒剂、膏剂、汤剂等。现代中药制剂一般是指药材经提取纯化，充分保留原方剂功能主治的中药有效物质（半成品），然后采用现代技术制成颗粒剂、胶囊剂、片剂、注射剂、乳剂、喷雾剂、缓控释制剂等。

一、传统中药制剂设计思想

传统中药制剂设计思想是古代医药学家在长期实践过程中形成的用以指导传统中药制剂设计与制造的规律性认识，也是指导当代中药制剂设计的宝贵财富与结晶，但由于散于多种论著，疏有专著论述，故现今中药药剂学工作者还未能掌握其全貌，因此中药药剂学工作者有必要对其挖掘、整理和总结。

（一）给药途径的设计思想

不同的给药途径各有其特点，临床用药时，具体选择何种给药途径，除应考虑各种给药途径的特点外，还应注意病证与药物两方面对给药途径的选择，以达到高效发挥治疗作用，快速治愈疾病的目的,如阴囊阴冷肿痛主要发病部位在阴囊,故宜选择在阴囊部位给药,是故《千金方》载:"以布裹蜀椒适量,热气大通,日再易之,以消为度";大便不通,发病部位在直肠,可选择直肠给药,"以猪胆汁适量,自肛门纳入三寸灌之,立下";太阳穴主头晕头痛,针对头风热痛,"取决明子炒研,以茶调敷两太阳穴,干则易之,一夜即愈"。

(二)剂型设计思想

剂型设计包含两方面含义,一是根据临床需要设计出当时历史条件下尚未出现的临床应用形式,即创立新剂型;二是基于对现有剂型与病证及方药关系的理性认识,根据某一确定方药的性质及所对应病证的治疗需求选择合适的剂型以实现效应的最优化,即剂型的选择。

新剂型的创立主要是根据临床需要,它随着人们对病机认识的深入以及技术的发展而不断发展,如商汤时期,伊尹首创汤剂;战国时期,我国现存的第一部医药经典著作《黄帝内经》记载了汤、丸、散、膏、药酒等不同剂型;东汉末年,张仲景的《伤寒论》和《金匮要略》,记载了煎剂、丸剂、散剂、浸膏剂、软膏剂、酒剂、栓剂、脏器制剂等十余种剂型;晋代葛洪著有《肘后备急方》八卷记载了铅硬膏、蜡丸、锭剂、条剂、药膏剂、灸剂、熨剂、饼剂、尿道栓剂等剂型。随着剂型的多样化和临床实践认识的深化,古代关于剂型的选择逐渐形成了有关"方-证-剂-效"关系的规律性认识。

1. **"证-剂-效"对应思想及剂型设计** 梁代陶弘景《本草经集注》曰:"疾有宜服丸者,宜服散者,宜服汤者,宜服酒者,宜服膏煎者",指出不同的疾病需要相适应的剂型。李东垣和沈括等则进一步指出了具体剂型所适应的病证类型,如李东垣云:"汤者荡也,去大病用之……散者散也,去急病用之……丸者缓也,舒缓而治之也";沈括指出"欲速用汤,稍缓用散,甚缓用丸";《圣济经》等则进一步指出了具体剂型的作用原理,如"散者取其渐渍而散解";丹波元简云:"丸之为物,其体也结,势不外达,而以渐熔化,故其力最缓";又有人指出:"水丸取其易化,蜜丸取其缓化,糊丸取其迟化,蜡丸取其难化"。如抵当汤与抵当丸,两方基本相同,主治下焦蓄血之重证,宜用汤剂;主治下焦蓄血之轻证,宜用丸剂。又如理中丸与人参汤,二方组成、用量完全相同,但因丸剂体结,势不外达,位偏走里,用于治中焦虚寒之脘腹疼痛;而汤剂条达,定位发散,用于治中上二焦虚寒之胸痹,病位由中焦扩展至中上焦。

2. **基于"方-剂-效"对应关系的剂型设计思想** 东汉《神农本草经》曰"药性有宜丸者,宜散者,宜水煎者,宜酒渍者,宜煎膏者,亦有一物兼宜者,亦有不可入汤酒者,并随药性,不得违越"。可见,不同药性的中药需要选择不同的剂型,《苏沈良方》则进一步指出了不同药性对应的剂型,指出"无毒者宜汤,小毒者宜散,大毒者宜用丸"。"方-剂-效"对应关系的剂型设计思想便是指根据方中药味性质选择相应的剂型,以达到保护或增强药物性能,制约药物毒烈之性,矫正药物不良气味等目的。如芳香开窍类中药,因药性辛香走窜,宜制成丸剂,避免煎制时药性损失,从而可保护方药药性,如安宫牛黄丸、苏合香丸等。对具有祛风散寒、活血祛瘀、温阳补虚等功效的处方,宜制成酒剂,利用酒剂易于发散和活血通络的特性增强方剂作用,如风湿药酒、参茸药酒等。对含毒性、刺激性或不良气味药物的处方,宜制成丸剂,以达到性能减弱毒性和掩盖药物不良气味的目的,如舟车丸、六味地黄丸等;对药性不易煎出的药物则宜制成散剂,如《伤寒论》中的十枣汤:"芫花、甘遂、大戟,三味药等分,各别捣为散。以水一升半,先煮大枣肥者十枚,取八合去滓,纳药末"。

（三）制剂辅料选择思想

与现代制剂要求辅料为化学、药理惰性材料以及不影响主药药效不同，传统中药制剂中并不严格区分主药和辅料，一方面，处方中的主药可以承担赋形即辅料的功能；另一方面，在选择处方之外的以赋形为主要功能的辅料时，也往往希望其具有相适应的功效或能增强处方的功能，可见以"药辅合一"的思想选择辅料是传统中药制剂辅料选择的核心思想。前者，如桂枝茯苓丸中的茯苓等，往往利用其粉性强的特性在传统中药制剂中发挥稀释剂的作用；又如，升药为剧毒之品，一般不单独使用，由于升药主要功效为拔毒、除腐，而煅石膏主要功效为收湿敛疮，故两者常配伍应用，既利用煅石膏可以收湿敛疮，与升药发挥协同治疗作用的功效特点，又利用煅石膏作为稀释剂以降低升药毒性，是故无论是九一丹、五五丹还是九转丹均是升药和煅石膏联合应用。后者如煎膏剂中，在利用蜂蜜赋形功能的同时，也利用其补中的功能以增强补益药效；酒剂中在利用酒的赋形功能的同时，也利用酒的活血通络、易于发散的特性以增强方剂作用。对传统辅料的认识，不仅要充分认识其赋形的性能，还应掌握其药性特征，以便准确地选用辅料。

（四）制备工艺设计思想

制备工艺设计的主要依据既要考虑到其对功效的影响，又要考虑到中药本身的性质。由于传统固态制剂一般是药材经前处理成全粉末加赋形剂直接成型；液态制剂一般是加溶剂对经前处理的药材浸泡、煎煮后，去渣取汁，再加一定的附加剂而成。因此，传统制剂工艺的选择主要有如何选择煎煮方法和粉碎混合方法。一般处方中有质地坚硬和芳香类药物时，宜先煎质地坚硬的药物，再加入芳香类药物，其原因是质地坚硬之物体结，势不外达，芳香类药物药性辛香走窜，因此，前者药性难出，后者药性易出，故《温病条辨》指出："香气大出，即取服，勿过煮，肺要取轻清，过煮则味厚入中焦也"。粉碎方法则有单独粉碎、混合粉碎，混合粉碎则进一步有串料粉碎、串油粉碎、蒸罐粉碎等方法可供选择。

二、现代中药制剂设计原则

现代中药制剂设计的总体思想是既要充分尊重中医药理论，又要符合现代相关学科理论，充分利用现代技术实现制剂的安全有效、稳定可控的目的，同时满足患者顺应性的需求。

（一）安全性

药物制剂的设计应能提高药物的安全性，降低刺激性或毒副作用。药物的毒副反应主要来源于中药所含有的化学成分，也与制剂的设计有关。如抗癌药物紫杉醇在制备注射剂时不得不加入具有很强刺激性的聚氧乙基代蓖麻油（Cremophor EL）作为增溶剂，从而使得该制剂具有较强的刺激性；如果将紫杉醇设计为脂质体制剂，则可避免使用强刺激性的增溶剂。一般来讲，吸收迅速的药物，在体内的药理作用强，产生的毒副作用也大。对于治疗指数低的药物，宜设计成缓控释制剂，以减小峰谷波动，降低毒副作用。对机体本身具有较强刺激性的药物，可通过适宜的剂型或制成包合物或微囊等方式以降低药物的刺激性。在安全性方面，中药制剂设计的思想是应提高制剂的安全性，至少不降低安全性。

（二）有效性

有效性是制备药物制剂的前提。尽管化学结构被认为是药品中发挥疗效的最主要因素，但其作用往往与给药途径、剂型及剂量等有关。如复方丹参片与复方丹参滴丸起效快慢与作用强度有一定的区别；如果是对心绞痛进行急救，宜选用舌下给药，使之迅速吸收；对于预防性质的长期给药则使用片剂或透皮贴剂较为合适。同一给药途径，如果选用不同剂型，其作用亦会有很大的不同。在有效性方面,药物制剂设计的思想是应增强药物治疗的有效性,至少不能减弱药物的效果。增强药物的治疗作用可从药物本身的性质或治疗目的出发,通过制剂克服其弱点,充分发挥其作用。如对于难溶药物制备口服制剂时,可采用处方中加入增(助)溶剂、制成固体分散体、环糊精包合物、微粉化、制成乳剂或微乳等改善药物溶解度和(或)溶出速度的技术以促进吸收,提高其生物利用度。

(三)可控性

质量的可控性是决定药物有效性与安全性的重要保障,也是新药审批过程中最基本的要求之一。可控性主要体现在制剂质量的可预知性与重现性。按已确立的处方和工艺技术制备的制剂,应完全符合质量标准的要求。可预知性指的是生物学效应,即根据制剂质量的检测指标就可预知其生物学效应;重现性指的是质量的批间稳定性,即不同批次生产的制剂均应达到质量标准的要求,不应有大的变异。质量可控原则要求我们在制剂设计时应选择较成熟的剂型、辅料与制备工艺,以确保制剂质量符合标准。制剂质量一般用制剂的理化指标来控制,由于现阶段中药制剂的理化指标不能完全反映中药制剂的生物效应,因此,中药制剂的质量标准中常要增加制备工艺,给中药制剂的市场监控带来难度,这也反映了中药制剂质量可控性的研究有待进一步加强。

(四)稳定性

药物制剂的设计应使药物具有足够的稳定性,以保障药物的有效性和安全性具有一定的货架期。为了确保制剂稳定,在处方设计的开始就要将稳定性纳入考虑范围,并针对药物不稳定性的原因、根据稳定化对策的相关知识选择合适的处方和工艺,在组方时不可选择有配伍禁忌的处方或在制备过程中对药物稳定性有影响的工艺。新制剂的处方和制备工艺研究过程要进行为期10天的影响因素考察,即考察处方及制备工艺在高温、高湿和强光照射条件下药物稳定性的规律,以筛选更为稳定的处方与制备工艺。另外还要考察制剂在贮藏和使用期间的稳定性。必要时还可通过改变包装或贮存条件等方法来改善制剂的稳定性。

(五)顺应性

中药制剂是应用于临床的特殊商品,既然是商品,设计时就必须考虑到病人或医护人员对所用制剂的接受程度,即顺应性。难以为病人所接受的给药方式或剂型,不利于治疗。如处方中含有刺激性成分,注射时有强烈疼痛感的注射剂会导致病人的不适感,因而长期应用时难以被患者接受;体积庞大的口服固体制剂因引起老人、儿童、吞咽困难的病人产生强烈的梗阻感、甚至损伤食管而不被患者接受。顺应性的范畴还包括制剂的使用方法、外观、大小、形状、色泽、臭味等多个方面。外观、大小、形状、色泽、臭味等甚至有可能因影响病人的情志活动而影响疗效。另外,制剂设计时还应考虑降低成本,简化制备工艺等。

第二节 中药制剂设计基础

一、临床应用基础

中药药剂工作的出发点是解决临床疾病治疗的现存问题,用药对象是患者,因此,根据疾病的性质进行中药制剂设计是确保中药制剂满足临床需要的前提,包括根据疾病的性质和用药对象进行制剂设计两方面。

（一）根据疾病的性质

疾病性质多样，症状有缓有急，病位也有表里的区别，不同的给药途径和不同的剂型起效速度、作用的持续时间和部位不同，应从防病治病的角度选择不同的给药途径和剂型。通常情况下，不同给药途径起效速度为：静脉注射＞吸入给药＞肌内注射＞皮下注射＞舌下或直肠给药＞口服；按剂型起效速度为口服液体给药＞口服固体给药＞皮肤给药，因此，急症用药一般选择溶出、吸收速度相对较快、发挥疗效较为迅速的剂型，如注射剂、气雾剂、舌下片、口服溶液剂、口崩片、滴丸剂等；慢性病或需要多次或长期用药者一般选用丸剂、混悬剂、缓释片剂、缓释胶囊等具有缓释特征的剂型；对于周期性节律性变化的疾病，如哮喘、心绞痛、消化道溃疡等多在夜间或凌晨发作的疾病可选择口服定时释药系统或称脉冲释药系统；对于发病部位比较局限的疾病，如消化道溃疡、肝癌等，结合药物的作用机制可考虑选择靶向或定位释放药物的剂型，又如皮肤疾患一般可用软膏、膏药、涂膜剂、糊剂及巴布剂等。

（二）根据用药对象

不同年龄和不同病理状态的病人对剂型的顺应性不同，如老人、儿童和昏迷病人常常吞服困难，因此，分剂量较大的固体剂型，如片剂、胶囊剂、丸剂等一般不太合适，可考虑选用注射剂或透皮制剂；对于吞咽困难患者来说，若口服给药，通常液体剂型较固体剂型适宜，同时，由于单元粒子体积较少，故散剂、颗粒剂较片剂、胶囊剂适宜。近年来，为解决老年、婴幼儿服药困难、战地伤员紧急服药而又缺水以及癌症患者化疗后吞水即呕的痛苦等问题，药剂学工作者创新性地设计了口腔崩解片，口腔崩解片虽然也属固体制剂，但是因唾液即可使其崩解或溶解，因而不需用水可直接吞服；同时，又因该剂型也可放于水中崩解后送服，尤其适用于吞咽困难的病人及取水不便者。

（三）根据服用剂量

一般情况下中药剂量较大，而大多传统中药不经过分离纯化过程，故通常选用丸剂和汤剂；现代中药制剂一般要经过分离纯化等处理，制剂服用剂量主要根据方剂一日剂量与制剂工艺浸膏收率来确定，若收率偏高，日服用剂量大，可以考虑用颗粒剂、丸剂等固体制剂，或合剂、糖浆剂等液体制剂；而不宜设计为片剂、胶囊剂等分剂量剂型，更无法制成载药量受限的膜剂、缓释、长效制剂等。

二、药效物质基础

中药及其复方的疗效是中药中所含的多种成分综合效应的结果，药效物质的性质是中药制剂设计的出发点，药效物质对中药制剂设计的影响主要体现在两方面，一是依据药效物质的性质富集药效物质；二是依据药效物质的性质选择剂型、制剂处方和制备工艺。

（一）药效物质的富集

中药制剂以中药材为原料，而现今使用的中药材中绝大部分是植物药，其所含少量有效组分存在于大量植物组织细胞中。因考虑到中药药辅合一等原因，除一些药材粉末直接入药外，现代中药制剂药材的"加工"过程一般要通过提取、分离、纯化等药效物质的富集操作，因此需要了解中药原料药的化学构成及富集方案设计的原则。

1. 中药原料药的化学构成　中药原料药的化学构成按其功效可分为四类：

（1）有效组分：系指中药中起主要药效的物质，如黄酮类、生物碱、皂苷及挥发油等，有效组分可能是一类或一种化合物,多数情况下是多种、多类化合物的混合物。

（2）辅助组分：系指本身没有特殊疗效而能增强或缓和有效组分作用的物质。在体外富集及体内传送的过程中,由于各组分的相互作用,辅助组分可通过促进有效组分的浸出、有利于有效组分的体内过程或抑制有效组分转化等作用而增强药效或提高有效组分的稳定性,如皂苷、有机酸或有机碱等常有这类作用,如洋地黄中皂苷可帮助洋地黄毒苷的溶解与促进其吸收,白芷香豆素可促进葛根素、黄芩苷等物质的吸收。

（3）无效组分：系指本身无治疗作用、对有效组分的药效亦无增强或缓和作用的物质。属于这类的物质不但无直接药效或增强药效作用,相反,还往往影响浸出质量和稳定性,如脂肪、淀粉、酶、蛋白质、树脂、果胶、黏液质等。当然,"有效"和"无效"的界限并非一成不变,一些过去认为是无效的组分,现在发现具有生物活性,如多糖等,故对药材有效组分和无效组分不应绝对划分。

（4）组织物质：系指一些构成药材细胞或不溶性物质,如纤维素、栓皮等,这些物质往往属于中药的结构性物质。

2. 药效物质的富集　药效物质富集的总体原则是最大限度地富集处方中的有效组分和辅助组分,尽量避免浸出无效组分和组织物质以减少服用量,增加制剂的稳定性和提高疗效等。因此,应根据临床疗效的需求、处方组成及所含主要（药效）组分性质选择富集方法。在临床定位确定后,分析处方君、臣、佐、使的配伍和药性特点,找出处方中各药材所含有效和辅助组分的性质,兼顾中医用药历史与合理性确定富集方法。从药材中提取有效和辅助组分时,浸出溶剂的选择一般采用"相似者相溶"的原则,如苷类化合物一般采用一定浓度的乙醇提取,而糖类化合物一般采用水为溶剂提取。不同的提取方法有不同的特点,应待充分了解各方法特点后,根据有效和辅助组分性质有针对性地选择相应方法,如煎煮法的特点是方法简单,符合中医用药习惯,能煎出大部分有效成分,但杂质较多,易霉变,且热敏性成分及挥发性成分在煎煮过程中易被破坏损失,因此对一些有效成分尚不清楚的中药或方剂,或有效组分热稳定性良好的组分常采用此法提取;若有效成分为芳香挥发性成分,则应选择蒸馏法提取,如金银花、白芷。为进一步富集有效和辅助组分,往往需要进一步对提取液进行分离,一般原则是当提取液有效和辅助组分十分明确时,可根据有效和辅助组分的理化性质采用一些选择性强的分离纯化方法予以富集;当提取液有效和辅助组分不清楚时,一般是根据经验,采用一些通用方法除去提取液中可能为无效成分的一些杂质（如淀粉、蛋白质、树脂、黏液质、色素等）。如离子交换法用于有机酸或有机碱的分离,大孔吸附树脂吸附分离法用于皂苷的富集,超滤法用于不同分子量物质的分离等;又如水提醇沉法用于除去蛋白质,活性炭吸附法用于除去色素等。

（二）药效物质制剂设计的关联性质

中药药效物质的性质包括药效物质的理化性质、制剂学性质、生物药剂学性质和药理学性质等内容,这些性质与中药制剂的设计密切相关。因此,在选择剂型前应进行充分的处方前性质研究。

药效物质的理化学性质是指与制剂的有效性、成型性、稳定性有关的性质,包括组成与结构、溶解度、解离常数、分配系数、酸碱性、外观、性状、色香味、粒子大小与晶型、密度、吸湿性、物理稳定性、化学稳定性、生物学稳定性等。应根据这些性质选择适宜的剂型,如八味丸治疗糖尿病用药材粉末或丸剂有效,而水浸膏无效,这可能与该丸中主要药味之一山茱萸所含的齐墩果酸、熊果酸在水中不能溶出有关。一般而言,含难溶性或水中不稳定成分的药物不宜选择液体制剂形式。由于中药药效物质通常是多类化合物的混合物,上述性质中的一些性质如溶解度、分配系数等的研究,较成分单一的化学药物要困难得多,其结果多具"表观性"的特征。

药效物质的制剂学性质主要是指与剂型成型性及制剂质量有关的性质。剂型不同,所要研究的相关制剂学性质也不同。液态剂型应研究药效物质的溶解性及其影响因素,物理、化学、生物学稳定性及其影响因素,矫味、矫臭、着色特性等相关性质。固态剂型应研究药效物质的分散特性,粒子大小与溶出度,以及堆密度、流动性、吸湿性、可压性、可混合性等与制剂工艺相关的性质,中药浸膏通常吸湿性强、流动性差,因此通常需要选择吸湿性差、流动性好的辅料以改善这些不良性质。

药效物质的生物药剂学性质一般是指药效物质与机体相互作用性质,而药理性质是指其对靶点的选择性,这些性质与剂型的选择密切相关,如在胃肠道或在肝脏中易代谢的药物不宜设计为口服制剂,如天花粉毒蛋白在胃肠道中易降解失效,故宜制备为注射剂;抗肿瘤药物,若对肿瘤细胞无选择性,宜选用微球、纳米粒、脂质体等具靶向性的给药系统,以提高疗效,减少毒副作用。

三、药物体内过程

药物的体内过程包括吸收、分布、代谢、排泄,直接决定药物的血浆浓度和靶部位浓度,是影响疗效的关键因素。吸收过程决定药物进入体循环的速度与量;分布过程影响药物能否及时到达与疾病有关的组织器官;代谢与排泄过程关系到药物在体内的滞留时间。药物的吸收必须穿透脂溶性的生物膜,一般来说,脂溶性的非解离分子吸收较好。对于解离型药物,可通过调节给药部位的pH以增加分子型药物的比例,达到改善药物吸收的目的。对于水溶性差的药物,可采用微粉化、固体分散技术、包合技术等,通过改善药物的溶出度促进其吸收。药物的分布速度取决于组织器官的血液灌流速度及药物与组织器官的亲和力。药物在吸收、分布的同时,伴随着代谢及排泄。药物在作用部位的浓度,除与药物的吸收及分布有关外,与肝脏的代谢速度、肾或胆汁等器官的排泄速度亦有关。理想的制剂设计是能使药物选择性地进入欲发挥作用的靶器官,尽量减少在其他组织器官的分布,且在必要的时间内维持一定浓度,充分发挥作用后又能迅速排出体外,从而确保安全、有效。

不同的制剂或给药途径,其体内过程各不相同,应根据具体情况选择适宜的给药途径和剂型,如天花粉蛋白是从天花粉中提取而得的一种结晶物,用于中期妊娠、死胎等引产,只有经肌内注射一定剂量才显效,口服因易被代谢而无引产的药效。又如胰酶遇胃酸易失效,制成肠溶胶囊或肠溶衣片服用,使其在肠内发挥消化淀粉、蛋白质和脂肪的效用。

四、生产技术适应性

生产技术适应性的含义之一是指工艺与生产设备间的适应性。为满足临床需要,通常需规模化生产,因此,在中药制剂设计时必须考虑到选用工艺所需生产设备的成熟度。一般情况下,只能选用已有生产型设备的工艺路线,如果工艺所涉及的某工序的大生产设备在工厂中没有,在目前条件下也没办法购买获得,那该工序则不宜采用,或改用其他设备。

　　生产技术适应性的另一含义是指实验室工艺参数与生产工艺参数的适应性。由于实验室的制备规模与大生产差别太大,实验室研究确定的成型工艺条件和参数通常不能直接用于制剂大生产。为使实验研究的成型工艺适应规模生产设备的要求,一般要通过中试试验,调整实验室实验的工艺路线和技术参数,并以多批中试数据为依据,在生产规模下进一步调整确定生产工艺条件和参数。

五、药物经济学

　　药物经济学是一门应用经济学原理和方法来研究和评估药物治疗的成本与效果及其关系的边缘学科。药物经济学的研究任务主要是通过成本分析对比不同的药物治疗方案或药物治疗方案与其他治疗方案的优劣,设计合理的临床药学监护方案,保证有限的社会卫生保健资源发挥最大的效用。从中药制剂设计的角度来看,关键是要充分考虑制剂的原料和生产价格,在可行的条件下,尽可能降低制剂的成本价格。为了实现降低成本价格的目标,在中药药效物质的提取分离过程、制剂辅料的选择、制剂生产工艺优化过程中,可考虑加入经济学的评价指标,即不仅目标产物要高,生产成本也要低。如,中药经提取分离得到有效部位后,如果药效有所提高,而生产成本大大升高,那么这种新药制剂设计就需要慎重考虑。

第三节　中药制剂设计内容

一、给药途径与剂型设计

　　给药途径与剂型确定是制剂设计最先要考虑的因素,设计的原则与方法请参见本章第一和第二节。

二、制剂处方与制备工艺设计

　　剂型确定后,需根据剂型要求设计处方和工艺。处方设计包括对辅料种类和用量的选择,在制剂教科书中,每一剂型均介绍了各种可能需要的辅料,处方设计时,可根据剂型特点、原料药的性质和辅料的性能与性质予以选择辅料种类,如中药颗粒剂由于其使用时用水溶解后才服用,一般可选择亲水性较强的辅料作为赋形剂。制备工艺设计包括对工艺的类型及具体的制备参数如温度、搅拌速度、混合时间等的选择,在制剂教科书中,每种剂型均介绍了各类工艺的特点,工艺设计时,可根据剂型特点、处方性质和工艺特点选择工艺类型,如颗粒剂一般选用挤压制粒,而胶囊剂或片剂用颗粒制备中,常选用流化床制粒。一般情况下,还需设计一系列处方或处方与工艺的组合方案,采用优化技术,通过试验对入选的辅料、辅料用量、工艺及工艺条件进行优选。常用的优化技术有正交设计、均匀设计、星点设计、混料设计等。所有这些方法都是按照一定的数学规律进行设计,根据试验得到的数据或结果,应用多因素数学分析的手段,建立一定的数学模型或应用现有数学模型对试验结果进行分析和比较,综合考虑各方面因素的影响后确定其中最优的方案或者确定进一步改进的方向。

三、质量控制设计

中药制剂是直接用于临床的药品终端形式,质量的优劣主要体现在生物学效应的优劣、生物学效应的批间重现性和稳定性。因此,制剂质量控制设计的核心问题就是如何选择合理的评价指标和参数以确保能有效控制制剂的生物学效应。通常情况下,为减少检测成本、缩短检测时间,且如果制剂的理化性质和制剂性质指标能够有效地控制制剂生物学效应的优劣、重现性和稳定性,那么只要选择相应成分的理化和制剂性质指标作为控制设计的指标即可,如化学药物制剂。由于中药制剂的物质基础和作用机制不清楚,很难用化学成分定性和定量的指标准确控制中药制剂质量。因此,中药制剂的质量控制常需将处方和制备工艺纳入到标准中。

制剂的质量不仅取决于化学组成和化学结构形式,还与药物存在的物理状态、体内过程相关,制剂的质量控制设计也应从化学、物理和生物学角度予以综合考虑。

(一)化学组成的控制

化学组成控制是从物质基础方面确保制剂有效性和安全性,包括对制剂中所含药效成分、杂质的定性定量控制。定性是鉴别制剂中成分的有无,是为确认中药制剂的真实性而设,如显微鉴别、理化鉴别、薄层鉴别等项目,设计时必须充分分析制剂的有效成分和可能带来安全性的杂质,并建立相应方法,如含大黄制剂的土大黄苷检查、含乌头制剂的乌头碱限量检查,以及含水量、含醇量、重金属、微生物、农药残留等检查项目均是对杂质的控制。由于中药制剂的物质基础极为复杂,故中药的定性鉴别最好采用对照药材进行鉴别,以识别中药制剂中药味的有无,可定性控制中药制剂的药味组成。含量测定是测定制剂中的药效成分,并得到量化结果,指纹图谱则是从更精细的角度控制制剂中化学组成的整体相似性,虽然中药制剂化学成分十分复杂,但疗效的发挥仍然有其物质基础,因此,指纹图谱和含量测定也是中药制剂质量控制设计必须考虑的内容。

(二)物理性能的控制

由于制剂生物学效应的优劣不仅取决于化学结构,还与其存在的物理状态密切相关,因此,制剂的质量控制还应设计一些物理学控制指标。如对制剂外观性状、粒度、吸湿性、流动性、稳定性及特殊性质设计控制的范畴。外观性状是指制剂的颜色、性状、形态、气味等,原料质量、工艺稳定则所得成品性状基本一致,因此,外观性状的稳定反映原料质量、工艺稳定。粒度决定粉体吸湿性、流动性、成分溶出和气雾剂的作用部位等性质,因此,控制粒度也就在一定程度上控制了相应的性质。必须注意的是,不同剂型控制的物理指标不完全相同,如颗粒剂的溶化性、片剂的硬度与脆碎度、栓剂的融变时限、煎膏剂的相对密度、气雾剂的粒度,因此,需要根据剂型的目的需要设计不同的物理控制指标。

(三)生物学性能的评价

制剂的生物学评价包括体内过程评价和药效学评价。药物的体内过程是决定其安全性、有效性的重要因素,剂型、制剂处方、工艺、配伍用药等均可影响体内过程。体内过程既是药物制剂设计的依据,也是制剂设计合理与否的评判指标。通常情况下,一类中药及以改变活性成分体内过程为目的的制剂必须进行体内过程评价。在进行体内过程研究时,通常还要进行体外溶出、释放行为、体内过程等相关研究,以便在制剂质量标准中制定适宜的溶出或释放标准。由于中药制剂的物质基础极为复杂,所以中药制剂生物效应的优劣通常应进行生物效应评价,通常情况下,应根据中药制剂的功能主治设计能反应核心效应的药效学试验以评价制剂的优劣。

四、制剂包装设计

　　制剂的包装指用于制剂包装的材料,包括原材料和容器,包装外观的设计常常对药品的质量以及应用和推广起到重要作用。制剂包装设计的首要考虑因素是包装材料的安全性和相容性,包装材料不得含有有毒或生理活性物质,也不应具有不良臭味及与药物可能产生相互作用的物质。其次,应考虑对制剂稳定性的影响,在选择制剂包装时需要根据药品的性质,对材料的防潮性、气密性、遮光性、耐热性等性能进行选择,如中药固体制剂的吸湿性通常较强,一般要求包装材料具有良好的防潮性能。其三,包装容器应满足药品剂量分割的需要,如带有刻度滴管、量杯等的滴剂或糖浆剂包装瓶,计量型的吸入粉雾剂的设计对包装有很高的要求。其四,外观也是制剂包装选择需要考虑的重要因素,鲜明的色泽和优美的造型设计、方便老人开启以及保护隐私等性能可以增加患者对药品的信任,增强用药的顺应性。此外,良好的防破坏、防伪、防儿童开启也具有现实意义。

第四节　实 例 介 绍

桂枝茯苓多元释药系统

　　1. 释药系统设计

　　(1)中医药理论:方中桃仁、丹皮活血化瘀,赤芍养血和血,桂枝既可温通血脉以助桃仁之力,又可得白芍以调和气血,佐以茯苓淡渗利湿,全方活血化瘀,缓消症块,用于治疗妇科血瘀证,故设计为丸剂以达到缓消症块作用,现代制剂可改剂成缓释制剂。

　　(2)生物药剂学性质:桂枝茯苓胶囊中的3个活性成分苦杏仁苷、芍药苷、丹皮酚在0.1mol/L的HCl、水、pH6.8缓冲液中45分钟均能释放85%以上,且溶出行为具有同步性;桂枝茯苓胶囊中3个活性成分在大鼠小肠主要以被动扩散方式吸收,且3种成分无特殊的吸收窗,桂枝茯苓胶囊组方配伍显著增加苦杏仁苷、芍药苷的吸收,故宜设计成同步释放的缓释制剂。

　　(3)桂枝茯苓方提取物的制备:桂枝提取挥发油后,药渣与桃仁水提醇沉得到苦杏仁苷提取物;牡丹皮提取丹皮酚后,药渣与白芍醇提,经大孔树脂纯化后得芍药总苷提取物;茯苓先醇提得到茯苓醇提取物,药渣水提醇沉得到茯苓水提醇沉物;丹皮酚和桂枝挥发油经β-环糊精包合后得到相应的β-环糊精包合物。

　　(4)溶解度性质:溶解度测定结果表明:芍药总苷提取物和苦杏仁苷提取物溶解性较大属于"溶解";茯苓醇提取物、茯苓水提醇沉物、丹皮酚β-环糊精包合物和桂枝挥发油β-环糊精包合物溶解性较小属于"略溶",故按其溶解度大小设计成双层缓释片。

　　2. 释药系统制备　针对水溶性缓释单元和难溶性缓释单元性质差异大的难点,分别采用不同的缓释辅料调控其释放,提高释放的同步性和完全性。

　　水溶性药物缓释单元由芍药总苷提取物和苦杏仁苷提取物组成,加入缓释骨架材料

HPMC、EC直接压片法制备水溶性缓释单元。

难溶性药物缓释单元由茯苓醇提取物、茯苓水提醇沉物、丹皮酚β-环糊精包合物和桂枝挥发油β-环糊精包合物组成,加入缓释骨架材料HPMC直接压片法制备难溶性缓释单元。

多元释药系统的构建:按处方量先将难溶性缓释单元预压,再加入水溶性药物缓释单元压片,制成双层缓释片。

3. 释药系统评价

（1）释药系统的体外释放评价:释药系统的体外释药特性研究结果表明,苦杏仁苷、芍药苷和丹皮酚在2、4、10、12小时的累积释放度分别为32%、49%、85%、91%,29%、44%、84%、90%,34%、47%、77%、82%,符合同步释放的设计要求。

（2）药动学行为的研究:比较研究桂枝茯苓方与传统方的药物动力学,结果见图2-1,结果显示:丹皮酚成分在体内滞留时间明显延长,血药浓度平稳,有效地降低了由于血药浓度波动产生的不良反应,减少了用药次数。

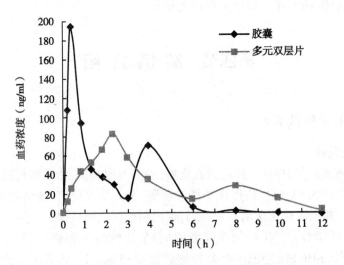

图2-1　桂枝茯苓多元释药双层片丹皮酚药时曲线

（3）药效评价:桂枝茯苓胶囊组和桂枝茯苓骨架缓释双层片组等剂量分别日给药3次和2次,每日给药总剂量相等,比较两种剂型对改善右旋糖酐血瘀模型家兔血液流变学和红细胞压积的影响,结果见表2-4-1,结果显示两种剂型具有相同的药效,说明两者具有生物等效性。

表2-4-1　桂枝茯苓多元释药系统对右旋糖酐血瘀模型家兔血液流变学的影响结果($\overline{x} \pm s$)

指标		空白组	模型组	桂枝茯苓胶囊	缓释双层片
全血黏度	$200s^{-1}$	2.70 ± 0.94	$4.72 \pm 0.16^{\triangle\triangle}$	4.54 ± 0.18	4.38 ± 0.35
（mpa·s）	$30s^{-1}$	3.53 ± 0.90	$5.87 \pm 0.25^{\triangle\triangle}$	5.55 ± 0.32	5.48 ± 0.46
	$5s^{-1}$	5.97 ± 1.60	$9.11 \pm 0.4^{\triangle\triangle}$	$8.35 \pm 0.73^*$	$8.21 \pm 0.73^*$
	$1s^{-1}$	13.12 ± 2.84	$18.13 \pm 0.82^{\triangle\triangle}$	$16.02 \pm 2.0^*$	$16.00 \pm 1.60^*$

续表

指标	空白组	模型组	桂枝茯苓胶囊	缓释双层片
血浆黏度(mpa·s)	0.97 ± 0.05	2.31 ± 0.11$^{\triangle\triangle}$	2.42 ± 0.02	2.32 ± 0.23
全血还原黏度(ηr)高切	4.16 ± 1.02	12.42 ± 1.26$^{\triangle\triangle}$	12.81 ± 0.18	11.85 ± 1.60
全血还原黏度(ηr)低切	33.04 ± 4.0	57.23 ± 5.43$^{\triangle\triangle}$	54.11 ± 4.80	52.47 ± 6.78
红细胞压积(HCT%)	38.00 ± 0.13	30.00 ± 1.41	27.67 ± 1.37*	27.957 ± 1.03*
血沉(ESR mm/h)	1.00 ± 0.00	126.50 ± 19.09$^{\triangle\triangle}$	140.00 ± 10.00	132.67 ± 11.36
纤维蛋白原(g/L)	2.30 ± 0.22	3.02 ± 0.71$^{\triangle}$	2.93 ± 1.26	2.20 ± 0.41
血沉方程K值(K)	3.00 ± 1.19	249.50 ± 21.92$^{\triangle\triangle}$	249.33 ± 15.91	246.67 ± 9.81

与模型组比较*$P<0.05$,**$P<0.01$;与空白组比较$\triangle P<0.05$,$\triangle\triangle P<0.01$

4. 与市售制剂优势比较 桂枝茯苓多元释药系统各释药单元在体外12小时缓慢同步释药,口服吸收后,活性成分丹皮酚体内滞留时间明显延长,与普通制剂胶囊相比,相对生物利用度提高,在改善右旋糖酐血瘀模型家兔血液流变学和红细胞压积方面与胶囊等效,但减少了服用次数。

（廖正根）

第三章 中药超微粉碎技术

第一节 中药超微粉碎技术概述

一、超微粉的概念

（一）超微粉的定义

目前，国内外对超微粉的定义尚未完全统一，有定义为粒径小于3μm的粉体，也有定义为粒径小于10μm的粉体，还有将超微粉定义为粒径小于30μm或小于100μm的粉体。中英文的用词也不完全一致，如超微粉、超细粉、micropowder、ultrafine、superfine等。近年，超微粉碎用于中药后，出现了微米中药、微粉中药、纳米中药、中药细胞级粉碎等相关名词。有人对中药材细胞尺寸进行了统计，其大小一般在10~100μm，考虑到中药超微粉碎大多是以细胞壁破碎为目标，结合中国药典对极细粉的规定（通过九号筛的粉体，粒径为75μm ± 4.1μm），因此大多认为将中药超微粉的粒径界定为小于75μm较为合理。

（二）超微粉的特点

1. 一般性质　主要包括基本性质、药剂学性质、生物药剂学性质等三个方面。

（1）粉体的基本性质：包括粉体粒度及分布、形状、比表面积与表面特性、孔隙率与密度等。与普通粉体相比，超微粉体具有粒度小、比表面积大、孔隙率小、堆密度大的特点，显著影响其制剂工艺性能和生物药剂学性质。

（2）粉体的药剂学性质：包括流动性、填充性、压缩成型性、分散性、稳定性、吸湿性等。由于中药超微粉的粒度小于75μm，其比表面积更大，粉体具有更好的溶解性、分散性、吸附性、化学反应活性及生物利用特性；另一方面，由于组成超微粉的单元粒子（一次粒子）表面电荷多，表面能高，表面活性大，粒子间易于相互吸引而结聚形成团聚体（二次粒子），导致其孔隙率降低，密度增大，从而严重影响粉体的流动性、填充性、分散性等工艺性能。此外，由于其巨大比表面积，使得药物分子与环境的相互作用几率增加，稳定性降低，吸湿性增强。

（3）粉体的生物药剂学性质：主要包括吸收、生物利用度等。超微粉碎对矿物药、植物药和动物药3类中药生物药剂学性能的影响有所不同。矿物类中药无细胞结构，粉碎粒度对其生物利用度的影响与难溶性化学药物相同，经超微粉碎后，溶解速度和吸收速度加快，吸收程度增加，生物利用度提高。植物和动物类药材经超微粉碎后，大多数细胞壁破裂，细胞内的有效成分不需通过细胞壁的屏障而直接溶出或直接与给药部位接触。同时，由于粉体的比表面积显著增大,更易被胃肠黏膜吸附,显著提高有效成分的吸收速度和吸收量,也可延长药物在吸附部位的滞留时间,对黏膜损伤起到局部保护和治疗作用。

中药材的化学组成复杂,通常含有水分、水溶性成分、脂溶性成分等,一般认为多数中药在高强度粉碎力的作用下,这些成分可在细胞内和细胞间发生迁移,并使微粒表面呈半润湿状态,在药材中某些具有表面活性物质的作用下,亲水性成分与亲脂性成分相互作用,产生乳化、均匀混合而达到"均质化"的超微粉,使每个超微粉粒子都包含着相同比例的中药成分。这种经过"均质化"的超微粉进入胃肠道后能很快均匀分散,其水性、油性及挥发性成分可以与原有的成分比例同步吸收,其吸收速度及程度较普通粉体会有较大改善,而高纤维含量的中药材经超微粉碎后,由于其纤维膨胀质点增多,在胃肠道中可迅速崩解,促进有效成分的释放、吸收。

2. 超微粉的特殊性质　当超微粉的粒度处于亚微米(粒度0.1~1μm)或纳米级(1~100nm)时,将会表现出许多与普通粉体完全不同的特殊性质,如表面与界面效应、小尺寸与体积效应、量子尺寸效应与光学效应等,将会大大改变药物的生物利用度和生物学效应,在医药领域显示出了极大的应用前景。

(1)表面与界面效应:超微粉体粒度小,比表面积大,位于表面的原子占有相当大的比例,由于其缺少近邻配伍表面原子,极不稳定,极易与其他原子结合,表面结合能迅速增大,将出现一些特殊的表面与界面效应。当粒径小到1nm时,表面原子数增大到99%,这将会大大增强粒子的活性,如无机材料的纳米粒子暴露在空气中会吸附气体,并与气体进行反应。

(2)小尺寸与体积效应:当超微粒子的尺寸小到与光波波长、德布罗意波长等物理特征尺寸相当或更小时,声、光、电、磁、热力学等特性均会呈现新的尺寸效应,呈现出许多奇特的物理与化学性质,如光吸收显著增加,并产生吸收峰的等离子共振频移等。

(3)量子尺寸效应与光学效应:大粒子或宏观物体包含无数个原子,其能级间距几乎为零,而纳米粉体包含的原子数有限,导致能级间距发生分裂,当能级间距大于热能、磁能、静磁能、静电能、光子能量或超导的凝聚态能时,会导致纳米粉体的磁、光、电、声、热,以及超导特性与宏观特性的显著不同。

二、超微粉碎的原理

(一)超微粉碎过程的力学原理

超微粉碎的机制较为复杂,难以用一个理论来圆满地解释,总体而言,与普通粉碎相同,即主要是利用外加机械力,部分地破坏物质分子间的内聚力来达到粉碎的目的,包括断裂开始(即裂纹形成)和裂纹扩展两个阶段。这两阶段受到力和能两个条件的控制,一是施加的局部拉应力必须超过分子之间的内聚力;二是必须供给足够的能量满足裂纹扩展所需,裂纹扩展需要的能量包括裂纹扩展新形成表面增加的表面能和因弹性形变而储存于固体中的机械能。

粉碎机械的粉碎工具(如棒板、锤头、磨球等)或高速气流对物料施加的作用力有压碎、弯曲、研磨、劈碎、剪切等种类,施力作用复杂,多数情况下都是几种力同时存在。冲击粉碎时,粉碎工具和(或)物料颗粒的动能迅速转变为物料的变形功,产生较大的应力作用于物料,并在物料内部产生向四方传播的应力波,结聚在内部裂纹、缺陷和晶粒界面等处,导致物料首先在脆弱处被粉碎,粉碎产品内部的裂纹和脆弱面的数目减少,粉碎产品的强度增大。

物料经过粉碎，表面积增加，引起表面自由能增加，故不稳定。因自由能有趋向于最小的倾向，使微粉有重新聚结的倾向，从而粉碎过程达到一种粉碎与聚结的动态平衡，粉碎便停止在一定阶段，不再向下进行。

（二）超微粉碎过程的机械化学效应

物料在受到机械力作用而被粉碎的过程中，随着宏观粒度的减少，往往伴随着被粉碎物料微观晶体结构和物理化学性质的变化。这种变化对普通粉碎来说微不足道，但对超微粉碎来说，由于粉碎强度大、粉碎时间长，以及粉碎产物的粒度过小，在某些粉碎工艺和条件下导致上述变化显著出现，称为超微粉碎过程化学或机械化学效应。主要表现为以下几方面：

1. 晶体结构的变化　在超微粉碎过程中，由于强烈和持久的机械力作用，导致被粉碎物料原子结构重排和重结晶，表面层自发重组，物料不同程度地发生晶格畸变，表现为晶粒尺寸变小、结构无序化、表面形成无定形或非晶态结构，甚至发生多晶转换，这些变化可由差示扫描量热法、X射线衍射法、光谱学方法等检测。

2. 机械化学反应　由于较强的机械激活作用，使得被粉碎物料的化学组成发生变化，导致某些情况下，物料在粉碎过程中直接发生包括分解、气-固、液-固、固-固化学反应。

3. 物理化学性质的变化　由于机械激活和表面能的增大，超微粉体的溶解、吸附、水化、阳离子交换、烧结性能及表面电性等物理化学性质均会发生不同程度的变化。应指出，上述变化并非在所有的超微粉碎作业中都显著存在，它与物料种类、粉碎方式、粉碎时间、粉碎环境及产品粒度和物化性质均有关。

三、超微粉碎技术的特点与适应范围

（一）特点

超微粉碎技术具有以下优势与特点：

1. 粉碎速度快，成分保留率高　与普通的机械粉碎不同，超微粉碎可在低温或深低温状态下进行，粉碎速度快，粉碎中不产生局部过热现象，能最大限度地避免活性成分受热破坏，以制得高质量产品。

2. 粉体粒度细，粒径分布均匀　单纯的机械粉碎，部分机械能克服摩擦转化为大量热能，消耗了能量，难以达到所需粒度。采用超微粉碎技术可将粉体的中心粒径减小至 $5\sim10\mu m$ 以下，并通过分级系统严格控制大颗粒，得到粒度均匀的超细粉体，显著增加比表面积，提高药物的生物利用度。

3. 提高成分利用率，节省中药资源　超微粉碎所得中药超细粉的细胞破壁率高于95%，所含有效成分可直接暴露出来，使其提取溶出更迅速、完全，有助于提高药材中有效成分的利用率，节省中药资源。

4. 环境粉尘污染小，粉体洁净　超细粉碎是在封闭系统下进行，既避免了粉尘污染周围环境，又可防止空气中的微生物、灰尘污染超微粉体，所得产品较为洁净。

（二）适应范围

超微粉碎对提升中药产品的质量水平，具有重要意义，但有其适用范围，需综合考虑药物性质、临床用药需求、生产实际等方面情况合理选用。

1. 用于含难溶性药效成分中药的粉碎　对于含有难溶性药效成分的中药而言，超微粉碎所得粉体孔隙率大，表面积显著增加，且细胞壁破裂率高，难溶性成分能更好地分散、溶解在胃肠液或提取液中,显著提高其利用率。

2. 用于改善中药制剂的制备工艺　中药经超微粉碎后,可简化提取方式,缩短提取时间,也可直接以超微粉为原料制备制剂,达到既缩短生产周期、节约能源,又提高原料的综合利用率,改善中药制剂制备工艺的目的。

3. 用于改善中药固体制剂的品质　对于以中药饮片粉末为原料的散剂、丸剂、颗粒剂等固体制剂,经超微粉碎后,其纤维达到超细化,一般可不加辅料直接造粒,所得制剂不但外观改善,而且其溶出度、生物黏附性、吸收率等也可显著提高,以充分发挥中药的临床疗效。

4. 应慎重用于毒性中药的粉碎　对于毒性中药,由于超微粉碎后可提高药材中毒性成分的溶出,毒性增强的风险提高,应慎重使用。

第二节　超微粉碎技术流程设计

一、超微粉碎的技术流程

超微粉碎处理的技术流程一般分三步进行:

第一步,中药材的预处理。在使用各种超微粉碎机进行粉碎前,均需对中药材进行预处理,该环节关系到后续超微粉碎的粉碎效率、粉体质量以及粉碎机械的保护等问题。①中药材的净制:对待粉碎中药材进行净选,除去杂质,特别是砂石和铁屑,保护机器免受损伤。②水分的控制:通过干燥将待粉碎药材的水分控制在6%以下,以防止细胞内的水分由于超微破壁暴露所造成的粉体润湿现象。③中药材的预粉碎:超微粉碎前,需根据不同粉碎方法的具体要求,将中药材进行预粉碎或预研磨,使中药材破碎或粉碎成粗颗粒、细粉。对于中药复方的超微粉碎,则宜先用机械粉碎将其预处理成细粉,混匀后再微粉,以得到均匀的复方微粉。

第二步,超微粉碎方法的选择。目前,在中药中应用的超微粉碎设备种类较多,常用的包括机械冲击式超微粉碎机、气流粉碎机、辊压式磨机、介质运动式磨机等,其粉碎原理、特点及适应范围各不相同。而中药材来源广泛,物料性质也千差万别。因此,要粉碎得到高质量的中药超微粉,需根据待粉碎物料的具体性质,选用粉碎特点、适宜范围与其物料性质匹配的超微粉碎方法。

第三步,超微粉碎工艺参数的优化。采用选定的超微粉碎技术对中药材进行粉碎处理时,应明确影响其粉碎效果的关键因素,并通过对粉碎工艺过程中各种影响因素的调整控制,进一步粉碎得到所需要粒度的中药超微粉体。

二、超微粉碎技术的常见类型与特点

(一)低温超微粉碎

低温超微粉碎是将物料冷冻至脆化点或玻璃体温度之下,使其处于脆性状态,再用机械粉碎或气流粉碎方式使其超细化的方法。

1. 粉碎原理　随着温度降低,一般非金属材料的抗拉强度、硬度增高,塑性与韧性降低,脆性增强,表现出类似玻璃的性质,且有一个明显的脆性转变温度即玻璃化温度,如图3-1所

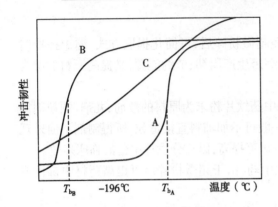

图3-1 三种不同材料冲击韧性与温度的关系

示。中药材虽没有明显的脆性转变温度,但随着温度的降低,脆性增加的规律是存在的,可找出脆性最大的低温范围。此外,在快速降温情况下,物料各部位因收缩不均匀而产生内应力,易引起薄弱部位破裂和龟裂,导致物料内部组织结合力降低,在外力作用下,更易破碎成细粉。

2. 适用范围 适用于:①熔点、软化点低的物料及热塑性物料,如干浸膏、树脂、树胶等;②含芳香性、挥发性成分的药材,采用低温粉碎可避免有效成分的损失;③因温度上升易发生氧化还原作用而变质的热敏物料;④黏性、纤维类物料,以及常温时强韧、低温时脆性化的物料;⑤易燃、易爆物品的低温粉碎可提高其安全性;⑥生产成本极高,适用于有较高附加值的医药生物类产品的超细化;⑦可改善物料的流动性。

3. 粉碎方法 低温粉碎方法按物料和粉碎腔体所处温度状态可分为三种:①物料冷却到低温,达到脆化状态,迅速投入常温态的粉碎机腔体中进行粉碎;②待粉碎原料为常温,粉碎机腔体内部为低温情况进行粉碎;③物料与粉碎机内部均呈低温状态粉碎。无论哪一种状况,低温超微粉碎均包含了物料的预制冷和低温超微粉碎两个环节。不同的物料有不同的低温脆性范围,需通过实验确定。如羚羊角最佳粉碎温度为-60~-70℃,熟地黄为-95~-105℃。由于液氮在-196℃时潜热为199.4kJ/kg,性质属惰性,因此深冷时常用液氮作为制冷介质。一般脆性物料的抗冲击能力较弱,故低温粉碎时多采用以冲击为主要作用力的粉碎机,而以其他力场如挤压、研磨为主的粉碎机粉碎效果较差。

(二)机械冲击式超微粉碎

机械冲击式超微粉碎主要是利用高速旋转的转子上的冲击元件(锤头、叶片、棒等)对物料进行猛烈冲击,使物料与转子间以及物料之间产生高频的强力撞击、剪切、摩擦及气流震颤等多种作用而使物料粉碎成超微粉,在药物领域应用较广。根据粉碎结构及作用力的方式又分为锤式粉碎、销棒粉碎,其原理、特点及影响因素见表3-2-1。

表3-2-1 不同机械冲击式超微粉碎方法的对比

粉碎方式	原理	特点与适用范围	影响因素
锤式粉碎	物料进入锤头粉碎区,受到锤头高速冲击、剪切、摩擦后而粉碎,达到要求的粉体在气流携带下,从出口处排出;较粗颗粒,由衬板碰撞反弹回到锤头粉碎区,继续粉碎	结构简单,粉碎程度高,粒径可达2μm;适用物料范围广,尤其适合脆性物料的粉碎;对于湿度含量大,脂肪性物料则易堵塞	物料粒度、进料速度、转子转速。进料粒径小、粒度分布窄则成品质量高;进料速度过快,颗粒与冲击元件间的有效撞击减弱,粉碎室内滞留时间短,产品粒径大;转子转速提高,物料与冲击元件及物料与衬板之间冲击力增加,产品粒径降低

续表

粉碎方式	原理	特点与适用范围	影响因素
销棒粉碎	物料由转子高速旋转形成的负压吸入，在离心力作用下，由中心向四周扩散，并受到内圈转齿和定齿的撞击、剪切、摩擦以及物料间的碰撞、摩擦等作用而被粗粉碎；物料在向外圈的运动过程中受到外力作用越来越强，被粉碎得越来越细；最后在外圈转齿与撞击环的冲击与反冲击作用下进一步粉碎而达到超细化	硬度在莫氏3以内的物料、脆性物料；热敏性物料则要求粉碎腔内温度控制在该材料熔点之下；含湿量较高的纤维类物料，易被粉碎机的粉碎部件粘结，粉碎效果不佳	主要受物料性质和物料湿度的影响

（三）球磨机超微粉碎

1. 粉碎原理与特点　球磨机的基本结构包括球罐、研磨介质、轴承及动力装置，是一种广泛使用的粉碎设备。用于制备药物超微粉时，粉碎腔体内需内衬不锈钢、陶瓷、刚玉、聚氨酯，甚至是氧化锆；禁止使用普通铁质材料，以防引入二次杂质污染。研磨介质通常为钢球或氧化锆球，盛放于球罐内。粉碎时，球罐转动，研磨介质由于受到离心力的作用，在筒体内旋转摩擦，当上升到一定高度时，圆球因重力作用自由落下，物料因受到圆球落下时的撞击、劈裂作用以及球与球之间、球与球罐壁之间的研磨、摩擦作用而被粉碎。

球磨机制备超微粉既可使用干法粉碎，也可使用湿法粉碎，具有密闭性好，无粉尘飞扬，可避免污染空气和环境，结构简单，维修方便，机型多样等优点，还可在无菌条件下进行药物的粉碎和混合。适用于结晶性药物、脆性物料、贵重物料、挥发性物料、引湿性物料及其他非组织性如树胶、树脂、浸膏等多种类型物料的粉碎。其缺点是单位能量消耗大，粉碎时间长，粉碎效率低；研磨介质损坏严重；操作时噪音较大，并伴有较强的振动。

2. 影响因素

（1）研磨介质：研磨介质的重量和硬度是保证产生较大冲击力的前提，在此条件下，合适尺寸配比的磨球组合有利于增大粉碎有效区，提高粉碎效果，其大小配比，可由进料粒度、分布及经验来确定。此外，研磨介质的充填率（以研磨介质占筒体有效容积的百分率计）可显著影响生产能力和产量，一般宜为25%~45%，湿法粉碎以40%为界。

（2）转速：调整球罐转速在一定值，使研磨介质上升到一定高度后向下抛落时，物料在研磨介质落下的部位受到的冲击、研磨和撞击作用才最强烈，粉碎效率最高。筒体转速过小或过大，冲击力小，甚至无冲击作用，粉碎效果较差，见图3-2。

（3）物料加入量：物料加入量应不超过球罐总容积的50%，要获得超细产品，湿法粉碎浆料浓度应控制在60%以下。

（4）粉碎方式：干法粉碎的产品粒度一般只能达到$d_{50}=5\mu m$，而湿法粉碎可获得$d_{50}=3\mu m$以下的产品。

（四）振动磨超微粉碎

1. 构造与粉碎原理　振动磨主要是由磨机筒体、激振器、支承弹簧、联轴器、驱动电机及研磨介质等组成。支承弹簧固定于基座上，是磨机筒体固定的场所。联轴器主要用于传递驱动电机的动力,使磨机正常有效工作,同时又对电机起隔振作用。激振器是由安装在主轴上的两组偏心块组成,用于产生振动磨所需的工作振幅。磨机筒体是物料与研磨介质装入的场所,由偏心块激振装置驱动磨机筒体作圆周运动,通过研磨介质本身的高频振动、自转运动及旋转运动,使研磨介质之间、研磨介质与筒体内壁之间产生强烈的冲击、摩擦、剪切等作用而对物料进行均匀粉碎。在磨细物料的过程中,还有使物料均匀混合的作用,是目前常用的超微粉碎设备。振动磨结构示意图如图3-3所示。

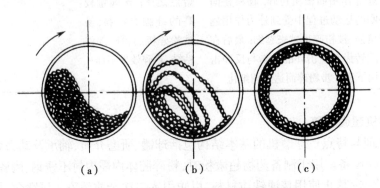

图3-2 球磨机内研磨介质的3种运动状态
(a)泻落状态 (b)抛落状态 (c)离心状态

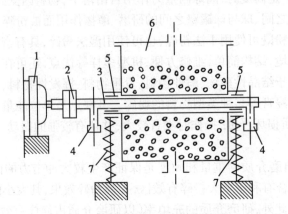

图3-3 振动球磨机结构示意图
1.电动机; 2.挠性轴套; 3.主轴; 4.偏心重块; 5.轴承; 6.筒体; 7.弹簧

2.影响因素

(1)研磨介质: 根据物料性质和粒径要求选择适宜研磨介质。粗粉碎时一般采用棒状介质,超微粉碎时多用球形。介质直径越小,总表面积越大,介质间有效粉碎区越大,粉碎效率越高,所得成品粒径就越细。介质的充填率太高,振动粉碎效果差;太低,粉碎效率又差。当振幅固定时,可通过试验筛选确定最适宜的充填率。一般介质填充率宜在60%~70%,物料填充率(以筒体内物料容积占研磨介质之间的空隙百分率计算)宜在100%~130%。

(2)振动强度: 一般而言,当振动强度大于6g(g为重力加速度)时,振动磨才具有超微粉碎作用,其大小可通过提高振幅和选择振动频率进行调整。振动强度提高,可使物料在筒体内以较短的滞留时间而获得较好的磨碎效果,并提高生产能力。

（3）振幅：振幅由偏心重块调节,增大振动磨的振幅,可提高粉碎速度。

（4）振动频率：适宜的振动频率可降低振动磨能耗,延长其寿命。

（5）物料：在相同研磨时间下,原料颗粒细,则成品粒径小;在相同粒径的原料下,研磨时间长,则成品粒径小;反之亦然。干法粉碎时,原料的含水量对粉碎结果影响较大,含水量越高,产率越低。

（五）搅拌磨超微粉碎

1. 构造与粉碎原理　搅拌磨由研磨筒、搅拌器、研磨介质、卸料装置、分离系统等组成,研磨筒通常带有冷却套,套内可通入不同温度的冷却介质,以控制物料研磨时的温度,其结构见图3-4。粉碎时,搅拌器在电机驱动下作旋转运动,带动研磨介质和物料做剧烈的多维循环运动和自转运动,物料在研磨介质之间的撞击力、挤压力、剪切力和摩擦力等作用下被粉碎。

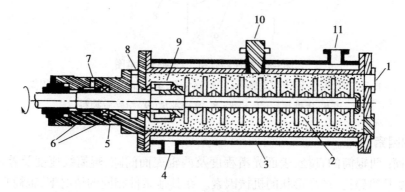

图3-4　卧式连续搅拌粉碎机

1. 进料口; 2. 搅拌器; 3. 筒体夹套; 4. 冷却水入口; 5. 密封液入口; 6. 密封件; 7. 密封液出口;
8. 产品出口; 9. 旋转动力介质分离筛; 10. 介质加入孔; 11. 冷却水出口

2. 影响因素

（1）搅拌磨腔体结构：直立式磨腔体由于搅拌器对研磨介质动量的传递不均匀,介质易于破损而污染物料;卧式磨腔体可克服该缺点,但拆卸维修较困难。

（2）搅拌器：搅拌器的形状、数目、转速对粉碎效果影响较大。一般情况下,圆盘形、月牙形、花环形搅拌器有利于粉碎。搅拌器数目太多、太少都会降低粉碎效率,且片数太高时能耗增大。

（3）研磨介质：研磨介质的大小、分布,硬度、密度和填充率均会影响粉碎效果。一般而言,介质的直径应小于1mm,为提高粉碎效率,其粒径还应比被粉碎物料粒径大10倍,且粒度分布要均匀;介质直径越小,有效粉碎区域增大,产品粒度越小,但产量也降低;介质硬度、密度越大,研磨强度越高,粉碎效率越高;介质填充率一般在50%~90%。

（4）物料：对于干法粉碎,脆性物料较易粉碎,纤维类、黏性大、柔韧性强的物料粉碎比较困难。对于湿法粉碎,粉碎效果与浆液黏度、浓度、填充率等有关。黏度低,物料易粉碎,且能耗低,随着粉碎的进行,浆液黏度逐渐增大,可加一定的稀释剂或助磨剂降低黏度,提高粉碎效率;物料浓度与粉碎效率成正相关,一般在25%~70%,具体浓度可通过实验筛选确定,物料填充率以75%~80%为宜。

（六）辊压式超微粉碎

1. 构造与粉碎原理   辊压式粉碎机由固定滚动轴承、滚动轴承、固定辊筒、移动辊筒及止推螺杆等组成，其结构如图3-5所示。粉碎时，通过止推螺杆移动并固定移动辊筒，以控制辊筒间的距离，在两运动辊筒的带动下，物料进入两辊筒间，因受到两辊极高的挤压及强烈的摩擦剪切力和撕拉力作用而被粉碎。

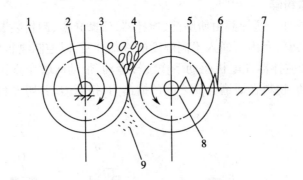

图3-5   辊压粉碎机工作原理示意图

1. 固定辊筒；2. 固定滚动轴承；3. 辊筒夹套；4. 粉碎前物料；5. 移动辊筒；

6. 止推螺杆；7. 机架；8. 滚动轴承；9. 粉碎后物料

2. 影响因素

（1）辊筒：两辊筒的直径、表面光滑程度及两辊表面间隙、辊筒线速度及差速是影响产量、产品粒度及粉碎比、产品形状的机械因素。在其他条件相同的情况下，辊筒直径增大，产量提高，产品粒度变细，粉碎比增大。两辊筒表面越光滑，一方面，止推螺杆可使两辊面间的缝隙越小，通过两辊面挤压摩擦粉碎出的产品越细；另一方面，易使物料在两辊面间打滑，导致喂料困难，生产能力降低。具有锐利刀刃结构的辊筒表面对粉碎纤维结构及韧性强的物料有利；具有钝的凸形结构的辊筒表面，对粉碎脆性强的物料有利。辊筒表面线速度越大，产量越高，产品多呈球形；速度越低，产量越低，产品多呈多棱形，可根据具体机型和物料进行考察筛选。为利用较少辊筒数获得较高产量，有时采用3辊或4辊联用，相当于将物料在两辊筒间重复粉碎，可实现粉碎过程的连续进行。

（2）物料性质：脆性物料较韧性物料易被粉碎，进料粒度小，粉碎比小，生产效率低；进料粒度大，喂料困难，生产能力下降。

（七）气流粉碎

1. 构造与粉碎原理   气流粉碎机是以空气动力学为理论，集多喷管技术、流化床技术、涡流技术于一体，用于物料超微粉碎的一套气流粉碎分级系统，亦称(高压)气流磨或流能磨。粉碎时，压缩空气或惰性气体经喷管加速后，利用高速弹性流体（300~500m/s）或过热蒸汽（300~400℃）的能量，使气体、物料颗粒、器壁及其他部件之间相互产生强烈的冲击、剪切、碰撞、摩擦等作用，实现物料的粉碎，同时，通过气流旋转离心力的作用或旋风分离器分级筛选，获得超微粉体。气流粉碎机因结构不同可分为不同类型，使用较多的主要有圆盘式气流粉碎机、循环管式气流粉碎机、流化床对撞式气流粉碎机，见表3-2-2，图3-6~图3-8。

表3-2-2　不同类型气流微粉碎机的对比

类型	结构组成	特点	工作原理
圆盘式气流粉碎机	由加料口、粉碎室、主气入口、喷嘴、喷射环、上盖、下盖及出料口等部件组成	结构简单,装配、维修方便,主机体积小,可连续生产	粗粉在离心力的作用下甩向圆盘式粉碎室外周作循环粉碎,而微粉则被离心气流导入粉碎机中心出口管进入旋风分离器达到分级分离
循环管式气流粉碎机	由进料装置、循环管道、粉碎区、进气喷嘴及排气口等部件组成	分级区和粉碎区的弧形部分曲率半径是变化的,具有加速颗粒运动和加大离心力场的作用,提高粉碎和分级功能,粒度可达0.2~3μm	粉碎时,由于离心力场的作用,大颗粒靠外层运动,细颗粒靠内层运动,超微粉体则在射流绕环形管道运动产生的向心力作用下向内层结聚,最后由排料口排出
流化床对撞式气流粉碎机	由进料装置、流化床式粉碎区、相向进气喷嘴及排料排气口等部件组成	采用多向对撞气流,利用对撞气流合力大的特性使喷射动能得到较好利用;通过喷嘴的介质只有空气,而不与物料同路进入粉碎室,避免了粒子在途中产生的撞击、摩擦以及沾粘沉积;准确的超微气流分级系统,降低了流化床对撞式气流粉碎机能量消耗	物料由料斗送至粉碎室,经由多个相向放置喷嘴喷入气流的加速,以音速或超音速射入粉碎室内,物料可因在高速喷射交叉点碰撞而被粉碎,也可因气流膨胀呈两相流化床悬浮翻腾产生碰撞、摩擦而粉碎,最后经过涡流高速分级机,在离心力的作用下进行分级

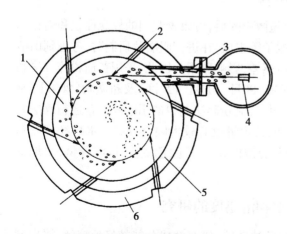

图3-6　圆盘式气流粉碎机

1.粉碎带;2.研磨喷嘴;3.汾丘里喷嘴;4.推料喷嘴;
5.铝补垫;6.外壳

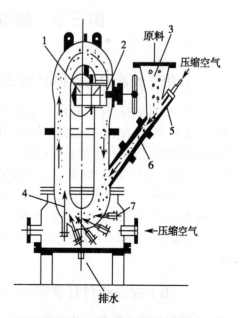

图3-7　Jet-O-Mizer型循环气流磨

1.出口;2.导叶(分级区);3.进料;4.粉碎;
5.推料喷嘴;6.汾丘里喷嘴;7.研磨喷

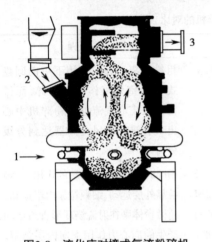

图3-8　流化床对撞式气流粉碎机
1. 高压空气入口；2. 物料入口；3. 产品出口

2. 技术特点

（1）产品的物性特征良好：由于粉碎过程中受高精度分级机气流旋转离心力的作用，粗细粒子自动实行分级粉碎，产品平均粒度细，粒度分布范围窄；同时，物料在流化状态被粉碎，粒子表面光滑，形状规整，基本趋于球形，粉体分散性好；粉碎过程中机械磨损小，不易引入金属杂质，产品纯度高。

（2）适应范围广：以压缩空气为动力，高速喷射气流在喷嘴处绝热膨胀，产生焦耳-汤姆逊效应，可降低粉碎系统温度，对抗物料碰撞和摩擦产生的热，甚至可使粉碎室内形成零下数十度的低温环境，适合于低熔点、热敏性物料的超细粉碎。

（3）可同时进行表面改性：粉碎过程连续，可实现粉碎、混合、干燥联机操作；在粉碎物料的同时，可喷入液体，进行粒子包覆和表面改性。

（4）能耗高：在粉碎过程中，能量不直接作用于物料，而是由电能→压缩空气的势能→喷射气流的动能→物料运动的动能而作用到物料上。随着粉碎进行，物料粒子愈来愈小，产生的动能也逐渐减少，粉碎过程越难进行。因此，与其他机械粉碎相比，其能量利用率低，能耗高。

此外，还具有密闭性好，产品收率高的特点。但是粉碎过程中，高速气流易将挥发性成分带走，造成损失。

第三节　超微粉碎技术的应用实例

一、用于改善中药固体制剂品质的研究

对于直接以中药材粉末为原料的制剂，经超微粉碎后，可改善制剂的外观性状和内在品质。某健胃消食方由山楂、麦芽、陈皮、甘松、栀子等组成，在进行咀嚼片研制时，考虑到山楂含较多石细胞，压成的片剂表面粗糙，咀嚼时口感差，影响服用。因此，采用普通粉碎方法和气流粉碎法，比较了山楂、麦芽不同粒度普通粉（80目、100目、120目）及超微粉（200目）制成片剂的外观、口感及有效成分含量。结果表明，气流粉碎法制得的咀嚼片较普通粉碎法制得的咀嚼片外观、口感均得到显著改善，有效成分含量也有较大幅度提高。水蛭经超微粉碎后，粉体粒度的90%为普通散的1/4，50%为普通散的1/15，且颜色变浅，腥味降低，质地更细腻。

二、用于提高药材有效成分的提取率和溶出度的研究

中药材经超微粉碎后比表面积增加，细胞壁被破碎，使有效成分能较好地溶解、浸出到提取液或胃肠液中，可显著提高药效成分的提取率或生物利用度。采用超声法、回流法对不同粒径杜仲中松脂醇二葡萄糖苷（PDG）进行提取，结果发现，在60分钟时超微粉体中的PDG

相对提取率分别为100%、100%,均大于普通粉体的83%、86%,表明超微粉碎有利于杜仲有效成分的提取;对比不同粒径杜仲在蒸馏水、人工胃液中的溶出行为,结果发现,普通粉体在各时间点的累积溶出率均小于超微粉体的累积溶出率,表明经适度的超微粉碎有利于杜仲有效成分的溶出。

粗多糖是赤芝免疫调节和抗肿瘤作用的主要药效成分,采用37℃温水浴、沸水浴和水煎煮等三种方法,分别对破壁赤芝孢子、未破壁孢子中多糖进行提取,以改良苯酚-硫酸法测定含量,结果未破壁孢子提取的多糖含量分别为0.38%、0.80%和0.92%,而破壁孢子的多糖含量分别为0.83%、1.50%和1.56%,与未破壁相比,含量分别提高118.4%、87.5%和69.6%,这表明经超微粉碎后,多糖的提取率显著提高。

当归散由当归、白芍、黄芩、川芎、白术等5味中药组成,针对传统粉碎方法制得当归散颗粒粗糙,影响有效成分充分释放和吸收的问题,利用超微粉碎技术将原处方药材粉碎制备得了中心粒径5~10μm的微粉,并对比了两种粒径粉体中当归、川芎、黄芩、白芍等有效成分的溶出情况。结果表明,经超微粉碎后阿魏酸、藁本内酯的溶出速度和溶出量变化不大,黄芩苷、芍药苷溶出度明显提高,水浸出物量、蛋白质及总还原糖含量也有显著增加。

三、用于提高中药疗效的研究

对比石榴皮超微粉和粗粉在大鼠体内的抗氧化作用,结果发现:石榴皮超微粉组相对于石榴皮粗粉组可以显著提高大鼠的血清中超氧化物歧化酶、过氧化氢酶和谷胱甘肽过氧化物酶的活力,并有效减少血清中丙二醛的量,显示出更强的抵御膜脂质过氧化和清除血清中自由基的能力。这表明石榴皮经超微粉碎后,具有更强的体内抗氧化活性。

有人对比了水蛭普通散、水蛭超微散对小鼠凝血时间、出血时间及体内抗栓作用的影响。结果表明:水蛭超微散的抗凝活性优于普通散;对小鼠出血时间的影响,生水蛭超微粉、制水蛭超微粉作用均优于其他各组,且与对照组相比,有极显著性差异;对小鼠体内抗栓作用的影响,也以超微散为优。这些结果提示,水蛭经超微粉碎后将更有利于其药效的发挥。

第四节　超微粉碎技术存在的问题

目前,超微粉碎技术应用于中药仍存在以下问题:

一、待粉碎中药原料性质极其复杂

中药原料情况极其复杂,既有单方,更多的为复方,可以为药材、有效浸出物、有效部位、单体成分等。药材有动物类、植物类和矿物类,植物药中又有根、茎、叶、花、种子、果实等之分;矿物药又有盐、砂、土、石类;动物药有角、脏、皮、骨、血等。不同药材组织结构不同、所含成分不同,药材的硬度、含糖量、挥发油、纤维化程度、含水量等也存在差异,对粉碎度和粉碎方法的要求也不同。因此,如何根据中药原料性质,选择适宜的粉碎度和粉碎方法是需研究的关键问题。

常用的超微粉碎设备结构不同,粉碎机制不同,适应粉碎的药物质地也不同,所能达到粉碎的粒度和所需能耗也有差别。然而,目前有针对性地选择超微粉碎的方法、工艺和具体条件的规律性认识尚不十分清楚,需要进一步加强研究。应指出,对药物的粉碎,并非越细越好,而应根据具体要求和目的,控制一定的粒径范围,对于水溶性药物无需粉碎太细。对于部分以细粉状态存在的贵重药、矿物药以及有效成分不明确的中药,有人建议可制成微粉中药饮片。若以这种方式使用,如何控制原料、规范炮制与生产、制定科学的质量标准及开展规模化、产业化生产等都有待于进一步研究和探索。

二、粉碎工艺参数优化的问题

对于具体药物,应根据所选设备类型,优化筛选超微粉碎的工艺方法、参数及条件,以提高设备对药材的适应性。以振动磨研磨介质充填率选择为例,理论研究表明,振动磨的振幅与研磨介质充填率之间存在一最佳组合关系,相对于给定的振幅,也必然存在最佳的介质充填率。而在实际情况中,由于振动磨介质运动状态及中药待粉碎物料本身性质极其复杂,这种最佳参数的优选十分困难。又如粉碎的能耗是指粉碎单位重量物料的能量消耗,它与粉碎后物料的新生表面积呈正比,与粉碎后粒子的粒径呈反比,同时也与颗粒的状态、性质、设备的条件及环境因素等有关。对于任何粉碎机,用于粉碎功以外的能量消耗是物料粉碎过程不可避免的,因此,如何优化超微粉碎工艺条件,使微粉粒径控制在所需的粒径范围,降低粉碎过程中不必要的能耗,降低成本,提高粉碎效率,是超微粉碎技术的核心问题,也是超微粉碎的难点所在。

三、中药超微粉体的加工困难与表面改性问题

药物在微粉状态下,分散性、混悬性、伸展性、吸附性、溶解性、亲和性等发生了较大的变化,给微粉的应用带来了优势,但其粉碎度要求越高,粉体加工就越困难,如提取时易糊化、滤过困难;由于比表面积增大,表面能升高,易发生聚集、黏附、吸湿,造成微粉分散性差,混合难以达到均匀,制粒困难,成型困难;微粉在贮存、运输中的吸湿、结块等问题也较为突出等。为发挥超微粉体特有的功能和优势,拓宽其使用价值和应用领域,往往需要进行表面改性,但表面改性技术极其复杂,受多种因素的影响,如表面改性剂的种类、用量、使用方法;表面改性的工艺、设备、操作条件等。就目前粉体表面改性技术水平来看,矿物类药材表面改性可参考矿物学中的表面改性研究成果,有一定可行性;而动、植物类药材因其组织结构复杂,有无表面改性的必要,如何进行改性的研究报道不多,尚需进一步探讨。

四、超微粉体的质量控制与产业化问题

超微粉体既可直接用作饮片,又可作为中药制剂的原料使用,其质量与后续制剂工艺、生物学效应密切相关。当直接用作饮片使用时,由于超微粉体细胞结构已遭破坏,其显微鉴别特征与普通中药粉末并不一致,因此,用什么指标控制超微粉质量,用什么方法检测超微粉质量控制指标;如何科学、合理、准确地界定每种药材超微粉碎程度、建立相关特性表征参数及其范围,有大量工作要做,需深入研究。中药材超微粉碎的产业化问题主要集中在生产成本方面,由于成本高,目前仅用于高附加值产品的应用。因此,如何设计制造新型超微粉碎设备、改造提高现有超微粉碎机械的粉碎效率,降低单位能耗,提高产量,需要中药工作者和粉碎设备工作者协作研究解决。

五、超微粉体的剂量与安全性问题

中药材经超微粉碎后,其生物利用度会发生改变,必然导致其疗效与毒性改变,因此,超微粉体的剂量是否还按照《中国药典》规定的剂量使用,还值得深入研究。因此,研究中药材超微化后粒度与剂量、疗效及毒性之间关系的变化规律,深化中药超微粉体剂量调整规律性的认识,便成为超微粉碎技术在中药制剂中应用的新课题,特别是毒性物料的超微粉碎,更应值得重点关注。此外,中药是通过多种成分作用于多个靶点实现整体作用,其效应不仅与各活性成分的总量有关,还与各活性成分的比例有关。中药材超微粉碎后,不稳定性活性成分更易被破坏,不同活性成分的吸收比例也可能会发生变化。因此,其功能主治也可能发生变化,这些问题均有待研究探讨。

此外,超微粉的尺寸小,比表面积大,表面活性强,其可燃性、氧化性、静电结聚也强,尤其是干法粉碎使超微粉的粒度在10μm以下时,极易燃烧、爆炸。因此,如何从粉碎设备设计、粉碎工艺选择、物料处理、环境等方面,消除产生静电、火花、积热等隐患,提高超微粉碎的安全性也是产业化过程中关注的重要课题。

（谢兴亮）

第四章 中药提取技术

第一节 中药提取技术概述

一、提取在中药制剂生产过程中的地位

中药提取是指在中医药理论指导下,选择适当的溶剂和方法从中药中提取出来能够代表或部分代表原中药功能与主治的"活性混合物"的操作过程。其核心是在保证中药复方整体效应的前提下,尽量多地提取有效成分,最大限度地除去无效成分。中药提取是中药制剂生产过程中最基本和最重要的环节,它是保证制剂安全有效的关键,同时,又是减小服用剂量、提高制剂稳定性的基本前提。

二、中药制剂提取工艺研究

中药的浸提过程是由湿润、渗透、解吸、溶解及扩散等几个相互联系、相互交错的阶段完成的。不同的提取技术对提取各阶段的影响是不同的,因为溶剂的性质,中药的粒度,浸提的温度、压力、浓度差,固-液两相间的相互作用、相对运动速度等不同导致提取速度和效果不同,直接影响中药资源的利用率、生产效率、制剂质量及经济效益。在中药提取工艺研究中,可通过正交设计、均匀设计、比较法等对浸提方法和工艺参数进行系统的研究,优化提取方法和工艺条件,保留药效物质,除去无效成分,达到提高疗效、降低毒副作用、减少服用剂量等制剂学目的。这一过程直接关系到产品有效成分的含量、制剂内在质量、临床疗效、经济效益及GMP的实施。

常用的传统提取方法有煎煮法、浸渍法、渗漉法、回流提取法、水蒸气蒸馏法等,这些提取方法生产成本低、工艺过程操作简便、节能及安全,在中药制药业发展过程中发挥了重大作用。

然而,传统提取方法不同程度地存在提取周期长、有效成分损失多、提取率低、提取物中杂质的含量高等问题。随着科学技术的发展,多学科的相互渗透,新方法、新技术的研究与应用,一些提取中药或复方中"活性混合物"的方法和技术不断涌现,提高了中药药效物质的提取率,降低了能耗,减少了污染。并已开始逐步应用到工业化大生产中,如超临界流体萃取、超声提取、微波提取、酶法提取、加压逆流提取、流化床提取等。此外,还有双水相萃取技术、强化浸取技术、动态逆流提取技术等新技术、新方法。

目前应关注的问题主要有：新的提取技术的研发多为单味药，尚需加强复方中药提取适应性和药效等研究；关于提取机制，定性解释或推测较多，缺乏充分必要的证据支持；多数提取技术的成熟度还不高，缺乏足够的中试和工业数据支持，需要进一步加强这方面的研究；单个提取技术的研究较多，多种提取技术的集成和比较研究不够，也缺乏与其他诸如分离技术等的集成研究，应引起重视。另外，中药提取技术的选择，应从药效、药理、工艺、工程、经济、环保、循环再利用等角度综合考虑。理想的中药提取技术应提取效率高、有效成分损失小、提取物临床疗效好、质量稳定、工艺简便、操作连续自动和安全、提取时间短、经济、绿色和环保。

三、中药提取相关问题探讨

近年来，中药的提取工艺得到了较为广泛的研究，虽然取得了可喜的进展，但也存在一些有待进一步研究的问题。中药的提取研究难度较大，针对不同处方、不同剂型、同一处方不同剂型等各种复杂情况，没有一个适用于不同方剂和不同剂型的统一工艺模式，因此既要考虑共性的一面，更要兼顾个性的一面。

（一）中药提取如何体现中医药优势与特色

中药提取工艺设计的关键，是应以中医药理论为指导来确定复方中各药的有效成分或有效成分群。中药发挥疗效的并不是单一或几个有效成分的简单组合，而是多种有效成分的综合作用。提取方法的选择首先应按中医药理论和临床作用的要求，分析处方的内容和处方中各药味之间的关系，参考各药味所含成分的理化性质及药理作用的研究结果，根据与治疗作用相关的有效成分或有效部位的理化性质，并结合剂型制备上的要求，在保留中药的整体优势和特色的前提下，充分应用现代科学技术和手段，进行提取方法的设计和筛选。如，过去认为，苦杏仁所含苦杏仁苷是其止咳平喘的有效成分，而苦杏仁油为无效成分。根据中医理论，咳喘之病属于肺，肺和大肠相表里。临床常见痰浊壅塞、肺气不宣的喘满证，往往兼有便秘等症，苦杏仁油所具有的润肠通便作用，也有利于咳喘消除。因此，苦杏仁油也同样应视为止咳平喘的有效成分。

中药及其复方中的有效成分的划分需要针对具体的病证，同一种中药或复方在治疗不同的疾病时，起治疗作用的化学成分不一定相同。例如，山楂中含有山楂酸和黄酮类成分，山楂在具有消食健胃功能的制剂中，山楂酸是有效成分，黄酮类是活性成分但不一定是有效成分；山楂在具有活血止痛功能的制剂中，黄酮类是有效成分，山楂酸是活性成分但不一定是有效成分。

在工艺评价指标选择上应重视中药复方特性。随着时代的进步，中药提取工艺评估指标经过了一系列的演变。在无成分定量测定只有粗略定性鉴别的年代，中药提取工艺评估指标为提取液所含固体物质质量分数，固体物质质量分数越高通常意味着提取越完全。随后引进了化学指标，提取工艺评估指标发展为提取液所含固体质量分数、指标性或有效成分成分量。近年来，提取工艺评估指标增加了药效学指标。今后中药提取工艺评估指标的发展趋势则是在化学、药效学评估的基础上，再加上提取物体系吸收特征参数指标，即生物药剂学指标。种种演变是随着人们对中药复方提取分离过程的认识不断深化而发生的。

重视复方中某些成分具有的辅助作用，体现了中药提取物"药辅合一"的特点。中药中某些成分本身可能无特殊疗效,但研究逐步发现这些成分能够增强或缓和有效成分的作用,有利于有效成分的浸出或增强制剂的稳定性。例如,大黄中所含的鞣酸能缓和大黄的泻下作用,因此大黄流浸膏比单独服用大黄蒽醌苷泻下作用缓和,副作用小;洋地黄中的皂苷可帮助洋地黄苷溶解和吸收;葛根淀粉可使麻黄碱游离,增加溶解度;外用制剂中挥发性物质具有透皮促进作用。

(二)中药提取工艺优化数学模型

随着中医药学及相关学科的发展和相互渗透,将浸提原理与数学原理结合,创立中药提取动力学数学模型及参数分析方法,建立适合中药的提取动力学模型,是定量研究中药成分溶出规律的基础。

中药的浸提过程可分3个步骤:第一步,溶剂向中药内部渗透;第二步,依靠溶质的溶剂化等将溶质溶解到固液界面上;第三步,溶质从固液界面向溶剂主体扩散。一般地,浸提时溶剂的渗透和溶质的溶解进行得较快。假定浸提过程的速率完全由第三步来决定,即,扩散是浸提速率的控制步骤。据上所述,由Fick's第一扩散定律可得:

$$dn_B/dt = DS(dC_B/dx) \qquad \text{(式4-3-1)}$$

即溶质B的扩散速率与其浓度梯度(dC_B/dx)和固液界面面积(S)成正比。式中,n_B为溶质B的物质的量,D为扩散系数。在一个封闭的系统中,扩散总是偏离平衡态的。在浸提过程中,中药中溶质浓度逐渐降低,药液中溶质浓度则逐渐升高。因此在固液界面层中,溶质的浓度梯度dC_B/dx不断减小。假定随时间的改变,开始时dC_B/dx减小很快,随着时间的延长,减小趋势变得缓慢,且渐趋于0。那么可用下面的幂函数来描述:

$$dC_B/dx = atb(a>0, -1<b<0) \qquad \text{(式4-3-2)}$$

将式4-3-2代入式4-3-1可得:

$$dn_B/dt = DSatb \qquad \text{(式4-3-3)}$$

对于稀溶液,浓度对扩散系数的影响不大,而对浓溶液,扩散系数则是浓度的函数。一般情况下,中药浸提液为较浓溶液。研究非溶蚀性药物体系的释放动力学时,认为扩散系数与溶质浓度的幂成正比,即

$$D = D_0C_B^n(n<0) \qquad \text{(式4-3-4)}$$

式中,D_0是一个仅与溶质的特性和温度等有关的常数,被称为溶质的同有扩散系数。将式4-3-4代入式4-3-3,积分,并假定开始时药液中的溶质B的浓度为0,t时刻$n_B=VC_B$,其中V为药液体积。则得

$$C_B = [D_0Sa(1-n)t^{(1+b)}/V(1+b)]^{1/(1-n)} \qquad \text{(式4-3-5)}$$

一般说,中药被粉碎成颗粒状,若中药的颗粒数目为ϖ,颗粒粒度为σ,中药总的干质量为G,密度为ρ,则

$$S = k\varpi\sigma^2 \qquad \text{(式4-3-7)}$$
$$G = k\varpi\rho\sigma^3$$

式中,k为比例常数,均与中药颗粒的形状等因素有关。于是由式4-3-6、式4-3-7可得:

$$S = KG/\sigma \qquad \text{(式4-3-8)}$$

式中$K=k/kp$,如果中药的浸提是在溶剂回流的情况下进行的,则不计因蒸发而引起的溶剂损失,此时溶剂倍量可用下式表示。

$$M=V/G+R \qquad （式4-3-9）$$

式中，R是中药充分吸湿所需的溶剂体积与干中药质量之比，被称为中药的吸溶剂率。对于确定的干中药，R是个定值，可由实验确定。将式4-3-8和式4-3-9代入式4-3-5，得

$$C_B=[at^\beta/\sigma（M-R）]^{1/(1-n)} \qquad （式4-3-10）$$

式中，$a=K（1-n）Ad_0/\beta$，$\beta=1+b$。对于确定中药，当浸提温度保持不变时，a和β均为常数，式4-3-10便是中药浸提过程的动力学模型，它表示了浸出有效成分浓度与溶剂倍量、颗粒粒度及浸提时间之间的函数关系。这些模型和实验证实了中药溶出服从以扩散定律为基础、包含众多工艺变量的动力学函数模型，这些研究工作将为中药复方成分的定量溶出研究提供依据。

这些模型与中药煎提的实际情况尚存在一定的差异，如有的中药吸水膨胀率很高，有的中药高温下成分有消除等。因此可在前述两者基础上，以扩散定律为基础，考虑到中药吸水膨胀，存在中药内透细胞膜传质扩散至细胞外毛细管膨胀室，再进一步传质扩散至溶液室的过程，结合固体制剂Noyes-Whitney溶出理论，对封闭稳态体系的中药提取进行研究，建立多元微分方程组数学提取模型。已有学者在此基础上建立了封闭体系中药复方成分提取动力学数学模型及参数分析体系，以补阳还五汤中黄芪甲苷的提取动力学诸参数进行了验证研究，证明了动力学模型的可靠性。

四、中药提取亟待解决的工程技术问题

中药提取分离工艺发展的滞后成为影响中药制剂生产质量的瓶颈，将化学工程的概念、理论引入中药提取分离过程，利用已有的研究成果，结合中药生产的具体情况，从影响的基本因素入手，对工艺流程、生产设备、操作条件做全面摸索和改造，实现中医药学科与化学工程的交叉，将有利于实现中药生产装备的现代化。

通过施加外场、采用新型提取工艺等方式进行提取过程强化，研究新工艺对不同药物及其不同组分提取的影响，在进行深入药理研究的基础上，寻找最佳操作条件，进而进行小型工业设备的设计，从而促进中药提取分离技术的现代化，是现阶段亟待解决的问题。

（一）中药提取自动控制系统

中药提取过程是中药生产中非常重要的环节，目前国内大多数制药厂采用单机自动化的工作模式，但是，单元装备之间无法实现对接和流水线生产，生产周期长，工时耗用大，能耗大，效率不高。仅有为数不多的厂家实现了按工艺流程操作的组合自动化生产线，虽然有一部分改造成功的案例，但大部分自动化生产线仅为局部流程控制，距完整的生产过程控制尚有差距。从控制方法来说，目前这些系统仅为局部反馈调节控制，控制参数单一，对于整个过程来说仍为开环控制，控制方式落后，误差较大，满足不了复杂过程控制的要求。因此，中药提取控制系统的改造方案应对其先进性、完整性、可靠性、可维护性、开放性、经济性、售后服务等进行全面评估。

中药生产过程自动化经历了从人工操作到单机自动化，再到主要工艺流程组合自动化的发展过程，现正在向大规模信息集成控制系统的方向发展。在应用了中药生产过程智能自动化系统后，企业不仅能够降低生产成本、节省劳动力，更主要的是可以提高中药技术创新与技术装备水平，可以有效地解决当前中药材品种杂乱，质量不稳定，农药及重金属残留

等问题,确保中药产品疗效,提高中药产品的技术竞争力与附加值。

(二)质量检测与控制技术

中药的质量控制和评价是中医药研究的难点和热点。中药制剂质量的优劣,不但直接影响预防和治疗疾病的效果,而且关系到人民的健康与生命安全。为了保证用药的安全、合理和有效,在中药制剂的研究、生产、保管、供应及临床使用过程中,都应进行严格的分析检验,全面控制中药制剂的质量。中药提取质量的控制,应运用现代分析手段和方法,对中药制剂的原料、半成品及成品进行质量分析,如原料中药是否合格,在制剂中是否可以检出,有效成分含量是否符合规定,有毒成分是否超过限量等,从而全面保证中药制剂质量。然而,由于中药本身的复杂性、科学技术条件、研究思路和方法等因素的局限,现行中药质控模式和方法不仅难以有效地控制和评价中药的质量,更难以反映其安全性和有效性。

1. 中药生产过程离线质量控制 现行中药质量控制的基本模式是参照国外植物药的质量控制方法,借鉴化学药品质量控制的模式建立的,化学定性鉴别与指标成分检测是其主要内容。对于化学药品而言,其分子结构清楚,构效关系明确,鉴别、检查、含量测定可以直接作为疗效评价的指标,但对于中医理论指导下的中药,尤其是复方制剂,检测任何一种活性成分均不能体现其整体疗效,这是中药与化学药品质量标准的根本区别。目前这种质控模式难以有效、全面地监控中药质量。

色谱指纹图谱质量控制技术是当前中药品质评价研究的一个亮点,但亦存在一些不可避免的问题。中药材中化学成分的变化因素较为复杂,选择合理的指纹信息难度较大,有相当一部分药物成分难以用常规的色谱或光谱方法检识,如多肽、多糖类等。中药化学指纹图谱对保证产品质量一致性和稳定性有促进作用,但同样难以全面反映产品安全性和有效性。中药化学指纹图谱的重现性、专属性和代表性等尚需深入研究。

近年来,基于生物效价检测等生物质量控制方法研究取得初步进展。但是,基于中药药理研究方法的许多中药功效发挥作用的机制尚未阐明,很难针对中药每个功效都建立一套生物效价检测方法。因此选择生物检测方法应当首选药物功效的主要药理作用,抓住主要矛盾,并且必须能够量化,简便操作。

2. 中药生产过程在线质量控制 2004年,FDA提出过程分析技术(process analytical technology, PAT)的管理框架,鼓励药品制造行业在药品开发、生产和质量检测中实施有效、高效的创新途径,加强对原料、中间体和过程关键质量和性能特征的理解和控制,确保最终产品质量。FDA界定PAT是以实时监测药品生产原材料、中间体与过程的关键质量和性能特征为手段,建立起来的一种设计、分析和控制生产的系统。其目标与现行药品质量管理体系"质量源于设计"的理念相一致,即质量不是通过对产品检验得出的,而是设计出来或通过设计融入进去的。过程分析是中药分析的重要部分,目前中药生产过程缺乏在线检测和分析设备,不能实现全过程监控,影响产品质量的制药工艺参数和质量控制指标,导致不同生产批次药品间的化学组成差异较大,质量达不到稳定均一,成为制约中药制造工业实现现代化、产业化,迈向国际市场的关键因素之一。近红外光谱技术应用于制药领域可快速、无损、非破坏地对多个生产环节中多种物态样本多个参数进行直接测量分析,同时与其他配套辅助检测设备相结合应用,实现从离线检测到在线过程分析的飞跃,与前馈反馈控制技术联用后,在线控制生产过程进行情况,大大提高分析效率。然而,由于近红外光谱技术自身局限性以及中药的复杂性,该技术在中药制剂质量控制,特别是制剂生产过程中的实际应用仍处在探索研究阶段。

第二节　超临界流体萃取技术

一、概述

超临界流体萃取(supercritical fluid extraction, SFE)技术是基于超临界流体的优良特性发展起来的高效提取分离技术,20世纪80年代中期以来应用到中药有效成分的提取分离及分析上,并逐步受到重视,应用日益广泛。

超临界流体是指物质处于临界温度和临界压力以上的单一状态,由于其密度与一般液体溶剂接近,因而可表现出较强的溶解能力。由于技术和设备的原因,科研人员对超临界流体的认识虽不断深入,但超临界技术应用仍进展缓慢。直到20世纪70年代后期,德国在高压实验装置的研究上取得了突破,超临界流体技术才有了实质性的进展。自此以后,超临界萃取被视为环境友好且高效节能的化工分离技术,在很多领域得到广泛重视和开发利用,如在化工、能源、燃料、医药、食品、香料、环境保护、海洋化工、生物化工、分析化学等多领域得到推广。

我国在20世纪70年代末80年代初开始对超临界流体技术进行研究,与国外相比,虽起步稍晚,但发展很快。研究领域涉及轻工、食品、医药、化工等方面。20世纪90年代后,在引进设备的基础上研制出了国产小试、中试以及工业化生产设备。目前国产SFE-CO_2技术工业化设备已成熟,对一些中药及其他天然药中活性物质的提取可达到产业化规模。

二、超临界流体萃取原理

(一)超临界流体的主要性质

通常,物质以气态、液态和固态三种状态存在,其状态可随温度和压力的变化而发生变化,当温度和压力超过某一临界值时,物质可成为单一相态,称为临界状态,此时的温度和压力称为临界温度(Tc)和临界压力(Pc)(图4-1)。在该状态下的流体即为超临界流体,又称"稠密"气体,其性质既不同于气体又不同于液体,三者之间的一些物理性质比较见表4-2-1。

表4-2-1　超临界流体与气体、液体性质的比较

物态	气体	超临界流体		液体
	101.325kPa,15~30℃	Tc,Pc	Tc,4pc	15~30℃
密度/(g/cm^3)	(0.6~2)×10^{-3}	0.2~0.5	0.4~0.9	0.6~1.6
黏度/(Pa·s)	(1~3)×10^{-4}	(1~3)×10^{-4}	(3~9)×10^{-4}	(0.2~3)×10^{-2}
扩散系数/(cm^2/s)	0.1~0.4	0.7×10^{-3}	0.2×10^{-3}	(0.2~3)×10^{-5}

注:本数据只表示数量级关系。

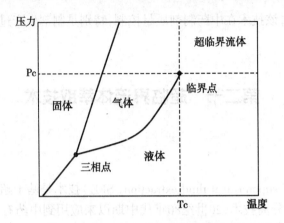

图4-1　纯组分的温度-压力关系示意图

由表4-2-1可归纳出超临界流体具有以下主要性质：

1. 超临界流体的密度接近于液体，萃取能力与液体溶剂相当；黏度接近于气体，扩散传递性质类似于气体。

2. 超临界流体利于传热，且节能　处于临界状态附近的流体，蒸发焓会随着温度和压力的升高而急剧下降，至临界点时，气-液两相界面消失，蒸发焓为零，比热容趋于无限大。因而在临界点的附近比在气-液平衡区进行分离操作更有利于传热和节能。

3. 流体在临界点的变压与变温操作严格　流体在临界点附近的压力或温度的微小变化，都会导致流体的密度发生很大的变化，这将会引起溶质在流体中溶解度发生巨大的变化。例如，变温分离过程，在某一压力范围内，溶质的气压起主导作用，温度升高，溶解度增加；在某一压力范围内，超临界流体的密度起主导作用，温度升高，溶解度变小。

4. 超临界流体具有非常低的表面张力　其较易通过微孔介质材料。

综上，超临界流体可在较高的密度下对萃取物进行萃取，同时还可以通过调节温度和压力，降低溶剂的密度，从而降低溶剂对萃取物的溶解能力，使溶剂与被萃取物得到有效分离，在其临界点附近这种调节作用尤为显著。该特性为超临界萃取工艺的设计基础。

（二）超临界萃取剂与临界参数

在达到临界温度不会分解为其他物质的稳定的纯物质都可以有超临界状态，各有其固定的临界温度和临界压力。

一些超临界萃取剂的临界参数见表4-2-2。虽然很多物质在超临界状态下对许多成分具有溶解能力，但考虑到多种原因，如低分子烃类溶剂易燃需要防爆处理；芳烃化合物的临界温度高达300℃左右，高温条件下会破坏有效成分；当前技术与成本问题，如高压条件难以达到等，目前使用最广泛的还是非极性萃取剂二氧化碳。

（三）超临界二氧化碳流体（SF-CO_2）的性质与特点

1. SF-CO_2的基本性质　图4-2为纯二氧化碳压力、温度与密度关系的相图。图中A-Tp为CO_2的气-固平衡线，B-Tp为CO_2的液-固平衡线，Tp-Cp为其气-液平衡曲线。Tp为气-液-固三相点，沿气-液平衡曲线增加压力与温度可达临界点Cp。Cp所对应的温度和压力即为临界温度和临界压力。从图中可以看出CO_2的临界温度为31.06℃，临界压力为7.39MPa，临界密度为448g/L。

表4-2-2　一些超临界萃取剂的临界参数

萃取剂		临界温度 ℃	临界压力 MPa	临界密度 kg/m³	萃取剂		临界温度 ℃	临界压力 MPa	临界密度 kg/m³
非极性试剂	二氧化碳	31.3	7.38	469	非极性试剂	甲苯	319.8	4.15	292
	乙烷	32.4	4.88	203	极性试剂	对二甲苯	343.2	3.51	280
	乙烯	9.4	5.04	215		甲醇	239.6	8.20	272
	丙烷	96.8	4.25	217		乙醇	240.9	6.22	276
	丙烯	91.9	4.60	232		异丙醇	253.3	4.76	273
	丁烷	152.2	3.80	228		丁醇	289.9	4.42	270
	戊烷	296.9	3.38	232		丙酮	235.1	4.70	278
	环己烷	280.5	4.12	273		氨	132.5	11.35	235
	苯	289.2	4.96	302		水	374.5	22.12	315

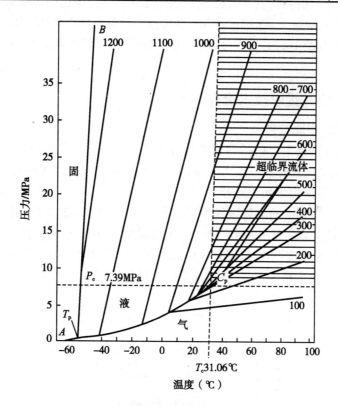

图4-2　纯二氧化碳压力、温度与密度的关系

（各直线上的数值为CO₂的密度，g/L）

2. SF-CO$_2$作为萃取溶剂的特点

（1）临界温度接近室温：适合于分离热敏性物质，使沸点高、低挥发度、易热解的物质远在其沸点之下被萃取出来，可防止热敏性物质的氧化和降解。

（2）临界压力处于中等压力，目前工业水平易于达到。

（3）临界密度在常用超临界溶剂中除合成氟化物外是最高的，具有较大的溶解能力。

（4）无毒、无味、不燃、不腐蚀、价格便宜、易于精制、易于回收，因而SF-CO$_2$萃取无溶剂残留问题，属于环境友好溶剂。

（5）SF-CO$_2$还具有抗氧化灭菌作用，有利于保证和提高天然产物产品的质量。

3.SF-CO$_2$的溶解性能　SF-CO$_2$对物质的溶解能力主要与物质的极性、沸点和相对分子质量关系密切。由于CO$_2$是对称分子，偶极矩为0，极化率只有2.56×10^{-25}，其极性随压力增加不明显。故SF-CO$_2$的溶解能力通常随化合物的极性增加而减小。SF-CO$_2$溶解度一般规律总结如下。

（1）亲脂性、低沸点的碳氢化合物和类脂有机化合物，如挥发油、烃、酯、醚、内酯类、环氧化合物等，表现出优异的溶解性能，这一类成分可在7~10MPa较低压力范围内被萃取出来。目前在这一类化合物的提取中SF-CO$_2$萃取应用较广。

（2）当化合物中含有极性基团（如-OH、-COOH）时，在超临界CO$_2$流体中溶解度减小，极性基团越多，溶解度越小。萃取相对困难，对提取压力要求较高，一般为20MPa。

（3）强极性物质，如糖类、氨基酸类等，即使在40MPa压力下也很难被萃取出。

（4）化合物分子量越大，越难被萃取，相对分子质量在200~400之内的成分容易萃取。如萜类化合物是挥发油中的主要成分，随着分子量增大，溶解度逐渐减小，但极性对溶解度影响更大。

三、超临界 CO$_2$ 提取技术流程设计

（一）超临界CO$_2$提取工艺

超临界CO$_2$提取过程主要包括萃取段和解析段。基本的工艺如图4-3所示：室温下液体溶剂从储罐经高压泵增压到萃取压力P（>Pc），送入预热器加热到萃取温度T（>Tc）后进入已装入原料的萃取釜萃取出所需溶质。含溶质的SF经减压阀减压进入分离釜，改变压力和（或）温度，使溶质在溶剂中的溶解度发生足够大的变化，最终实现溶质与溶剂的分离。气化的溶剂用冷却和（或）压缩的方法成为液体送入储罐循环使用，萃取产物从分离釜中取出。

超临界流体作为萃取剂由于兼有气体和液体的优良特性，因此超临界萃取工艺被认为在一定程度上综合了精馏和液-液萃取两个单元操作的优点，形成了一个独特的分离工艺。

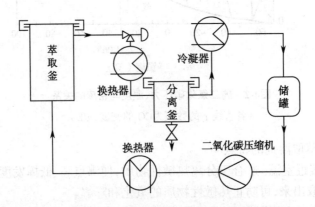

图4-3　超临界提取工艺过程示意图

（二）超临界CO₂提取工艺的特点

1. 超临界CO₂萃取兼具精馏和液-液萃取的特点　溶质的蒸气压、极性及分子量大小是影响溶质在超临界流体中溶解度的重要因素,被分离物质挥发度的差异及其分子间亲和力的不同,在萃取过程中同时起作用。例如超临界萃取物被萃出的先后常以其沸点的高低为序,非极性的超临界二氧化碳仅对非极性和弱极性物质具有较高的萃取能力。

2. 操作参数易于控制　就萃取剂本身而言,超临界萃取的萃取能力取决于流体的密度,而流体的密度很容易通过调节温度和压强加以控制。

3. 溶剂可循环使用　在溶剂的分离与回收方面,超临界萃取法优于液-液萃取法和精馏法,被认为是萃取速度快、效率高、能耗少的先进工艺。

4. 特别适用于萃取热敏性物质,可实现无溶剂残留　超临界萃取工艺的操作温度与所用萃取剂的临界温度有关,目前最常用的萃取剂CO₂的临界温度接近室温,故能防止热敏性物质的降解,且能达到无溶剂残留。

（三）超临界CO₂流体萃取-分离过程的基本模式

从理论上讲,某物质能否被萃取、分离取决于该目标组分(即溶质)在萃取段和解析段不同状态下是否存在一定的溶解度差。由于被萃取物质的固有性质(热敏性、挥发性等)及其在超临界流体中的溶解度受温度、压力变化而改变的敏感程度均有很大的差别,因此在实际萃取过程中需要针对这些差异采用不同的提取工艺流程,使溶质在萃取段和解析段呈现较大的溶解度差,以达到萃取分离的经济合理性。

超临界萃取工艺设计依据分离条件的不同,一般分为等温降压法、变温恒压法、恒温恒压吸附法和多级降压解析法等。

等温降压法是最为普遍的超临界流体萃取流程。在萃取段和解析段的超临界流体温度基本相同的情况下,利用其压力降低使溶质的溶解度下降而在解析段沉淀出来。适用于从固体物质中萃取油溶性组分、热不稳定成分。

变温恒压法是在萃取段和解析段的压力基本相同,利用温度改变造成的溶解度降低而实现物质的分离。具有设备简单、造价低廉、操作简便、运行费用较低等优点,适用于在超临界流体中的溶解度对温度变化较为敏感且不易热分解的物质。

恒温恒压吸附法是将萃取段溶解了溶质的超临界流体在解析段用吸附剂将溶质吸附,从而将溶质与超临界流体分离。该流程比等压法、等温法更简单,但应选择廉价且易再生的吸附剂。

多级降压解析法是将具有很大溶解度、溶解了各种被萃取物质的高压超临界流体在流经串联的几个解析釜中逐步降压解析,逐步地降低流体的溶解度,使在萃取段中处于溶解状态的各种组分在逐步降压过程中依次在不同的解析釜中解析出来。采用多少级降压解析,应根据产品分离的要求和各组分间溶解度的差异来确定。

（四）超临界二氧化碳流体提取的影响因素

超临界二氧化碳流体提取的结果与操作过程的参数有关,提取操作参数包括药材粒度、萃取压强、温度、萃取时间、溶剂与物料流量比或溶剂流速等;分离操作参数包括分离温度、压强、相分离要求及过程中溶剂的回收和处理等。当使用夹带剂时,还需考虑加入夹带剂的速率、夹带剂与萃取产物的分离方式及回收方式等。实际应用中可通过综合考察筛选这些影响因素设定最佳工艺参数。

1. **药材粒度** SF-CO$_2$提取过程中,溶质需从药材中扩散进入SF-CO$_2$,粒度的大小与药材总表面积和固相传质系数有关。粒度越小,总表面积越大,传质越快,溶质分子与SF-CO$_2$接触机会越多,提取率增加,提取加快,可缩短提取操作周期。但粒度太小,药材中的杂质成分容易溶出,影响产品的质量。此外过细的粉粒会阻塞气路,甚至使操作无法进行或造成药材粉粒结块。

对于中药材原料,应根据其形状与质地的不同确定是否需要粉碎及粉碎的粒度。例如以α-香附酮提取率为指标,随着香附粒度的降低,SF-CO$_2$溶解α-香附酮的速度加快,但从60~80目至80~00目的粒度,α-香附酮提取率增加不明显,因此确定其药材粒度为60~80目。

2. **压力** SF-CO$_2$的压力是影响提取的最重要的因素之一。提取压力应根据药材所含成分的性质经试验确定。亲脂性、低沸点的碳氢化合物和类脂有机化合物,可在7~10MPa的较低压力状态下被提取出来;含有羟基、羧基等极性基团以及苯环直接与羟基、羧基相连的化合物,提取压力要求较高,一般为20MPa。对于含有羟基、羧基较多的化合物或强极性的配糖体及氨基酸、蛋白质类化合物,提取压力一般在50MPa以上。

在临界状态下,提取温度一定,压力的微小变化会引起流体的密度急剧改变,流体的密度越大溶解能力越强,提取效率越高。但并非压力越高越好,当压力已处于过高压区,其提取率增加有限,但会使生产成本明显提高。

不同的压力还可以选择性地提取同一药材中的不同成分,如当温度保持在50℃,压力为6MPa时,乳香提取物中的主要成分是乙酸辛酯和辛醇;当压力升至20MPa时,提取物中的主要成分是乳香醇和乙酸乳香醇酯,而乙酸辛酯仅占3%左右。

在分离阶段,解吸压力越低提取物分离越完全,但可能在下一循环提取过程中,制备超临界流体需要消耗更多能量。在实际操作中,应综合考虑各种因素,选择最有利的解吸压力。

3. **温度** 温度是SF-CO$_2$提取的另一个重要影响因素。温度对SF-CO$_2$溶解能力的影响具有两面性。一方面,在一定的压力下,温度升高,被提取成分的扩散速度加快,挥发性增加,有利于提取;另一方面,温度升高,SF-CO$_2$的密度减小,流体的溶解能力降低,不利于提取。在实际操作过程中,可根据对不同温度下提取效果的考察找出最佳提取温度。

通常,随温度增加,物质在SF-CO$_2$中的溶解度往往出现一个最低值,随后当温度继续增加时,溶解度也随之增加。萜类化合物苧烯与香芹酮在8.0MPa超临界CO$_2$流体中的溶解度等压线见图4-4。

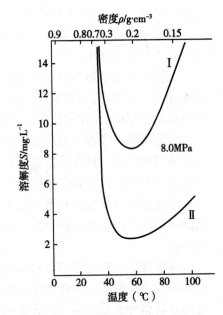

图4-4 苧烯、香芹酮在超临界CO$_2$中的溶解度等压线与温度、密度的关系
Ⅰ-苧烯;Ⅱ-香芹酮

4. **SF-CO$_2$流量** SF-CO$_2$的流量增加,会对提取效果产生有利和不利两方面的影响。一方面,流量增加,增加了流体对物料循环提取次数,缩短提取时间;流量的增加可加快流速,对被提取成分的推动力加大,则传递系数增加,有利于提取;同时,流速加快还可对提取釜中的物料起"搅拌"作用,使物料提取均匀。另一方面,流速增大使SF-CO₂与物料的接触时间减少,被提取成分不能达到溶解平衡,从而降低提取效率。对于溶解度较小或从药材中扩散速度慢的成分,如皂苷、多糖类等影响更加明显。

5. 夹带剂 采用单一的SF-CO₂作为提取溶剂时只对低极性、亲脂性化合物有较强的溶解能力,对于多数较大极性的化合物溶解度小。针对这一问题,在纯SF-CO₂中加入一定量的极性溶剂可显著提高流体的极性,扩大其使用范围,这种极性溶剂称为夹带剂,又称为挟带剂、共溶剂、修饰剂、改性剂等。应用夹带剂不仅可以增加SF-CO₂对极性成分的溶解度,还可以相对降低提取过程的压力,从而降低操作难度和成本。另外,加入夹带剂后,在分离阶段有可能单独通过改变温度达到分离解析的目的,而不必采用一般的减压流程。

夹带剂的种类和用量应根据待萃取物质的性质进行预试验选择。夹带剂一般选用挥发性介于超临界溶剂和被提取物质之间的溶剂,以液体的形式加入超临界溶剂中(图4-5)。常用的有甲醇、乙醇、丙酮、乙酸乙酯等。

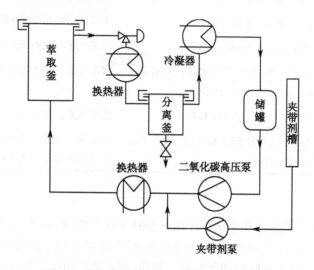

图4-5 含夹带剂的超临界二氧化碳萃取过程

6. 提取时间 当温度,压力和流体流量等其他条件一定时,提取时间延长,提取率相应增加,但当溶质基本被提取完全,即使延长时间,也不能增加提取率。而且长时间提取,可能会增加溶解度较小的杂质的溶出量,也增加成本。在设定SFE的最佳工艺参数时,可根据上述影响因素,通过适当的试验方案对各工艺参数影响提取效果的情况进行综合评价。

四、超临界 CO₂ 流体提取技术的应用实例

超临界CO₂流体萃取技术在中药提取中发展较快,已有多种产品进入市场,如丹参酮、姜油等。与传统提取技术相比,超临界CO₂流体提取技术具有明显的优势,其提取效率高、生产周期短、有效成分保留完全、产品质量高、无溶剂残留且对环境无污染。随着该技术和设备的不断完善,目前已广泛应用于中药有效成分的提取分离中,所提取成分包括了挥发油、生物碱类、黄酮类、醌类、香豆素、木脂素、皂苷类、多糖等。超临界流体萃取技术除用于提取分离中药有效成分外,还可用于中药中有毒、有害成分的去除以及提取物精制等方面。此外,现在超临界技术与超声、色谱、分子蒸馏等其他技术结合的新应用也正蓬勃发展。

（一）挥发油类的提取

挥发油具有沸点低、相对分子质量小、极性低的特点,且在超临界流体中具有良好的溶解性能,是一类最适于用SFE-CO_2萃取的成分。SFE-CO_2萃取温度低,避免了挥发油中有效成分的氧化分解。到目前为止,运用SFE-CO_2技术萃取其中挥发油成分的中药已达几十种。用SFE-CO_2萃取挥发油类成分的实例见表4-2-3。

表4-2-3　SFE-CO_2萃取挥发油类成分的实例

中药名称	SFE-CO_2条件	与其他提取方法比较
当归	30MPa,44℃,3h,收率1.5% 水蒸气蒸馏法收率0.32%	水蒸气蒸馏法提取,存在油水无法完全分开、转移率低等缺点
川芎	30MPa,35℃,1.5h,收率为7.60%	水蒸气蒸馏法收率为0.29%
柴胡	20MPa,30℃,4h,收率1.86%	水蒸气蒸馏法收率0.24%,12h
木香	28MPa,44℃,2h,收率1.02%	水蒸气蒸馏法收率0.43%
小茴香	20MPa,35℃,3h,收率6.8%	水蒸气蒸馏法收率1.5%,12h
黄花蒿	萃取温度40℃,萃取釜压力16MPa、分离釜压力4.6MPa,2h,得油率在1.2%以上	水蒸气蒸馏法的得油率为0.3%~0.4%
生姜	25MPa,40℃,100min,收率4.38%	水蒸气蒸馏法收率1%左右
石菖蒲	30MPa,45℃,药材粉碎过10目筛,静态萃取5min,动态萃取10min	与水蒸气蒸馏法相比得到的挥发油含量最多的均是细辛醚类和丁香酚类,但操作简单

（二）生物碱类

生物碱多以盐的形式存在于植物体内,用SFE-CO_2萃取时,中药一般需要用碱性试剂[如氨水、三乙胺、$Ca(OH)_2$、Na_2CO_3溶液等]进行预处理,使结合的生物碱游离出来,以提高生物碱在超临界CO_2流体中的溶解度和萃取率。另外,加入适宜的夹带剂可以提高生物碱的溶解度,提高萃取的选择性和增大提取物的纯度。近年来应用超临界流体技术分离中药中的生物碱取得了较大进展,超临界CO_2萃取中药中生物碱的实例见表4-2-4。

表4-2-4　SFE-CO_2萃取中药中生物碱的实例

中药名称	主要目标成分	SFE-CO_2条件	与其他提取方法比较
洋金花	东莨菪碱	34.9MPa,40℃,0.1ml氨水,0.2ml甲醇作夹带剂,5min,杂质少	碱性氯仿提取,溶剂残留
延胡索	延胡索乙素	苯作夹带剂,$Ca(OH)_2$碱化处理,20min	传统溶剂法费时,处理过程复杂
马钱子	士的宁	氨水作碱化处理,丙酮作夹带剂	氯仿萃取效率低
黄柏	小檗碱和巴马汀	甲醇作夹带剂	传统溶剂法耗时
益母草	总生物碱	碱化后的益母草加入夹带剂,萃取率提高10倍	传统溶剂法效率低
红豆杉	紫杉醇	34MPa,40℃,甲醇为夹带剂,提取率91.7%	传统溶剂提取率低

（三）黄酮类和有机酚酸类

黄酮类化合物是一类相对分子量较低的天然药物成分。与传统的提取方法醇提、碱水提、碱醇提、热水提等相比，SFE-CO$_2$可以克服排污量大、提取效率低、分离过程麻烦、成本高等缺点，是一种非常有效的提取方法。超临界CO$_2$萃取中药中的黄酮类化合物的实例见表4-2-5。

表4-2-5　SFE-CO$_2$萃取中药中的黄酮类化合物实例

中药名称	主要目标成分	SFE-CO$_2$条件	与其他提取方法比较
银杏叶	银杏黄酮	30~45℃，收率3%	成本高，收率低，产品质量差
甘草	地上部分总黄酮	采用40~60目原料，1.5h，30.0MPa，50℃，80%乙醇为夹带剂	提取率高，纯度高
茶叶	茶多酚	乙醇水溶液作夹带剂，纯度为95.45%	传统方法消耗溶剂量大，分离过程繁琐

（四）醌类及其衍生物

醌类化合物的极性较大，采用SFE-CO$_2$萃取时，除了需要较高的压力外，还需要加入适宜的夹带剂。超临界CO$_2$萃取中药中的醌类及其衍生物的实例见表4-2-6。

表4-2-6　SFE-CO$_2$萃取中药中的醌类化合物实例

中药名称	主要目标成分	SFE-CO$_2$条件	与其他提取方法比较
大黄	蒽醌类	30MPa，50℃，45min，夹带剂无水乙醇，提取率为1.12%	工艺稳定、提取率较高
丹参	丹参酮	25MPa，40℃，2h，95%乙醇作夹带剂，总转移率达到88%左右	与超声强化超临界CO$_2$萃取的提取率相同，但能耗降低

（五）香豆素和木脂素

香豆素在植物体内常以游离状态或以苷的形式存在，小分子香豆素具挥发性，可采用水蒸气蒸馏法提取，其他香豆素可采用碱溶酸沉法以及系统溶剂法等进行提取。超临界CO$_2$流体萃取可用来提取游离香豆素和木脂素，极性较强者可通过加入夹带剂增加溶解度。已报道的运用超临界CO$_2$流体萃取的中药有厚朴、川芎、茵陈蒿、飞龙掌血、桑白皮、蛇床子、五味子。

（六）皂苷类和多糖

皂苷类的相对分子量较大，极性大，用SFE-CO$_2$提取时其产率低，但加入夹带剂或加大压力则可提高产率。赵子剑等以茯苓多糖为评价指标，采用正交实验法对SFE-CO$_2$萃取茯苓多糖提取工艺进行优选，最佳提取工艺条件为萃取温度35℃，压力20MPa，夹带剂为水，萃取4小时；姜晓晴等研究了从人参总皂苷中超临界CO$_2$萃取人参皂苷Rh$_1$、人参皂苷Rh$_2$，以乙酸乙酯作夹带剂，所得的萃取物中人参皂苷Rh$_1$和人参皂苷Rh$_2$的得率分别为7.33%和14.69%。这些研究结果初步显示出：采用夹带剂的SFE-CO$_2$技术提取极性大的皂苷和多糖具有良好的应用前景。

（七）复方中药的超临界流体萃取

中药通过配伍可以提高或加强疗效,减小毒性与副作用。复方中药合提与单味药提取后合并,往往提取物收率和有效成分等有较大的差异。超临界CO_2萃取复方丹参与降香时发现,丹参的引入会使降香挥发性组分发生变化,而降香的引入则影响了复方丹参酮II_A的萃取率,二者的共同影响使得复方的总收率增加较多。因此,提取过程中还要考虑成分间的协同、互溶作用。目前采用SFE-CO_2萃取技术对复方中药进行提取工艺研究的文献报道还很少,对中药复方的超临界流体萃取研究应是今后的一个方向。

五、超临界 CO_2 流体提取技术存在的问题

同传统的溶剂提取法比较,超临界流体萃取具有一系列的优点,如提取率较高、无污染、设备一旦建成,不仅产率高,而且操作方便。但不少学者通过研究指出了SFE技术的局限性:

（一）超临界流体萃取技术的推广问题

一套超临界流体萃取装置需要高压设备,从安装到投入使用,再到使用过程中的维护,对工程技术要求较高。同时设备费、使用过程中的操作运转费、人工费等,投资相当大,这可能是超临界流体萃取技术到目前为止在国内难以推广普及的一个重要原因。

（二）超临界流体萃取技术的适用性问题

由于CO_2自身的特点,超临界CO_2萃取技术对许多强极性和分子量较大的成分很难进行有效地提取。尽管可以通过添加夹带剂来改善提取效果,但与传统提取方法相比其优势可能就不再明显。所以,对该技术的应用应根据适合的条件进行综合考虑。把实验室的初步成果放大到工业化大生产中,还有大量的基础研究和化学工程方面的工作有待解决。

（三）体现中医药理论和特色问题

目前使用的SFE-CO_2技术,较适用于亲脂性和相对分子质量较小的物质的萃取。对水溶性、极性成分,即使加入合适的夹带剂还会有大量存留在萃取后的"药渣"中。由于超临界CO_2萃取物与传统方法得到的提取物的成分种类及其含量有所不同,药效物质基础发生了变化,所提成分用于临床能否符合中药临床用药的指导思想,尚需进行更加深入细致的基础实验研究和临床研究。

另外,目前SFE-CO_2技术大多只停留在单味中药有效成分或中间原料的提取方面,这显然与传统中药的使用方式(以复方为主)不一致,应在复方提取或者分组提取方面特别予以加强。

（四）研发新的超临界萃取剂问题

中药传统上多采用水煎服的方式,所以研究水溶性超临界提取剂具有重要的实际意义。国外在超临界萃取中已经采用了全氟聚醚碳酸铵(PEPE),这使得SFE技术的应用已扩展到水溶性成分。

SFE-CO_2技术在中药学领域的应用正日益受到前所未有的重视。尽管一次性投入比较大,但是超临界流体萃取技术大大提高了提取物的收率和质量,这正是中药提高其产品质量、逐步实现现代化所迫切需要的。从长远发展来看,超临界流体技术是一种具有广阔应用前景的"绿色工艺",对该技术理论上和应用上的深入研究将会对中药研究和新药开发发挥更大的作用。

（吴　清）

第三节　超声提取技术

一、概述

超声提取技术(ultrasonic extraction)是利用超声波来增大溶剂分子的运动速度及穿透力以提取中药成分的一种方法。

自19世纪末到20世纪初,在物理学上发现了压电效应与反压电效应之后,逐渐发展了超声波强化治疗和萃取技术。1922年德国出现了首例超声波治疗的专利,20世纪后发明了超声体外机械波碎石术、超声影像诊断技术,到21世纪时高强度聚焦超声治疗深部肿瘤组织的微创性技术等已是医学常用技术。另外,超声波技术可用于清洗、干燥、杀菌、雾化、提取及探测等领域。目前利用超声技术可提取中药成分如挥发油、黄酮类、生物碱、萜类、甾体类、多酚类、多糖类、天然色素、有机酸、蛋白质及酶类,还可用于制剂成型工艺中,如超声分散、超声乳化、细胞粉碎、脂质体制备、缓释药物、超微胶囊和纳米胶囊等。在中药及其制剂的化学分析方面,超声萃取技术也成为一种非常规提取方法。在2015年版《中国药典》一部中收载药材和饮片有1078种,植物油脂和提取物47种,成方制剂1473种,共计2598种。其中薄层色谱鉴别中采用超声提取处理样品药材和饮片涉及501次、植物油脂和提取物涉及5次、成方制剂和单味制剂涉及1982次,含量测定采用超声提取处理样品药材和饮片涉及363次、植物油脂和提取物涉及13次、成方制剂和单味制剂涉及2856次,与上版药典相比超声处理方法明显增多。

超声提取技术具有以下特点:提取温度低、能耗低;提取效率高、时间短;提取物的有效成分含量高;适用性广,无论水溶性成分还是脂溶性成分均可采用。缺点是采用超声提取时需要针对不同原料、不同溶剂及设备进行优化筛选具体条件参数(如超声波的频率、强度、时间及选用的溶剂等)。

二、原理

超声波是指频率为20kHz~50MHz范围的电磁波,依靠能量载体为介质(例如水、乙醇等)来进行传播。超声波是物质介质中的一种均匀的球面机械波,具有弹性波动与能量双重属性,其独有能量的超声振动引起粒子与媒质相互作用的原理可以归纳为机械效应、空化效应、热效应及振动匀化效应。

1.机械效应(machinery effect)　介质质点在其传播空间内产生振动,强化介质的扩散,这就是超声波的机械效应。超声波在传播过程中产生一种辐射压强,沿声波方向传播,对物料有很强的破坏作用,低强度的超声波作用可使介质的质点交替压缩伸张,产生线形或非线形交变振动,增大介质分子的运动速度,增大了介质的穿透能力以使细胞组织变形,植物蛋白质变性,加速植物成分质点在水中的传递,实现固液萃取分离。超声波的机械效应还能产生力学效应如搅拌、乳化、分散、击碎、除气、成雾作用等,这些作用可促进植物细胞破裂而加速溶出扩散,在制剂成型研究上也发挥了很好的作用。

2.空化效应(cavitation effect)　超声波的空化效应是液体与媒体在声场作用下发生的一系列动力过程。由于超声波是均匀的球面机械波,在传递过程中存在着正负压强交变周期。在正相位时,对介质分子产生挤压,增加介质原来的密度;负相位时,介质分子稀疏、离散,介质密度减小。当分子间距离超过保持液体作用的临界分子间距,就会形成微小气泡。空化效应是超声溶液内气泡的形成、增长和爆破压缩的过程。空化分为瞬态空化和稳态空化,液体内可同时产生这两种空化作用,且在一定条件下,稳态空化可转化成瞬态空化。

3. 热效应(thermal effect) 超声波在媒质内传播过程中,其振动能量不断地被媒质吸收转变为热能而使其自身温度升高。超声波和物理波一样,在介质中的传播过程是能量的传播和扩散过程,其声能不断被介质的质点吸收,介质将所吸收的能量全部或大部分转变为热能,从而导致介质本身和药材组织温度的升高,增大了药物有效成分的溶解速度。由于这种吸收声能引起的药物组织内部温度的升高是瞬间的,可以使被提取的成分的生物活性保持不变。

4. 振动匀化效应(vibrating sonication effect) 超声波具有振动匀化的特点,即提取过程中使样品介质内各质点受到的作用一致,使整个样品萃取更均匀。超声提取常根据不同需要选择低频或高频(20kHz和500kHz)两种频率范围。萃取过程是超声波能量在溶剂中进行传播的过程,与溶剂的种类无关,提取溶剂内含气体及微小的杂质为超声波空化作用提供了必要条件。

三、超声提取技术流程设计

查阅文献→物料准备→粒度考察→确定溶剂(种类、浓度)→选择料液比→考察超声时间→筛选超声功率→确定超声温度→优选最佳超声提取参数→回收溶剂→半成品。

四、超声提取设备

超声提取设备主要由超声波发生器(超声波功率源)、超声压电换能器(换能器振子)和处理容器组成。超声压电换能器是以压电效应实现电能与声能相互转换的器件,又称超声换能器振子,即超声波发生器将220V/50Hz或380V/60Hz的普通市电信号转化成与超声波换能器相匹配的高频率交流电信号。超声提取设备结构有内置式、外置式、聚焦探头式和底部传感式。

1. 内置式机型 主要指将超声波换能器阵列组合成密封于多边形立柱体内,并将其安装在中药材提取罐内中心位置,其超声能量从多边形立柱内向外(罐内的媒质)发射,如图4-6所示。

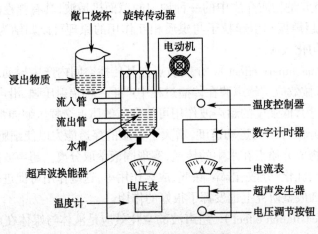

图4-6 内置式超声换能器

2. 外置式机型　主要是将超声波换能器以阵列组合的方式安装于提取罐体的外壁,其超声能量由罐外壁向罐内(媒质)发射,如图4-7所示。

3. 聚焦探头式机型　超声探头中心有通孔,被处理液体从探头通孔的一头流入,经过在探头内部的超声作用后,再从探头的另一头流出,所有液体都受到超声波均匀而强烈的作用。如图4-8所示,通过流量控制超声波作用强度和时间。可用于化学反应、均质乳化和细胞粉碎等。

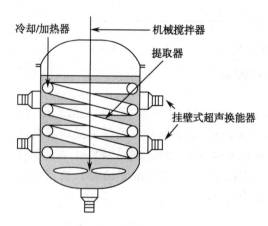

图4-7　外置式超声换能器

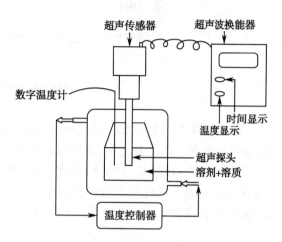

图4-8　聚焦探头式超声装置

4. 底部传感式机型　超声传感装置在底部,如图4-9所示,多用于实验室提取和萃取,或在洗涤剂作用下将手术器械、实验器皿、眼镜等物品表面及内腔污渍清洗。

我国超声波提取设备目前有3种机型,分为小试机型、中试机型和规模生产机型。其中小试机型:一般用于实验室,超声功率为300W至3kW,提取罐或槽容积为5~75L;中试机型:一般用于中试试验,超声功率为5~10kW,提取罐或槽容积为200~400L;规模生产机型:主要用于中药材提取的批量生产,超声功率为20~75kW,提取罐容积为1~3m^3。

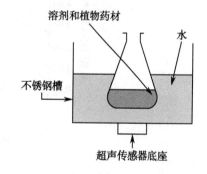

图4-9　底部传感式超声装置

五、超声提取技术的应用实例

连钱草为唇形科植物活血丹*Glechoma longituba*(Nakai) Kupr.的干燥地上部分。味辛、微苦、微寒,归肝、肾、膀胱经,具有利湿通淋,清热解毒,散瘀消肿的功效。用于治疗热淋、石淋、湿热黄疸、疮痈肿痛、跌打损伤等。始载于《本草纲目拾遗》,1977年版《中国药典》开始正式收载。连钱草含挥发油、萜类,还含有黄酮类、有机酸类、甾体等化学成分。现代药理研究表明连钱草具有利尿利胆、降脂、溶石、降血糖、抗炎、抗菌作用。袁春玲等利用超声循环提取机对连钱草进行超声提取研究,以总黄酮提取率为指标,确定出最佳超声提取工艺,以此为例:

1. 固液比筛选　按照固液比1∶100、1∶50、1∶10加入相应比例的连钱草和60%乙醇,在

400W,1000r/min,室温下进行超声循环提取20分钟,结果如图4-10所示,结果显示固液比为1∶100时总黄酮提取率最高。

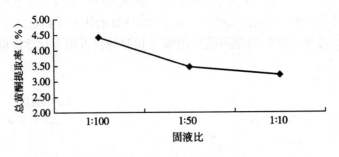

图4-10   固液比筛选结果

2.乙醇体积分数考察   通过查阅文献,黄酮类化合物易溶于甲醇、乙醇、乙酸乙酯、乙醚等有机溶剂。因乙醇无毒,确定以总黄酮提取率为指标,对不同浓度乙醇为提取溶剂进行考察。取连钱草24g,分别用梯度乙醇(95%,80%,60%,40%,20%,0%)2400ml,在400W,1000r/min,室温下进行超声循环提取20分钟,结果如图4-11所示,乙醇浓度40%时,总黄酮提取率最高,但考虑水溶性杂质多,确定采用60%乙醇为提取溶剂。

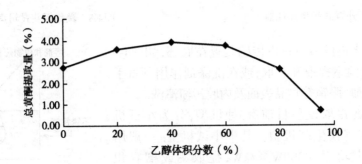

图4-11   乙醇体积分数考察结果

3.超声时间考察   取连钱草24g,60%乙醇2400ml,在400W,1000r/min,室温下进行超声循环提取,不同时间提取,结果如图4-12所示,超声时间在50分钟总黄酮提取量最高。

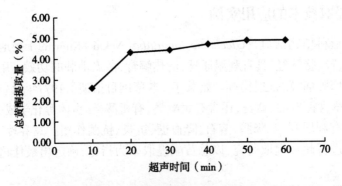

图4-12   超声提取时间考察结果

4. 优选最佳超声提取参数　根据单因素考察结果,确定以超声功率、超声时间、提取温度、溶剂体积分数为主要考察因素,各因素及水平设置如表4-3-1。

表4-3-1　正交四因素三水平表

超声功率(W)	超声时间(分钟)	提取温度(℃)	溶剂体积分数(%)
400	80(40,40)	20	60
600	90(45,45)	30	65
800	100(50,50)	40	70

采用正交试验$L_9(3^4)$,通过方差分析,优选出最佳超声提取参数为超声功率800W,超声时间90(45,45)分钟,提取温度40℃,溶剂乙醇浓度65%。

六、超声提取技术存在的问题

(一)影响超声提取效果的因素

影响超声提取的因素很多,如溶剂的黏滞系数、表面张力系数、蒸汽压、液体中含气的种类和数量,以及超声的频率、超声提取的时间、温度、作用方式等都会对超声提取产生一定的影响,超声提取还与提取的对象性质密切相关。应用超声提取技术时务必统筹考虑这些因素,否则不仅有可能发挥不了超声对提取过程的强化作用,甚至还有可能导致提取物的结构与性质发生改变,使提取率降低,超声强化过程对容器壁厚薄及容器放置位置要求较高,否则会影响提取效果。

(二)超声提取对中药复方的多指标比较研究

中药复方是中医临床用药的主体,重视讲究中药的辨证和配伍使用。由于中药复方成分复杂,药物性质各不相同,在改变常规提取方法时,应作超声提取与传统工艺提取两者之间系统的比较研究(如提取物的化学、药效、毒性、稳定性等)。如杨鼎隆等对复方玉屏风口服液进行超声强化研究,以玉屏风总糖的提取率为指标比较了超声55℃,提取时间20分钟,提取率为14.25%,而采用传统提取方法如浸提和搅拌时各需要180分钟,提取率分别为5.44%、7.35%。通过单因素和正交试验考察,以干膏收率、丹皮酚、总多糖为指标,对六味地黄丸复方进行超声提取研究,结果表明超声法三指标的综合评分明显优于传统回流法,但还需进行系统比较,这些将是超声提取技术用于中药复方制剂生产工艺的重要依据。

(三)超声提取技术的工程放大问题

超声波技术发展至今已具备了严格的物理理论,广泛应用于科学技术的各个领域。虽然超声提取技术在制药工业的应用已进行了大量研究,并且已经显示出其优势,但都是针对某些具体提取对象(某单体成分或有效部位)进行简单的工艺条件考察(如超声时间、温度、料液比、溶剂、超声频率等),大规模工业化应用还需要解决超声提取设备工程放大的问题。

(程　岚)

第四节 微波提取技术

一、概述

微波提取,即微波辅助提取(microwave-assisted extraction,MAE)系用微波能加热与提取的溶剂,将有效成分提取出来的一种提取新技术。早在1986年,匈牙利学者Ganzler等利用微波从土壤、种子、食品和饲料中提取各种类型化合物;目前,微波提取技术的应用范围已从最初的环境分析、样品制备扩展到食品、化工和农业等领域。近年来,国内外已将微波技术应用到天然药物活性成分的提取,并取得了可喜的进展。

MAE可以对体系中一种或几种组分进行选择性加热,从而使有效成分直接从中药中分离,而周围的环境温度却不受影响。其特点在于:①微波提取是利用分子极化或离子导电效应直接对物体不同部位同时加热,故也称为"体加热",升温迅速、均匀,提取效率高、省时,与传统的溶剂提取法相比,可节省50%~90%的时间。②溶剂用量少。与常规提取方法相比较,微波提取可减少溶剂用量50%~90%,因此微波提取常被誉为"绿色提取工艺"。③选择性高。极性较大的分子可以获得较多的微波能,利用这一性质可以选择性地提取极性分子,从而提高产品纯度。同时,MAE还可以在同一装置中采用两种以上的提取溶剂分别提取所需成分,降低工艺费用。④微波提取不存在过热性,提取过程易于控制。⑤微波提取无需干燥等预处理,工艺简单。

二、微波辅助提取的原理

(一)提取原理

微波是一种频率在300MHz~300GHz的电磁波,介于红外线和无线电波之间,常用微波的频率为2450MHz。微波具有波动性、高频性、热特性、非热特性等特性,其通过离子迁移和偶极子转动引起分子运动的非离子化而产生辐射能。微波在传输过程中,根据物料性质的不同会产生反射、穿透或吸收等不同现象。在快速振动的微波场中,极性分子吸收电磁能后,分子偶极以每秒数十亿次的高速振动而产生热能。物料的介电常数、比热容、形状及含水量不同,其吸收微波的能力就不同,产生的热效应强弱也就不同。一般来说,具有较大介电常数的化合物如水、乙醇、乙腈等吸收微波的能力强,在微波辐射作用下能迅速升温;而极性小的化合物如芳香族化合物和脂肪烃类,无净偶极的化合物如二氧化碳、二氧六环和四氯化碳等以及高度结晶的物质,吸收微波的能力弱,不易被加热。因此,利用不同物质介电常数的差异,可选择性加热而将有效成分从体系中分离,使其进入到介电常数较小、微波吸收能力相对差的提取剂中。

MAE技术发展迅速,但其机制尚未完全明确。一般认为,中药微波提取的原理在于:①微波射线自由穿透到达药材内部,植物细胞内的水等极性物质吸收微波,致使细胞内部温度迅速升高,细胞内部压力增大,当细胞内部压力超过细胞壁膨胀承受能力时,细胞壁破裂,细胞内的物质传递至周围的溶剂中被溶解。同时,微波所产生的电磁场加大了有效成分由药材内部向提取溶剂界面的扩散速度,从而大幅度提高提取速率,缩短提取时间,也有利于被提取物的稳定性。②微波导致细胞内物质的物理或化学结构、性质发生改变,原有的细胞结构遭到破坏变得"疏松",从而使有效成分快速溶出。同时,微波提取还与微波使细胞内水分气化、使一些蛋白质和酶失活等有关。

(二)影响微波辅助提取的主要因素

微波提取操作过程中,提取参数条件不同,往往得到不同提取效果。影响微波提取效率的因素主要包括物料粒度、提取溶剂、微波剂量、物料含水量、温度、时间、操作压力及溶剂pH值等。

1. 提取溶剂　提取溶剂的种类和用量直接影响微波提取的效率。微波提取的选择性主要取决于目标物质和溶剂性质的相似性,所以应根据有效成分的性质选择溶剂。首先,微波提取用溶剂必须对微波透明或半透明,介电常数在8~28范围内。其次,水溶性或极性大的有效成分可选择水、醇等极性溶剂提取;非极性有效成分选择正己烷等非极性溶剂提取。但由于非极性溶剂不能吸收微波,为加速提取,通常在非极性溶剂中加入适量极性溶剂;若中药与溶剂皆不可吸收微波则提取无法进行。对于物料中不稳定或挥发性成分的提取,如中草药中的精油,宜选用对微波射线高度透明的溶剂;若需要除去此类成分,应选用对微波部分透明的溶剂,这样溶剂可以部分地吸收微波能转化成热能,从而除去或分解不需要的成分。再者,所选择的溶剂对有效成分应有较强的溶解能力,对提取液后续操作干扰少。常见的微波提取剂有甲醇、丙酮、乙酸、二氯甲烷、正己烷等有机溶剂和硝酸、盐酸、磷酸等无机溶剂以及己烷-丙酮、二氯甲烷-甲醇、水-甲苯等混合溶剂系统。

提取溶剂用量也影响微波提取效果。一般要求溶剂必须浸没全部样品,过多或过少都不利于提取。提取溶剂和物料之比(即液固比)影响固相和液相之间的传质推动力。液固比越大,传质推动力越大,越有利于提取过程的进行,但同时也提高生产成本和后处理难度,因此液固比不宜过高。溶剂用量大时,微波在穿透溶剂过程中会发生衰减,使到达物料的微波能减少,反而影响提取效果,一般液固比在1∶1~30∶1范围内。

2. 物料粒度　与传统提取相同,物料适度粉碎可增加接触面积,有利于提取过程的进行。粒径过大,难以保证提取效率;粒径过小,则后续的滤过等处理困难,且提取时易黏结而影响提取效率。微波提取时,通常根据物料的特性将其粉碎到2~10mm,既可以保证提取效率,又便于提取液的后处理。

3. 微波功率和提取时间　微波功率与提取时间对提取效率均具有明显影响。当提取时间一定时,功率越大,提取效率越高。但当功率超过一定限度时,体系内提取压力过度升高而冲开容器安全阀,使溶液溅出而影响提取效率。常用的微波频率为2450MHz,选用功率一般在200~1000W之间。

微波提取时间与被提取样品量、溶剂体积、样品含水量以及微波功率有关。一般情况下,加热1~2分钟即可达到要求的提取温度。不同物料的最佳提取时间不同,但一般连续辐射时间不宜太长,否则易引起溶剂暴沸,不仅造成溶剂的浪费,还会影响有效成分的稳定性,因此应根据有效成分的性质而选择合适的提取时间。

4. 提取温度　一般温度升高,有利于提取。不同物料的最佳提取温度不同,一般提取温度应低于提取溶剂的沸点。微波提取往往不需要达到传统提取所需的温度,且提取时间也较短,因此,对有效成分的稳定性影响较小。

5. 物料中含水量　微波提取介质的极性对提取效率影响大。水是吸收微波最好的介质,任何含水的非金属物质或各种生物体都能吸收微波。微波提取时,药材含水量不同,其吸收微波能力有差异,则体系温度不同,从而影响提取效率。因此对于不含水分的物料,往往采取加湿的方法使其达到合适的含水量,然后进行微波提取。

此外,中药及其所含成分性质、浸泡时间等对提取效率也有重要影响。中药结构致密与否影响溶剂扩散和有效成分溶出;同时,中药成分的性质影响微波提取的选择性。

三、微波辅助提取技术流程设计

(一)微波提取的工艺过程

微波提取中药中有效成分,大致包括以下工艺过程:①药材处理。根据药材性质进行粉碎、脱脂、加湿等处理;②选择合适的提取溶剂,将一定量溶剂与药材混合,置微波提取罐中,选择合适的微波功率提取一定时间;③分离除去药材残渣得到提取液;④获得有效成分。选择合适的方法对提取液进行浓缩、干燥或进一步分离纯化,获得有效成分。微波提取技术基本流程见图4-13。

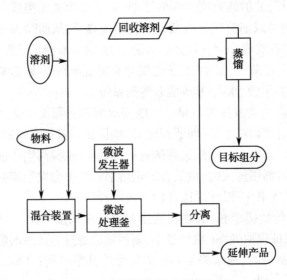

图4-13　微波提取技术基本流程

(二)微波提取的装置

微波提取体系根据提取罐的类型可分为两大类:密闭型微波提取体系和开罐式提取体系。根据微波作用于提取体系(样品)的方式可分为:发散式微波提取体系和聚焦式微波提取体系。

1. **密闭式微波提取体系**　这类微波提取体系由一个磁控管、一个炉腔、压力与温度监视装置及电子器件所组成。其中在炉腔中有可容放9~12个密闭提取罐的旋转盘,其结构如图4-14所示。该体系有自动调节温度、压力的装置,可实现温-压可控提取,其优点在于有效成分不易损失、压力可控。当压力增大时,溶剂的沸点也相应增高,这样有利于有效成分从中药中提取出来。在密闭式装置中,最大压力可达600~1000kPa,溶剂沸点也相应提高,有利于有效成分的提取,且不易损失。

2. **开罐式聚焦微波提取体系**　开罐式聚焦微波辅助提取装置与密闭微波辅助提取装置

基本相似,只是其微波是通过波导管聚焦在待提取物料上,因此,又称为聚焦式微波辅助提取(focused microwave-assisted extraction, FMAE)装置。提取罐与大气连通,即在恒定的常压下进行提取,只能实现温度控制。该装置的优点在于:在常压下操作更安全,尤其使用有机溶剂时较安全;提取罐可使用多种材料,如硼化玻璃、石英玻璃、聚四氟乙烯等;该系统将微波与索氏抽提结合起来,既采用了微波加热的优点,又发挥了索氏抽提的长处,同时省去了分离环节。聚焦方式提高了微波能利用的有效性,节省能源。但该体系不足之处在于一次处理的样品量不能太多。其结构如图4-15。

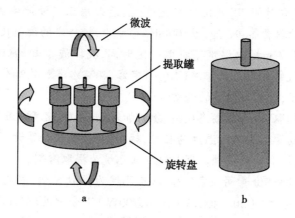

图4-14 密闭式微波提取体系(a)和提取罐(b)

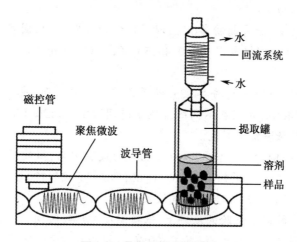

图4-15 聚焦微波提取系统

工业微波设备必须满足以下条件:①微波发生器有足够的功率和稳定的工作状态;②结构合理,能根据不同目的任意调整,便于拆卸和运输;③有温控装置;④可连续工作,操作简便;⑤使用安全,微波泄漏符合要求:用大于10mW量程的漏能仪距离被测处5cm检测,辐射强度应小于5mW/cm^2。

四、微波辅助提取技术的应用实例

微波提取最早用于分析样品的预处理,现广泛用于中药有效成分的提取,目前已涉及挥发油、多糖、黄酮、苷类、生物碱、蒽醌、萜类、多酚、有机酸等多类成分的提取。

微波提取时,应根据中药及有效成分的性质,优选最佳提取工艺参数,包括药材粒度、溶剂种类及用量、微波剂量、微波功率、提取时间、提取温度、药材含水量等。一般可采用单因素试验、正交设计或均匀设计等方法优选工艺参数。

实例 微波提取青蒿中青蒿素

1. 样品前处理 取干燥的青蒿,适当粉碎,备用。

2. 提取工艺的优选 以青蒿素提取率为指标,先采用单因素实验法分别对溶剂种类、微波功率、提取温度、提取时间、固液比进行优选;然后采用正交设计法优选最佳提取工艺参数。具体工艺如下:称取青蒿粉0.2g,置100ml锥形瓶中,按一定的固液比加入适量提取溶剂,在一定的微波输出功率和提取温度下提取一定时间,提取液冷却,滤过,吸取1ml续滤液于10ml的比色管中,用氢氧化钠乙醇溶液(1.6%)定容,40℃水浴加热30分钟,再用冰水迅速冷却至室温,测定吸光度,计算青蒿素的含量。

(1)提取溶剂:称取5份青蒿粉各0.2g,分别加入8ml丙酮、乙醚、正己烷、石油醚、120#汽油作提取溶剂,微波功率为500W;温度为40℃,辐射120秒提取青蒿素。结果,正己烷的吸收光谱清晰,无杂质峰,提取效果最佳。因此选择正己烷为提取溶剂。

(2)微波功率:称取5份青蒿粉各0.2g,以正己烷为提取溶剂,固液比1:40(g/ml),温度40℃,分别在不同微波功率(300,400,500,600,700W)下分别处理120秒。结果微波功率在300~500W内,吸光度随着微波功率的增大有明显增加。500W以上没有明显变化,故选择500W为最佳微波提取功率。

(3)提取温度:称取5份青蒿粉各0.2g,以正己烷为提取溶剂,固定固液比1:40(g/ml)。微波功率500W,分别在不同提取温度(30,40,50,60,70℃)下处理120秒,结果40℃提取效率最高。

(4)提取时间:称取5份青蒿粉各0.2g,以正己烷为提取溶剂,固液比1:40(g/ml),微波功率500W,提取温度40℃,分别在不同微波辐射时间(60,90,120,150,180秒)下分别处理,结果表明120秒为最佳微波提取时间。

(5)固液比:称取5份青蒿粉各0.2g,以正己烷为提取溶剂,微波功率为500W,微波温度40℃,分别在不同固液比(1:30,1:40,1:50,1:60,1:70)下辐射120秒,结果在固液比为1:40时,吸光度达最大值,故选择1:40为最佳固液比。

(6)正交试验:在单因素试验的基础上,选择温度、功率、时间、料液比4个因素、3个水平进行正交试验,结果最优提取参数为:功率500W,时间120秒,温度50℃,料液比1:30。

3. 微波提取与索氏提取法的比较 称取6份青蒿粉各0.3g,按照上述最佳微波提取工艺进行微波提取和索氏回流提取。索氏提取的条件为:固液比1:200,提取2次、每次提取4小时。结果与索氏回流相比,微波提取的青蒿素收率提高1.92倍,且溶剂消耗明显减少。

五、微波提取技术有关问题的讨论

中药微波提取技术是近年来迅速发展起来的提取新技术之一,与传统提取技术相比,其具有有效成分提取率高、选择性强、节省溶剂、省时、节能、重现性好、污染小等优势。目前微波在中药提取中的应用研究报道虽较多,但其在理论和应用实践方面均需要进一步深入研究。

(一)关于微波提取的机制研究

微波提取技术发展迅速,但其机制尚未完全明确。自Pare提出微波提取植物组织中天然产物的机制以来,国内外很多学者在这方面做了大量的工作,并提出了一些关于微波提取的机制。但鉴于中药及中药活性成分的复杂性,在提取机制方面还有待深入研究,如探索微波对不同药材的适用性、选择性,如何针对中药复方特点设计合理的提取方案,如何与其他技术联用等。另外,目前关于微波可提高目标物质的收率与纯度、节省时间与溶剂等方面的相关报道较多,但对有效成分的药理作用、临床疗效有无影响报道较少,因此应加强微波提取的相关基础研究,从而更好地指导中药提取的生产实践。

(二)关于微波提取工艺设计

影响微波提取效率的因素主要包括物料粒度、提取溶剂、微波功率、物料含水量、提取温度、操作压力等。不同的中药、不同的工艺条件,往往得到不同的提取效果。因此选择科学的设计方法来优选微波提取工艺条件尤为重要。目前多采用单因素法和(或)多因素的正交设计法、均匀设计法等方法优选最佳工艺。

微波提取对中药和有效成分均有选择性。对不同药材的植物细胞或组织作用不同,对细胞内所含化合物的释放也有一定的选择性。微波提取过程中细胞膜(壁)因受热而破裂,不仅有效成分会释放出来,还会使一些其他组分如叶绿素、蛋白质、黏液质等溶解于溶剂中,给有效成分的后续分离、分析带来一定困难。另外,微波能导致热敏感的物质如蛋白质、多肽、酶类等变性失活;富含淀粉、树胶的中药在提取过程中易产生变形和糊化,堵塞通道,反而不利于胞内成分的释放,影响提取效果。总之,由于中药及其所含有效成分不同,提取溶剂与提取工艺参数必须经优选确定,没有通用的提取方案。

(三)微波提取的工业化设备的研发

早期用于微波提取的装置是普通家用微波炉,目前已有分析样品前处理的微波提取商业化设备,但用于大量中药提取的微波设备,尤其是工业化生产的成套设备缺乏,且微波提取设备投资和产品成本相对较高,限制了微波提取技术的产业化应用,是未来研究的主要问题之一。

(四)关于微波泄漏与防护

微波泄漏对操作者有较大影响,尤其对眼睛产生损伤,微波提取时应注意微波泄漏与防护,因此对微波提取装置的研究设计要有严格的质量检测标准。

微波提取技术已被列入我国21世纪食品加工和中药制药现代化推广技术之一,并已经用于多种中药的提取,也显示出一定的优势。相信随着研究的深入,微波提取技术将会尽快应用到中药提取的产业化生产中,从而对传统中药制药业带来巨大变化。

(桂双英)

第五节 减压提取技术

一、概述

减压提取是通过压力调控溶液的沸腾温度和沸腾状态,能够在降低温度的同时保证溶剂处于沸腾状态,从而实现有效成分在低于溶剂自身沸点状态下的低温动态提取。

减压提取主要有以下技术特点:

1. **提取过程温度低** 采用减压提取技术,通过改变提取系统的压强,使常用的溶媒在一定的真空减压操作条件下沸点降低,温度范围控制:水提可在55~100℃之间进行调控,醇提可在42~78℃之间进行调控,从而使减压提取在更低的温度下完成提取过程。

2. **效应成分提取效率高** 减压提取技术虽然提取温度更低,但是药材依旧是在沸腾状态下进行提取,一方面,沸腾可产生强烈的鼓泡搅动和冲撞翻腾效应,使浓度差增大而形成高浓度梯度并加速平衡,促进传质过程的进行,缩短了药物的提取时间;另一方面沸腾产生溶剂蒸汽汽泡可加速植物细胞膜的破裂,使细胞内的有效成分得以较快的溶出,增加物质的溶解和扩散速度,有利于效应成分浸出。

3. **热敏性成分破坏少** 热敏性成分容易被持续的高温加热破坏,特别是一些贵重药材如红花、金银花等药材中含有的热敏性有效成分,减压提取可在低温下进行,有利于热敏性成分的稳定。

4. **大类杂质成分提出少** 现在大多数生产厂家采用的常压煎煮提取法,由于加热温度高,可使植物纤维组织软化、细胞内蛋白质凝固酶被破坏,且高温提取时,许多大分子物质如淀粉、糊精、蛋白质、色素、鞣酸、黏液质容易水解而产生杂质,这些杂质被带到提取液中,使无效成分、辅助成分的浸出量增多。

二、原理

根据溶液沸点温度随外界大气压压力降低而降低的物理学原理,减压提取通过调控真空度实现溶剂沸点降低,保持溶剂低温沸腾状态,确保提取过程中的浓度梯度。

1. **影响提取效果的因素** 中药有效成分的提取过程符合Fick's第一扩散公式:

$$ds = -DF\frac{dc}{dx}dt \quad \text{其中:} D = \frac{RT}{N} \times \frac{1}{6\pi\lambda\eta}$$

式中,dt为扩散时间;ds为在dt时间内物质(溶质)扩散量;F为扩散面积,代表药材的粒度及表面状态;dc/dx为浓度梯度;D为扩散系数;负号表示扩散趋向平衡时浓度降低。R为摩尔气体常数;T为绝对温度;N为阿伏伽德罗常数;r为扩散物(溶质)分子半径;η为黏度。

可见,浓度梯度、温度是决定提取效果的关键因素。

浓度梯度:浓度梯度是药材组织细胞内外液的浓度差,是有效成分浸出的动力。在浸出过程中要设法保持较高的浓度梯度,如采取搅拌、更换溶剂、强制循环或保持沸腾状态,才能取得较好的浸出效果。

温度:提取过程中温度控制是关键,因为:①物质的溶解度与温度有关;②温度影响溶解速率,适宜的温度可加快溶解过程;③温度与溶液黏度有关,温度低,黏度大,影响扩散系数。药材成分不同,溶解温度不同,特别是热敏性成分,更应在最适宜的温度条件下提取。但是,目前药材动态提取的温度只能由具体使用溶剂本身的沸点决定。

2. **减压辅助提取设计原理** 液体沸腾原理:沸点是溶液沸腾时的温度,是溶液内部分子汽化的结果。溶液沸腾的条件是:加热条件下,液体分子吸收热能,动能增加,由液态变成汽态并形成微小汽泡;随着温度升高,汽泡内压增大,同时小汽泡周围液体分子不断汽化,使汽泡体积不断增大;随着汽泡体积增大,浮力增加,汽泡上升;汽泡在上升过程中,受到的因液体高度产生的静压力越来越小,汽泡迅速膨胀,直至撑出液面破裂,使汽化的分子扩散到液面上,呈现沸腾状态。

减压沸腾原理:沸腾过程是外界压力与温度相对应的平衡过程,即当外界压力与溶液本身的汽相蒸汽压力相等时,沸腾便会产生。因此,即使不对溶液加热,只要当外部压力减小到与溶液上方的各气相成分分压之和,溶液也会沸腾。即调整压力就可改变和控制溶液沸腾的温度。加热的程度只影响溶液汽化的速度,而不会升高溶液的温度。如同高原上烧水,大气压降低,沸点随之降低。

三、减压提取技术流程设计

减压提取工艺和常规回流提取类似,但是减压提取需要先对系统抽真空,保证系统处于负压状态,系统中的溶剂在负压状态下沸点通常降低,如此就可实现药材在低于溶剂沸点的状态下沸腾动态提取。

减压提取过程的主要参数包括系统压力、提取温度、提取时间、加液量及药材粒径等。应根据不同的药材性质来综合选择合适的工艺参数。设备主体应包括:真空控制系统、冷凝器、提取罐、蒸汽发生器等。

1. 实验室用减压提取装置　实验室用小试装置比较简单,提取容器一般用圆底烧瓶,容积较小。其主体结构一般是由三口烧瓶、加热器、冷凝器、真空控制系统等组成。减压提取工艺流程及装备如图4-16所示。

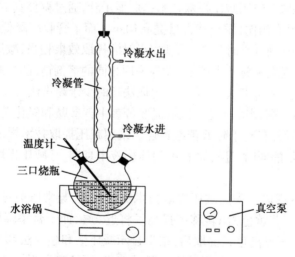

图4-16　实验室用小型减压提取装置

2. 中试用减压提取设备　一般提取罐体积可达100L,适合于实验室中试及研究用,减压提取工艺流程及装备如图4-17所示。

四、减压提取技术的应用实例

1. 酚酸类成分的提取　应用减压辅助提取丹参中丹参酚酸B,以水为溶剂,调节体系压力,使其低温沸腾温度为80℃,提取1次,提取时间89分钟,固液比1∶11(g/ml),此条件下丹酚酸B的提取率较传统提取方法提高了28.87%,浸膏得率降低了9.01%,说明采用减压提取技术能显著提高丹参中丹参酚酸B的提取效率的同时提高浸膏有效成分的纯度,其机制可能是

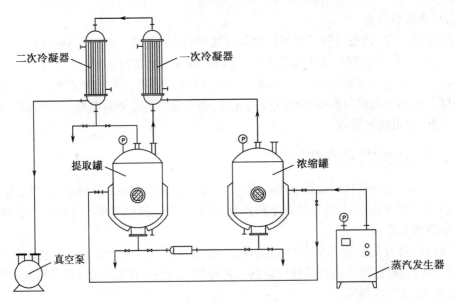

二次冷凝器　一次冷凝器

提取罐　浓缩罐

真空泵　蒸汽发生器

图4-17　中试用减压提取设备图示

减压辅助提取避免了传统回流提取时丹参酚酸B因高温受热而分解,降低大分子无效组分的溶出。

2. 苷类成分的提取　应用减压提取技术提取栀子苷,通过调控真空度,在60℃条件下沸腾提取,与常压回流提取相比,栀子苷含量提高10.4%,而干膏收率降低6.97%。应用减压提取淫羊藿苷,结果减压提取1小时与常压提取3小时的提取效果相当,减压提取的效率明显高于常压提取。减压法提取木薯叶中芦丁,发现采用相同的溶剂情况时,减压法提取木薯叶中芦丁含量明显高于常用的超声法,并且减压提取法耗时少于超声法。

3. 生物碱的提取　采用减压提取技术提取苦参中苦参碱和氧化苦参碱,结果苦参碱与氧化苦参碱的比值降低,有利于降低苦参毒性。采用减压提取技术提取板蓝根中抗病毒类成分,可提高成分含量的同时,还可延长中间体药液半衰期,且减压提取液抗病毒药效活性优于传统回流提取液。

4. 色素类成分的提取　采用减压提取技术提取红花,与常压煎煮相比,相同提取时间内,减压提取中羟基红花黄色素A转移率提高了将近20%,而干膏率降低了12%。采用正交设计优化减压法对红枣枣皮色素提取后,结果显示减压法和超声法都能显著提高红枣色素的得率,减压法同时降低了糖类和果胶等杂质的溶出,更能显著提高色素的纯度,使得色素色价显著上升。

五、减压提取技术存在的问题

1. 减压提取技术应用于中药复方的适宜性　中医学有"中医不传之秘在于用量"的观点,中药配伍对药物的剂量有严格要求,如古方小承气汤、厚朴三物汤和厚朴大黄汤三者均是由大黄、厚朴、枳实组成,因各方中药物用量比例不同,故功效不同。不同药物在同一方法同一条件下有效成分的提取率不同,容易造成配方比例和效果的变化,减压提取作为一种新的提取方法,可能由于温度变化而导致不同指标成分提取率不同,因此,如果将复方一起煎煮提取,很难确定复方最佳的减压提取方法和条件,故减压提取技术应用于中药复方的适宜性尚需要进行大量的研究。此外,将复方先分开提取热敏性成分再共煎,在减少有效成分损失的同时兼顾共性,可能是减压提取在复方中运用的一种有效方法。

2. 减压提取对药效的影响　相对于常压提取,减压提取对热敏性成分的破坏相对较少,含量相对较高,但是,中药成分十分复杂,其发挥药效作用通常是多组分协同作用的结果。对于复方,整个复方一起减压提取可能会造成有效成分比例的变化;对于单味中药,并不是单纯提取其某一个主要成分,而是含有多种成分的提取液。特定成分的含量提高或减少对药效的影响规律有待进行大量研究。

3. 减压提取应用于含有毒性成分中药材提取的适宜性　减压提取对含有毒性成分中药的提取影响目前研究较少,特别是含有热敏性有毒成分中药的减压提取,如果减压提取能提高有毒成分的提取率,则需要在服用量上适当减少,以保证用药安全。因此,含毒性成分中药减压提取的适宜性尚需要进一步研究。

4. 减压提取装备放大及优化　中药实现产业化就必须将研究成果转化到实际生产应用中。因为直接在现有的装置上直接加上冷凝管不能解决减压提取溶剂回流的问题,造成溶剂浓度的改变而影响提取效果,因此,还需要进一步研究可供工业化应用的减压提取设备,并在此基础上进一步研究工艺的放大规律。

（廖正根）

第五章 中药分离纯化技术

第一节 中药分离纯化技术概述

一、分离纯化在中药制剂生产过程中的地位

中药浸出物通常伴随有大量的无效成分或杂质,若直接用于中药制剂的生产,不但影响中药制剂的生产过程与产品质量,也不利于新剂型在中药制剂中的应用。采用适当的分离纯化方法选择性地除去无效组分或者有害组分,最大程度地实现"去粗取精",这样才能达到提高药效,保证安全的目的。因此高效、易控、标准的分离纯化技术便成为中药产品质量稳定可控的技术基础,是中药制剂现代化发展的关键。

二、中药制剂分离纯化工艺研究

中药提取物的分离纯化即是将浸提液中的高分子无效物质除去的过程,一般包括利用沉降分离、离心分离或滤过分离等手段实现固液分离。采用水提醇沉、醇提水沉、透析、盐析、膜分离、树脂吸附等技术进一步纯化浸提物。分离纯化方法的选用,一般根据药材所含成分的理化性质、制剂剂型及成型工艺的要求等综合考虑。也可以将两种及其以上技术联合应用,发挥各种方法的优势,以取得良好的分离纯化效果。

分离终产品的纯度和回收率是选择分离技术首先应该考虑的因素。在中药制剂领域分离的目标可分为单体成分,有效部位(群)及复方精提物,以上三类不同的分离目标分别对应于研制开发不同的中药新药类别和所选制剂剂型。目标确定后,应充分了解浸提液中各组分在理化性质及生物学性质方面的差异,选择可以利用这些差异且经济、环保的分离方法。选定分离方法后,根据具体方法优化工艺参数。

目前应用于中药的分离纯化手段主要有水提醇沉、大孔树脂吸附、离心、膜分离等多种方法,各种分离方法在中药有效成分的分离纯化中得到不同程度的应用。

三、中药分离相关问题讨论

(一)在中医药理论指导下,如何建立能够体现中药整体治疗作用的中药药效物质分离技术平台

中药分离纯化的科学内涵是如何在中医药理论的指导下,确认分离目标,选择技术路

线,使其被分离产物代表中药的整体功效。中药药效物质整体性是我们研究中药分离问题时必须时时记住的一条原则,中药中的药效物质是以十分复杂的形态存在,尤其是在复方状态下。这一特征既体现了中医辨证施治,依时、依地、依人而定的个性化给药方案特色,又反映了其药效物质基础的复杂性及其作用机制的综合性。依据现代天然产物化学的研究,许多植物类中药已能分离鉴定出100种左右化学成分。由此,一个由4~5味中药组成的复方可能含有30~500种化学成分。如何从中筛选出有效成分,又如何将它们进行有效分离,被分离产物能否代表中药的功用,能否在临床上取得原有汤剂应有的疗效并有所提高,这实质上就是中药分离所面临的科学问题。如用树脂分离纯化复方是中药分离发展趋势,以中药复方混合上柱纯化者,应做相应的足以能说明纯化效果的研究,提供出详尽的试验资料,一般仅用一个指标,一种洗脱剂是不能说明其纯化效果的,要根据处方组成尽可能以每味药的主要有效成分为指标监控各吸附分离过程,的确有困难时可配合其他理化指标,在理化指标难以保证其品质时,还应配合主要药效学对比试验,以证明上柱前与洗脱后药物的等效性。

中药药效物质化学组成多元化,且具有多靶点作用机制,是一个具有大量的非线性、多变量、变量相关数据特征的复杂体系。引进既可体现分离产物的多元性,又便于产业化操作的分离技术,如膜分离、大孔吸附树脂,并构筑多种高新分离技术集成;建立可科学描述复杂的化学组成、多层次的药理作用及这两者相关性,并可与信息科学和前沿数理科学接轨的表征技术体系,如主要指标成分的定量分析、指纹图谱技术、分子生物学色谱技术及建立在基因、分子、细胞水平上的药物活性成分筛选技术等;寻找可有效处理从"化学组成"与"作用机制"实验研究中所获取的,具有非线性、多变量、变量相关、非均匀分布、非高斯分布等部分甚至全部特征的复杂数据的数据挖掘算法,如统计多元分析、主成分分析、神经网络元、模式识别等。可将中药药效物质化学组成与活性作用耦合以阐明中药复方的作用机制和物质基础,从而建立的"中药复方药效物质分离与生物活性评价技术体系"。

(二)在技术层面上,选择与所分离中药体系性质相适应的技术原理和手段,优化操作参数,提高分离效果

如高速离心法是借助离心机的高速旋转,使药液中的固体和液体或两种不相混溶的液体产生大小不同的离心力,从而达到分离目的。高速离心法属于物理分离过程,不会破坏中药有效成分;工艺流程短,操作简单;无污染,节省溶剂。高速离心法在液体制剂中常用于将大分子的杂质从小分子的有效成分中分离出来。但对于小分子杂质或与有效成分相对分子质量相差不大的杂质,单纯靠高速离心法难以实现分离。高速离心技术已广泛应用于水提液澄清分离,能明显改善口服液外观;注射液生产中用于预滤,可大大提高滤速和效果,提高注射液的澄明度。为更好的将这种方法运用于中药的现代化大生产,应重视对其影响因素的分析,加强其技术参数的考察,使其得到合理、科学、有效的应用。

膜分离技术是以选择性的透过膜为分离递质,当膜两侧存在一定的电位差、浓度差或者压力差时,原料一侧的组分就会选择性的透过膜,从而达到分离纯化的目的。研究表明,膜分离技术在中药成分分离纯化中的应用主要有三大功能,即截留大分子杂质、滤除小分子物质和脱水浓缩。该技术具有可常温操作、分离过程不发生相变化(除渗透汽化外)、能耗低、分离系数较大等特点。所以,它可以部分取代传统的过滤、吸附、冷凝、重结晶、蒸馏和萃取等经典的物理或化学的分离技术。在中药成分分离过程中,由于中药提取液中含有较多的固体杂质和相对分子质量较大的胶体,直接用膜分离技术会造成膜的污染,降低膜的使用寿命,应与其他技术合用并作适当的预处理。

(三)水提醇沉法纯化中药水提液存在的问题

醇沉操作步骤简单,设备成本低廉,能显著提高药液澄清度,近几十年来一直是我国中药生产企业的首选分离精制技术之一,同时也是中药口服液、注射液生产过程的关键环节和共性技术。但是,在长期的应用中发现存在以下问题:①生产成本高:醇沉需使用大量乙醇,回收醇需要专用设备和消耗大量的热能,而且回收醇的浓度降低,生产周期延长,故生产成本提高。②药效物质被包裹损失严重,成分损失多;③制剂不方便:醇沉后有时会给制剂带来困难。例如药液较难浓缩,难以喷雾干燥;所得浸膏制粒困难等。

近年来许多新的分离纯化方法在中药制剂的研究和生产中应用,推动了中药制剂的现代化发展,如高速离心、膜分离技术、分子蒸馏技术、吸附澄清技术、大孔树脂吸附技术等。本章重点介绍几种应用较广的分离新技术。

(吴　清)

第二节　大孔吸附树脂技术

一、概述

大孔吸附树脂是在离子交换树脂的基础上发展起来的,1935年英国的Adams和Holmes发表了由甲醛、苯酚与芳香胺制备缩聚高分子材料的工作报告。20世纪60年代末合成了大孔吸附树脂,70年代末被应用于中药化学成分的提取分离。大孔吸附树脂分离技术应用十分广泛,不仅用于废水处理、化学工业、临床检验、抗生素分离,还应用于中药、天然药物的分离、纯化、中成药的制备和质量控制等方面。

大孔吸附树脂技术是指以大孔吸附树脂为吸附剂,利用其对不同成分的选择性吸附和筛选作用,通过选用适宜的吸附和解吸条件借以分离、提纯某一种或某一类有机化合物的技术。

大孔吸附树脂(macroporous absorption resin)是一种具有大孔结构的非离子型有机高分子共聚体,为白色、乳白色球状颗粒,直径在0.3~1.25mm,粒度多为二号筛~四号筛(20~60目),非实心,每个颗粒都是由许多彼此间存在孔穴的微观小球组成,为高交联的三维空间结构,大孔吸附树脂球的物理结构宏观和微观示意图如图5-1所示。

大孔吸附树脂是有机高聚物吸附剂,由聚合单体、交联剂、致孔剂、分散剂等添加剂经聚合反应制备而成。

大孔吸附树脂理化性质稳定,一般不溶于水、酸、碱及有机溶剂,在水和有机溶剂中可以吸收溶剂而膨胀。加热不溶,可在150℃以下使用。具有机械强度高、吸附容量大、吸附速度快,解吸率高、对有机物选择性好、不受无机盐类及其他强离子或低分子化合物存在的影响、

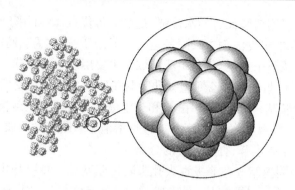

图5-1　大孔吸附树脂球的物理结构宏观和微观示意图

再生处理方便等优点。但同时存在价格贵、吸附效果受流速和溶质浓度的影响等缺点。

据文献报道，在中药领域大孔吸附树脂对水溶性化合物具有特殊吸附作用，主要用于提取分离中药中的苷类、糖类、生物碱、黄酮类、木脂素类、香豆素类、萜类等有效成分。由于树脂本身容易再生，设备简单，目前大孔吸附树脂的应用技术已成为中药现代化生产的关键技术之一，为解决中药有效成分和有效部位的提取分离及纯化等难题提供了可能，应用前景广阔。

二、原理、分类与规格

（一）大孔吸附树脂的吸附原理

大孔吸附树脂具有吸附性和筛选性，其吸附性是由范德华引力或产生氢键的结果，分子筛选性是由其本身多孔性结构所决定的。通过吸附和分子筛原理，有机化合物根据吸附力的不同及分子量的大小，在大孔吸附树脂上经一定的溶剂洗脱而达到分离、纯化、除杂、浓缩等不同目的。对于分子量相似的化合物，极性越小，吸附能力越强，则越难洗脱下来；极性越大，吸附能力越弱，则越易洗脱下来。对于极性相似的化合物，分子量越大，越易洗脱下来。其中有效成分在大孔吸附树脂上的吸附和解吸是大孔吸附树脂吸附和溶液溶解相互作用、相互竞争的结果。当分子间作用力产生的吸附作用占优时，则有效成分吸附在树脂上；当溶液的溶解作用占优时，则有效成分从树脂上洗脱。树脂与被分离成分之间的吸附为物理吸附，使得被吸附的物质较易洗脱下来。

（二）大孔吸附树脂的分类与规格

大孔吸附树脂根据其骨架材料是否带有功能基团可分为四种类型：非极性、中等极性、极性和强极性。

1. 非极性大孔吸附树脂　主要以苯乙烯、二乙烯苯为原料，在0.5%的明胶溶液中，加入一定比例的致孔剂聚合而成。以苯乙烯为聚合单体，二乙烯苯为交联剂，甲苯、二甲苯为致孔剂。因其具有疏水性表面结构，最适合从极性溶剂中吸附非极性物质，亦称为芳香族吸附剂。在中药领域主要用于黄酮类、木脂素类、香豆素类、萜类、甾体类化合物的分离。

2. 中等极性大孔吸附树脂　为聚丙烯酸酯型聚合物，主要以丙烯酸系单体与多功能基交联剂在致孔剂、分散剂的存在下，进行引发交联，不经功能基化而制成的吸附树脂，其表面疏水部分和亲水部分共存。如以（甲基）丙烯酸（甲）酯为单体，过氧化二苯甲酰（BPO）或偶氮二异丁腈（AIBN）为引发剂，多功能团（α-甲基丙烯酸）酯为交联剂，在甲苯和汽油致孔作用下制成。丙烯酸系吸附树脂具有亲水性强、易湿润等优点,既可用于从极性溶剂中吸附非极性溶质,也可用于从非极性溶剂中吸附一定极性的溶质,也称为脂肪族吸附剂。用于环境保护、水净化、除去有机磷杀虫剂等,在中药领域中主要用于生物碱苷、皂苷类的分离。

3. 极性大孔吸附树脂 在苯乙烯型大孔吸附树脂基础上进行交联反应,在聚苯乙烯骨架上分别修饰了二甲胺基、邻羧基苯甲酰基和苯甲酰基等含氮、氧、硫极性功能基,改变吸附剂的表面性质,使其极性增强,适合用于从非极性溶液中吸附极性物质。在中药领域中主要用于黄酮苷、蒽醌苷、木脂素苷、香豆素苷的分离。

4. 强极性大孔吸附树脂 在非极性大孔吸附树脂基础上氯甲基化,再用三甲胺进行胺化,导入极性功能性基团,如季胺基、吡啶基、酮基,具有强极性,用于吸附环烯醚萜苷类成分。欧来良等采用强极性大孔吸附树脂对三七皂苷的分离纯化进行了研究。

不同厂家所生产的品种和型号不同,与骨架、比表面积、孔径、孔度和交联剂有关,其中 AmberliteXAD(1~12)为美国 Rohm-Hass 公司生产的树脂型号,DiaionHP(10~50)为日本三菱化成工业公司生产树脂型号,HPD(100~700)为沧州宝恩化工有限公司生产树脂型号,GDX 为天津试剂二厂生产树脂型号,SIP(1100~1400)为上海医药工业研究所生产树脂型号,D101 为天津中药厂生产树脂型号,D(1~8)、AB-8、NKA、S(1~8)系列为南开大学化工厂生产树脂型号。目前,大孔吸附树脂缺乏统一的型号和标准,常见大孔吸附树脂型号及特性见表5-2-1。

表5-2-1　国内外常见大孔吸附树脂型号及特性

吸附剂名称代号	树脂骨架结构	极性	比表面积（m^2/g）	孔径（$10^{-10}m$）	孔度（%）	骨架密度（g/ml）	交联剂
XAD-1	苯乙烯	非极性	100	200	37	1.07	二乙烯苯
XAD-2	苯乙烯	非极性	330	90	42	1.07	二乙烯苯
XAD-6	丙烯酸酯	中极性	63	198	49		双α-甲基丙烯
XAD-7	甲基丙烯酸酯	中极性	450	80	55	1.24	酸二乙醇酯
XAD-10	丙烯酰胺	极性	69	352			
XAD-11	氧化氮类	强极性	170	210	41	1.18	
HP-10	苯乙烯	非极性	400	300		0.64	二乙烯苯
HP-20	苯乙烯	非极性	600	460		1.16	
HPD100	苯乙烯	非极性	550	35		1.03~1.07	
HPD300	苯乙烯	非极性	650	27		1.03~1.07	
GDX-104	苯乙烯	非极性	590				二乙烯苯
GDX-401	乙烯吡啶	强极性	370				二乙烯苯
SIP-1100		非极性	450~550	90			
D101	苯乙烯	非极性	400	100			二乙烯苯
AB-8	交联聚苯乙烯	弱极性	480~520	13~14	42~46	1.13~1.17	
D8	乙基苯乙烯	非极性	712	66			

大孔吸附树脂为非实心球状颗粒，每个颗粒都是由许多彼此间存在孔穴的微观小球组成，其物理结构参数：孔径是指微观小球之间的平均距离。孔度是指组成大孔吸附树脂的微观小球之间的孔穴的总体积与宏观小球体积之比。比表面积是指树脂的表面积与质量之比。

三、大孔吸附树脂技术流程设计

查阅文献→确定药物成分性质→确定所用树脂类型→筛选不同厂家树脂→对树脂进行预处理→中药提取液→上样（吸附）→考察吸附量→洗脱（解吸）→确定洗脱溶剂、洗脱流速→确定树脂使用周期→树脂再生→回收溶剂→药液干燥→半成品

（一）大孔吸附树脂的选择

通过查阅文献，确定所要分离的药物成分性质，按照类似物吸附类似物的原则，根据被吸附物质的极性大小选择不同类型的大孔吸附树脂。极性较大的化合物一般适合在中极性的大孔吸附树脂上分离，极性小的化合物适合在非极性的大孔吸附树脂上分离。在实际应用中，还要根据分子中极性基团（如羟基、羰基、和糖基）与非极性基团（如烷基、苯基、环烷母核等）数量的大小来确定。此外，含有氮、氧的物质也要考虑氢键的形成对吸附和洗脱的影响。大孔吸附树脂的吸附量除受树脂本身极性和骨架结构的影响外，还受到树脂空间结构的影响。其吸附能力与孔径、比表面积、孔度等物理结构参数有关。在树脂吸附过程中，树脂内部孔径是被吸附物质扩散的路径，在比表面积一定的情况下，适当增加树脂孔径，亦会增大被吸附物质的扩散速度，有利于达到吸附和解吸平衡。在选择树脂类别时，应针对以上几个方面综合考虑。

（二）筛选树脂

大孔吸附树脂吸附能力主要取决于吸附剂的表面性质，表面性质主要由树脂的功能基（极性）以及孔径、孔度、比表面积等结构因素决定。此外，还与大孔吸附树脂能否与被吸附物形成氢键有关。不同厂家、不同型号的大孔吸附树脂吸附、洗脱特性都有所差别，应根据实际情况进行筛选。筛选大孔吸附树脂的性能评价指标：

1. 沉降密度（sedimentation density）　主要用于体积与重量的换算。为准确评价上柱、吸附、洗脱效果，需测定树脂的沉降密度。即干树脂的重量与水中沉降后的体积的比值。

$$\rho = W/V \qquad W: 干树脂的重量 \qquad V: 水中沉降后的体积$$

2. 比上柱量（saturation ratio）　主要用于评价树脂吸附、承载的能力，是确定大孔吸附树脂用量的参数。上柱液中待分离的化学成分含量与流出液中含量的差（即树脂的饱和吸附量）与干树脂重量的比值。

$$S = (M_{上} - M_{残})/W \qquad M_{上}: 上柱液含量 = 药液体积 \times 浓度$$
$$M_{残}: 过柱流液含量 = 流出液体积 \times 浓度$$

3. 比吸附量（absorption ratio）　用于评价树脂的真实吸附能力，是选择树脂种类、评价树脂再生效果的参数。

$$A = (M_{上} - M_{残} - M_{水洗})/W \qquad M_{水洗}: 水洗脱液含量 = 水洗脱液体积 \times 浓度$$

4. 比洗脱量（elution ratio）　评价树脂的解吸能力与洗脱溶剂的洗脱能力，是选择树脂种类及洗脱溶剂的参数。待吸附的样品水洗后，用洗脱液洗脱，洗脱液中指标成分与树脂的比值。

$$E = M_{洗脱}/W \qquad M_{洗脱}: 洗脱液含量 = 洗脱液体积 \times 浓度$$

（三）树脂前处理

大孔吸附树脂中含有未聚合的单体、致孔剂、分散剂以及其他物质，既影响其使用性能，又具有毒性，造成药品的不安全。因此使用前必须对其进行预处理，除去大孔吸附树脂中的有机残留物。长时间使用后大孔吸附树脂柱受到污染，其吸附能力下降，同时会残存一些杂质，经过再生处理后，可恢复大孔吸附树脂的吸附能力。通过评价大孔吸附树脂预处理和再生的效果，为建立合理的大孔吸附树脂再生方法提供依据，有利于提高连续多批次生产的合理性和稳定性，有利于大孔吸附树脂分离法生产工艺流程的优化设计。注意：存放后需重新使用的大孔吸附树脂也应进行再生处理。

大孔吸附树脂的预处理方法有回流提取法、渗漉法和水蒸气蒸馏法等，均为动态处理过程。所用溶媒有乙醇、甲醇、异丙醇、2%~5%盐酸、2%~5%氢氧化钠、丙酮等。稀酸、稀碱的作用主要是破坏有机物与大孔吸附树脂间的的作用力，并溶解部分物质。

（1）回流法：取市售大孔吸附树脂，加丙酮或甲醇浸泡24小时，加热回流洗脱，视树脂中可溶性杂质的多少，洗至洗脱液中无残留物，溶剂挥尽后保存备用。

（2）渗漉法：使用不锈钢柱（径高比为1∶3~1∶7），采用湿法装柱，用下列不同溶剂和方法进行洗脱（其中BV表示柱体积）。

1）乙醇法：乙醇浸泡12小时→2BV洗脱→浸泡2~5小时→2BV洗脱→浸泡3~5小时→3~5BV洗脱→浸泡3~5小时→3~5BV洗脱→2~3BV盐酸浸泡2~4小时→洗脱→水洗脱→2~3BVNaOH浸泡2~4h→洗脱→水洗脱至中性，备用。

2）混合溶剂法：混合溶剂浸泡12小时→2BV洗脱→浸泡3~5小时→2BV洗脱→浸泡3~5小时→3~5BV→2~3BV盐酸浸泡2~4小时→洗脱→水洗脱→2~3BVNaOH浸泡2~4小时→洗脱→水洗脱至中性，备用。

预处理合格检查的指标：①取干树脂加乙醇振摇，滤液蒸干后不得有残留物；②加数倍蒸馏水过柱后，乙醇溶液不显浑浊；③在200~400nm处无紫外吸收峰；④用气相色谱法检测甲苯、二乙烯苯等残留物的含量，应符合要求，该法具有科学性和严谨性。

目前对预处理以后的苯乙烯骨架树脂要求苯的残留量小于2mg/kg、二乙烯苯小于20mg/kg，对其他类型的大孔吸附树脂，根据具体情况确定限量标准。贾存勤等专门对应用比较普遍的D-101型大孔吸附树脂预处理方法进行了系统研究，以气相色谱法测定苯、二甲苯含量为指标，结果表明溶剂和温度为影响因素中的关键因素。

在新药申报过程中，如使用大孔吸附树脂，应符合国家食品药品监督管理局对大孔吸附树脂预处理的技术要求：使用前进行预处理，应提供预处理的具体方法与目的，并建立预处理合格与否的检测方法与评价指标（预处理方法包括考察预处理溶剂的种类、用量、浸泡时间、流速、温度、pH值等工艺参数和操作规程）。

（四）大孔吸附树脂的再生处理

大孔吸附树脂使用一定周期后会受到污染导致吸附能力下降，需再生处理以恢复其吸附性能。大孔吸附树脂再生可分为简单再生和强化再生。大孔吸附树脂再生所用的溶剂有乙醇（50%→95%）、甲醇（50%→100%）、丙酮（50%→100%）、异丙醇及2%~5%盐酸溶液、2%~5%氢氧化钠溶液等。

1. 简单再生　用不同浓度的溶剂按极性从大到小梯度洗脱，再用2~3BV稀酸、稀碱溶液浸泡洗脱，水洗至pH呈中性即可使用。大孔吸附树脂经过几次简单再生处理后，如果吸附性能下降,需强化再生。

2. 强化再生　先用不同浓度的有机溶剂洗脱,至流出液为无色后,再反复用大体积稀酸、稀碱溶液交替强化洗脱,水洗至pH呈中性即可使用(为正洗脱)。如果柱上方沉积有悬浮物,影响流速,可用水或甲醇从柱下方进行反洗,以便把悬浮物顶出(为逆流洗脱)。

不同的中药提取物对大孔吸附树脂污染的物质和程度不同,树脂再生时,应根据提取物的活性成分和大孔吸附树脂的理化性质,制定大孔吸附树脂的再生处理方法和检验标准。被色素污染严重的树脂,需先用稀碱浸泡、洗脱后,再用不同浓度的乙醇洗脱,能取得较好的效果。在实际使用时,需根据选用大孔吸附树脂具体情况,制定最佳方案。

四、大孔吸附树脂技术设备

大孔吸附树脂技术设备,实验室采用玻璃或不锈钢的分离柱,大生产采用不锈钢全自动大孔吸附柱装置,如图5-2,该机组可进行固定床吸附,也可通过多柱的串联、并联实现逆流吸附,采用自动化控制泵、阀门和在线检测器及数据采集,实现中药在线检测流量、压力、温度、pH、电导率等,并能利用紫外光谱、红外光谱对中药成分进行实时检测。

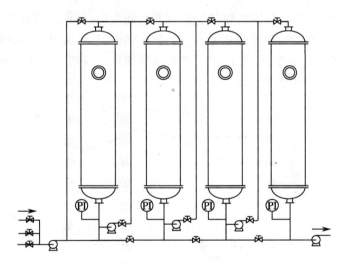

图5-2　全自动大孔吸附柱装置

五、大孔吸附树脂技术的应用实例

近年来,利用大孔吸附树脂分离纯化中药有效成分和有效部位越来越广泛,检索2005—2015年近十年文献,采用大孔吸附树脂对葛根中总黄酮进行分离纯化的文献共有40多篇,所用大孔吸附树脂主要为非极性及中等极性,如D101、AB-8、HPD(100~800)、SP70、HP20、D312、XAD-5、SA-2等,其中有文献报道采用组合树脂(D-392、S-8)纯化葛根中葛根素的工艺研究,可提高葛根素的含量。以下为采用大孔吸附树脂分离纯化葛根总黄酮的具体研究实例。

1. 大孔吸附树脂筛选

(1)八种不同树脂对葛根总黄酮的静态吸附量考察:精密称取处理好的八种树脂HPD100、HPD450、HPD480、HPD600、D101、HP20、SP825、AB-8各1g,置100ml烧杯中,精密加入上样溶液20ml,每隔5分钟振摇10秒,持续2小时,然后静置24小时,使其达到饱和吸附,吸取上层液测定总黄酮浓度,计算树脂的静态饱和吸附量,其静态饱和吸附量=[(初始浓度-吸附后浓度)×吸附液体积]/树脂量(mg/g),结果如图5-3所示。

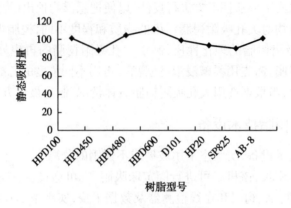

图5-3　静态吸附量考察

（2）不同树脂对葛根总黄酮的静态吸附-洗脱性能考察:将已处理好的八种树脂1g,经静态饱和吸附总黄酮后滤出,吸干表面水分,精密加入70%乙醇20ml,每隔5分钟振摇10秒,持续2小时,测定洗脱液的浓度,计算洗脱率,其静态洗脱率=(洗脱剂浓度×洗脱剂体积)/饱和吸附量×100%),结果如图5-4所示。

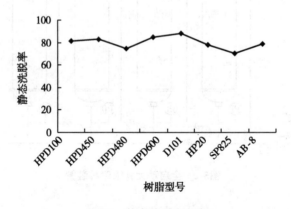

图5-4　静态洗脱率考察

图5-5表明,HPD600型树脂对葛根总黄酮的静态饱和吸附量最大,D-101型树脂对葛根总黄酮的洗脱率最大,HPD600型树脂表现出最佳的综合性能,因而选用HPD600型树脂纯化葛根总黄酮。

2. 纯化工艺的研究

（1）洗脱剂浓度的选择:精密称取几份已处理好的HPD600型树脂约1g,分别置于100ml具塞锥形瓶中,加入样品液20ml,充分吸附后,分离树脂,晾干,对应加入浓度分别为10%、30%、50%、60%、70%、80%、95%的乙醇各20ml,每隔5分钟振摇10秒,持续2小时,测定洗脱液浓度,计算洗脱率,结果如图5-6所示。用70%~95%的乙醇洗脱,洗脱率变化很小,从成本上考虑,选70%的乙醇作为洗脱剂。

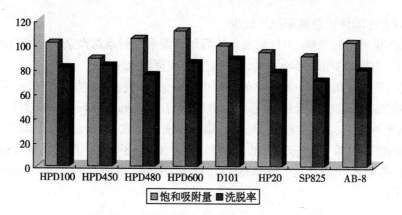

图5-5　各种树脂对葛根总黄酮的吸附性能直观图

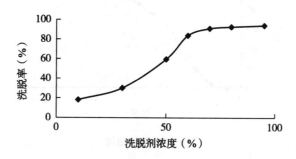

图5-6　洗脱剂浓度对葛根总黄酮洗脱率的影响

（2）泄漏曲线的考察：取5g处理好的HPD600型树脂,湿法装入1.5cm×30cm的树脂柱中,在柱顶端轻缓地加入上柱溶液（总黄酮浓度为11.0mg/ml）,药液通过树脂柱,每5ml流出液收集一份,药液用微孔滤膜（0.45μm）滤过,用HPLC法测定药液中的葛根素,以葛根素的峰面积为纵坐标,流份为横坐标,绘制泄漏曲线,其最大上样量=上样体积×样液浓度,可折算为每克树脂可接受的最大动态上样量。结果如图5-7所示。

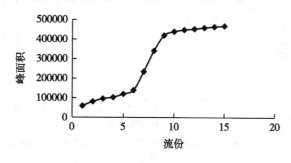

图5-7　泄漏曲线

从图5-7中可以看出,从第6流份开始,葛根素的峰面积明显增加,说明葛根素开始泄漏,即当上柱溶液量达到30ml时,树脂达到泄漏点。此时树脂:葛根总黄酮（W：W）=15：1；从第10流份开始,峰面积变化趋于稳定,说明葛根素的吸附已趋于饱和,即当药液量达到50ml,树脂达到饱和吸附点,此时,树脂:葛根总黄酮（W：W）=9：1。可见,树脂与葛根总黄酮之比应在15∶1以上才能保证总黄酮损失较少。

（3）水洗脱用量的考察：上柱溶液上柱后用蒸馏水洗脱水溶性杂质,洗脱3BV后,流出液几乎无色,继续洗脱对结果影响不大,故确定用3BV蒸馏水洗脱。

（4）洗脱剂用量的选择：称取已处理好的HPD600型树脂,湿法装入1.5cm×30cm的树脂柱中（1BV约20ml）,上柱溶液40ml（总黄酮浓度为11.12mg/ml）以1ml/min的上样速度上柱,用3BV的蒸馏水冲洗后,再用70%乙醇洗脱,每10ml洗脱液收集1份,共收集10份,测定每一份洗脱液的吸光度,计算葛根总黄酮的洗脱率,结果如图5-8所示。当洗脱至第8个流份时,总黄酮已基本被洗脱,洗脱率约92%,如果继续洗脱,洗脱率增加不多,故确定的洗脱剂用量为80ml,即4BV。

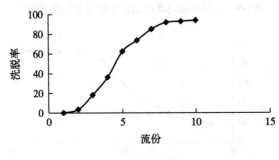

图5-8　洗脱曲线

（5）HPD600型树脂对葛根总黄酮吸附-洗脱性能稳定性考察：称取已处理好的HPD600型树脂适量,湿法装柱,葛根上柱溶液700ml（总黄酮浓度为10.78ml/min）,以1/20BV/min的上柱流速上柱,用3BV的蒸馏水洗至流出液近无色,再用4BV的70%乙醇以1/2BV/min的流速洗脱,收集洗脱液,此过程为1个周期。重复上述周期,分别将洗脱液减压回收乙醇,再浓缩干燥,计算葛根总黄酮的纯度及回收率,结果如图5-9所示。

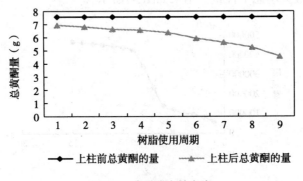

图5-9　洗脱稳定性考察

由图5-9可知,应用HPD600型树脂纯化葛根总黄酮,所得到的总黄酮含量和收率比较稳定,适于大工业生产。从第8个周期起,总黄酮的纯度和收率都降低很多,因此建议树脂重复使用7周期后要进行再生。

通过以上实验考察,可确定出纯化葛根总黄酮所用树脂类型和型号、树脂与总黄酮的比例、上样药液的浓度、上样流速、药液过柱次数、蒸馏水冲洗杂质次数、洗脱溶剂、洗脱溶剂用量、洗脱流速、树脂使用周期及树脂再生方法等。

六、大孔吸附树脂技术存在的问题

目前大孔吸附树脂分离纯化中药应用广泛，属于新的技术应用，适合工业化大生产，但尚存在一些的问题。

(一)安全问题

大孔吸附树脂在制备过程中会残留一些未聚合的单体、致孔剂和交联剂，在纯化分离中药过程中易带来安全隐患。目前国家对大孔吸附树脂的规格、残留物限量、安全性、预处理及再生合格的评价标准等问题提出一定要求。通过继续对大孔吸附树脂的深入研究，寻找无毒的交联剂、致孔剂等代替有毒的原料，是一必然发展趋势。对大孔吸附树脂残留物、裂解物或其他相关有害物质的快速检测技术，亦是研究热点，其目的是保证应用大孔吸附树脂的安全性和质量可控性。

(二)型号和标准问题

目前国家无大孔吸附树脂药用标准，缺乏统一、严格的质量控制标准。不同厂家型号不同，同一厂家同一型号的树脂，只是生产批号不同，但产品的性能，如极性、比表面积、孔径、孔度、功能基团含量等也有很大的差别，导致了大孔树脂的极性、内部结构、吸附特性存在差别，无法保证在实际应用中确保大孔吸附树脂的稳定性和重复性，很难保证处理后的中药安全、有效、稳定和质量可控。大孔吸附树脂在生产应用中缺乏规范化的技术要求，对其预处理、再生纯化工艺条件缺乏规范化评价指标。有的大孔吸附树脂还存在强度差、易破碎、使用寿命短、粒径分布大等缺点，影响提取分离效果。

(三)影响大孔吸附树脂分离技术主要因素

在采用大孔吸附树脂技术进行分离时要通过查阅文献，根据被分离纯化成分的性质选择树脂类型，还要注意上样的浓度、药液的pH值、树脂柱的径高比例及洗脱剂的选择。考察吸附量时要注意吸附流速的选择，因为吸附流速影响被吸附物质向大孔吸附树脂内扩散的速度，其决定吸附效果。如流速太快，被吸附物质分子来不及扩散到树脂的内表面，易导致被吸附物质提早泄漏，所以需优选最佳吸附流速。

(四)中药复方的分离纯化问题

中药成分复杂，尤其应用大孔吸附树脂分离纯化中药复方时，存在许多问题。中药复方中的化学成分较复杂，大孔吸附树脂对各类成分的吸附特征一般不同，吸附量差别很大，很难用于复方中药提取液的处理。因为单一的大孔吸附树脂很难将所有成分吸附完全，使得实际吸附状况较复杂。经过大孔吸附树脂纯化后，复方中有效成分的保留率相差较大，而复方中的有效成分的种类及相互间量的比例是复方有效性的物质基础。虽有研究报道采用大孔吸附树脂用于中药复方纯化，如采用AB-8大孔吸附树脂纯化复方脑脉通有效部位的工艺研究，以总蒽醌、总皂苷、总生物碱及葛根素为考察指标。但大孔树脂纯化工艺能否符合复方中药的中医理论还有待确证。在纯化精制的过程中，必须根据治疗疾病的需要，选择与疗效相关的药效学实验方法进行跟踪。如用于中药复方，最好分煎各药味，分别纯化，或者在大孔树脂纯化复方时尽可能多的选择有效成分(指标性成分)进行含量测定，保证药物成分的转移；在纯化同时应配合药效学对比实验，以确保上柱前后药物的"等效性"。

（五）其他问题

大孔吸附树脂应用于分离纯化中药成分时，上样液必须用溶剂溶解后滤过或者经过离心处理，否则影响吸附，严重会时引起大孔吸附树脂柱的堵塞。所去除的难溶性物质及作为杂质冲掉的成分是否有效，在中药的配伍中是否可起到作用，都是值得关注的问题。在具体实验研究中需进一步探讨，也可通过药效确定。

（程　岚）

第三节　膜分离技术

一、概述

膜分离技术是一项新兴的分离技术。1748年Abble Nelkt在实验中发现水能自然地扩散到装有酒精溶液的猪膀胱内，首次揭示膜分离现象；1864年Traube成功地制成第一张人造膜，即亚铁氰化铜膜；20世纪50年代以来，电渗析、反渗透、微滤、超滤、纳滤、渗透汽化、膜萃取和亲和膜等过程相继发展起来。膜分离技术近年来得到世界各国的普遍重视，被认为是20世纪末到21世纪中期最有发展前景的高新技术产业之一。

膜产品正在发生着超乎想象的发展。从一般应用到高科技应用，从军事到民用，从中草药、生物制药到临床医学，每年都大量地使用着膜材料及膜设备。

（一）膜和膜分离基本概念与特征

膜为两相之间的选择性屏障。它能分割两相界面，并以特定形式限制与传递各种化学物质。膜可以是均相的也可以是非均相的；对称型的或非对称型的；固体的或液体的，甚至是气体的；中性的或荷电性的；其厚度从单分子层到几毫米乃至几微米，而长度则用米来计算。

表征膜性能主要有两个参数：一是各种物质透过膜的速率的比值，即分离因素，分离因素的大小表征了该体系分离的难易程度；另一参数是物质透过膜的速率，或称通量，即单位面积膜上单位时间内物质透过的数量，这个参数直接决定了分离设备的大小。

膜分离过程是一个高效过程，分离精度可以达到分子量为几千、几百的纳米级水平，这是广泛用于药物滤过的基础。膜分离过程的能耗较低，分离过程中无相变、设备体积小、维护方便等都是膜分离的优点。

（二）膜的制备材料

1. 纤维素类　是最早研究与应用的膜材料。纤维素类有二醋酸纤维素、三醋酸纤维素、混合纤维素、硝酸纤维素和乙基纤维素等。这类材料抗压性较差。

2. 聚砜　其刚性好，可在高压下长期工作。聚砜带较强的正电荷，利用这一特性可做成荷电膜，用于气体滤过、饮用水滤过。

3. 聚酰胺　俗称尼龙，聚酰胺具有高强度、高熔点，对化学试剂（除强酸外）稳定。这类膜材料亲水、耐碱、耐油、不耐酸。适用于酮、酚、醚及高分子量醇类的滤过。

4. 聚醚砜　可耐140℃的高温灭菌消毒，其带有较强的正电荷，也是去除热原的膜材料，经该膜去除热原的水完全可以满足注射用水的要求,更可作为细胞培养水等高端应用。另外还有磺化聚醚砜膜,其以永久亲水性著称,是抗污染能力较好的膜材料。这种膜用于临床已被美国FDA认可,故用于制药是较为安全与理想的材料。

5. 聚烯烃 聚乙烯是这种类型的材料之一,聚乙烯是用熔融纺丝,经过拉伸之后,产生膜孔,使其满足于相应的滤过功能。

6. 含硅聚合物 硅橡胶之类的材料,因其透氧系数较高,可用于气体分离,国外已用于人工肺制造。工业上将其作为渗透汽化膜,可以用于从稀醇溶液(发酵液)得到高浓度醇,还可用于无水乙醇的制造。

7. 含氟聚合物 氟化合物主要有聚四氟乙烯、聚偏氟乙烯等。由于氟元素具有很强的负极性,因此这类膜材料化学稳定性极强。

8. 其他 聚氯乙烯、聚丙烯在制药行业中很少应用。甲壳素取自于天然的蟹壳,其生物相容性良好,可做成人造皮肤或缝合线,工业上产品甚少。

二、膜分离过程的类型

膜功能因用途不同,要求不同:如海水淡化需要反渗透膜、药液滤过需要纳滤膜、细菌滤过需要微滤膜、热原及蛋白截留需要超滤膜、去离子水需要电渗析与离子交换膜、分离氧气和氢气需要气体交换膜等。中药制剂的膜分离过程常用的有:反渗透、纳滤、超滤、微滤、透析、电渗析、离子交换、膜萃取、控制释放等。

1. 反渗透 反渗透过程是渗透过程的逆过程,即溶剂从浓溶液通过膜向稀溶液中流动。反渗透膜可分为非对称膜与复合膜两类。前者主要以醋酸纤维素和芳香聚酰胺为膜材料;后者支撑体都为聚砜多孔滤膜,超薄皮层的膜材料都为有机含氮芳香族聚合物。反渗透膜的膜材料必须是亲水性的。

反渗透过程的推动力为压力差。反渗透过程主要用于海水淡化、纯水和超纯水制备以及低分子量水溶性组分的浓缩和回收。

2. 纳滤 在滤谱上,纳滤位于反渗透和超滤之间。纳滤特别适用于分离分子量为几百的成分,其操作压力一般不到1MPa,目前被广泛用于制药、食品工业以及水的软化等领域。纳滤膜对二价离子有相当高的去除率。

3. 超滤 自从纳滤出现后,超滤膜的分子量截留范围大致为1000~300 000。其主要分离对象是蛋白质。超滤也是一个以压力差为推动力的膜分离过程,其操作压力在0.1~0.5MPa。

4. 微滤 微滤膜的孔径一般在0.02~10μm。在滤谱上,微滤与超滤有一段是重叠的。微滤膜的主要特征是孔隙率高,其孔隙率约达70%~80%,滤膜薄,其厚度在150μm左右,孔径比较均匀,有较高的滤过精度。

5. 透析 当把一张半透膜置于两种溶液之间时,会出现双方溶液中的大分子原地不动而小分子溶质(包括溶剂)透过膜而互相交换的现象,称为透析。透析过程的原理如图5-10。中间以膜(虚线)相隔,A侧通原料液,B侧根据渗透原

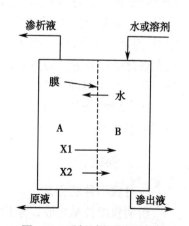

图5-10 透析过程原理示意图

理相对移动,借助于两种溶质(X1和X2)扩散速度之差,使溶质分离。浓度差是透析过程的推动力。

6. 电渗析与离子交换膜　电渗析以电位差为推动力,利用离子交换膜的选择透过性,从溶液中除杂。电渗析的选择性取决于所用的离子交换膜。离子交换膜以聚合物为基体,接上可电离的活性基团。阴离子交换膜简称阴膜,它的活性基团常用铵基;阳离子交换膜简称阳膜,它的活性基团通常是磺酸盐。离子交换膜的选择透过性,是由于膜上的固定离子基团吸引膜外溶液中的异电荷离子,使其在电位差或浓度差的推动下透过膜体,同时排斥同种电荷的离子,阻拦其进入膜内,因此阳离子能通过阳膜,阴离子能通过阴膜。

7. 膜萃取　20世纪80年代,一个将膜过程和液-液萃取过程结合的膜萃取过程出现了。膜萃取的传递过程是在料液相与萃取相分开的微孔膜表面进行的。因此它不存在通常萃取过程中液滴的分散与聚合问题。膜萃取的优点如下:①没有液滴的分散和聚集过程,可减少萃取溶剂夹带损失;②可耐140℃的高温灭菌消毒。其带有较强的正电荷,可使选择萃取溶剂的范围大大拓宽。

8. 亲和膜　1951年Hedda等提出亲和膜分离方法,近年来得到迅速的发展。亲和膜分离是基于在介质上(常用超滤与微滤)利用其表面及膜内的所具有的官能团,将其活化,接上具有一定大小的间隔臂,再选用一个合适的亲和配基,在合适条件下使其与间隔臂分子产生共价结合,生成带有亲和配基的膜。将样品混合物缓慢地通过膜,使样品中能与亲和配基产生特异性相互作用的分子(配合物)产生偶联,生成相应的络合物。然后,改变条件,如洗脱液组成、pH值、离子强度、温度等,使已与配基产生亲和作用的配合物产生解离,将其收集,从而样品得以分离。

亲和膜分离技术是解决生物技术下游产品的回收和纯化的高效方法,这种膜用于中草药提纯是非常有效的。

9. 控制释放膜　扩散控制体系是迄今研究最多、在生物活性物质的释放中应用最广的控制释放体系。控制释放体系,按降解方式可分为生物降解型膜和非生物降解型膜。生物降解型膜中脂肪族聚酯类膜应用较为广泛;非生物降解型体系采用硅橡胶、乙烯与醋酸乙烯共聚物、聚氨酯弹性体等。

按药物存在形式分为储藏型和基质型两种。在储藏型中,药物被膜包埋,药物位于膜中,随时间变化呈恒速释放,是经过膜中的微孔进行扩散,并释放到环境中,其扩散符合Fick第一定律。在基质型中,药物是以溶解或分散的形式和聚合物结合在一起的。对于非生物降解型,药物在聚合物中的溶解性决定其释放状态。对于生物降解型,药物释放的状态既可受其在聚合物中溶解性的控制,也可受到降解速度控制。控制释放体系控制药物的释放速度,使投药量少,作用时间长,以达到长效和安全两个目的。

10. 其他　膜分离过程还包括膜法分离气体、渗透气化、液膜、膜反应器、膜吸收、膜蒸馏及膜传感器等。

三、膜组件

(一)膜组件的含义

所谓膜组件是将膜以某种形式组装在一个基本单元设备内,在一定驱动力作用下,可完成混合物中各组分的分离装置。这种单元设备称为膜组件,又称膜器件、膜分离器或渗透器。

（二）膜组件的分类

为将膜用于工业过程,通常需要较大面积的膜,安装膜的最小单元称为膜组件。

1. 板框式　板框式膜组件是两张膜一组构成夹层结构,采用密封环和两个端板,将一系列这样的膜组件安装在一起以满足一定的膜面积要求,构成板框式叠堆,其装填密度约为 $100\sim400m^2/m^3$。

2. 圆管式　圆管式膜组件是指在圆筒状支撑体的内侧或外侧刮制半透膜而得到的圆管形分离膜,其支撑体的构造或半透膜的刮制方法随处理原液的输入方式及透过液的导出方式而异。管状膜组件的管径一般为6~24mm,管的长度为3~4m,压力容器一般装有4~100根膜管或更多。

3. 螺旋卷式　螺旋卷式膜组件是将做好的平板膜密封成信封状膜袋,在两个膜袋之间衬以网状间隔材料,然后紧密地卷绕在一根多孔的中心管上而形成膜卷,再装入圆柱形压力容器内,构成膜组件。原料从一端进入组件,沿轴向流动,在驱动力作用下,透过物易沿径向渗透通过膜至中心管导出,另一端则为渗余物。

4. 中空纤维式　中空纤维膜是所有膜组件中装填密度最高的一种膜器构型。可以达到装填密度约为30 000m²/m³。中空纤维膜组件分外压式与内压式,外压式可以抗较高压力,一般用于水处理及污水处理。内压式抗污染性较好,一般用于生化制药、食品饮料、医疗器械等。

5. 电渗析器　电渗析器主要由阴、阳离子交换膜、隔板和电极等部分组成,因其结构不同,常分成压滤式和水槽型两种。电渗析器主要用于海水淡化、废水处理等。现代还用于去离子无热原超纯水处理。

6. 实验室用膜设备　实验室用膜设备是膜的最早应用之地,如实验室滤纸从一般滤纸发展到膜滤片。根据实验的不同需求,现代实验室膜设备基本可以使用到所有的膜产品了。如微滤、纳滤、超滤、反渗透膜设备等都以实验室设备的形式出现了。

四、膜分离技术的应用实例

膜技术与常规的离心、沉降、滤过、萃取等分离方法相比,具有明显的潜在优势:操作方便、结构紧凑、能耗低、过程简单、无二次污染等。膜技术是剂型改造,提高疗效,降低能耗与成本的有效方法之一,对于我国中药制剂产业的技术改造和现代化发展具有重要意义。

中药中的化学成分十分复杂,通常含有多糖、黄酮、生物碱等有效成分,而传统的中药提取分离方法存在着工艺复杂、分离效率低等不足,应用膜分离技术可以去除中药提取物中的杂质,并富集有效部位或有效成分。微滤膜、超滤膜、纳滤膜在中药有效成分分离中都有较多的应用。

（一）组合膜技术在中药制剂中应用

组合膜技术是对微滤、超滤、纳滤、反渗透膜技术的综合应用,联合其中2种或2种以上膜技术进行分离的方法,称为组合膜技术。因此,组合膜技术的特点和原理由各分离膜的特性和原理构成。

组合膜分离技术作为膜分离技术的集成,充分利用了多种膜分离技术的优点,相比其他传统中药提取分离工艺及单一膜分离工艺,其优势在于制备高效、分离效率高、易于实现自动化控制。

实例1　用超滤和纳滤组合膜分离银黄方水煎剂

称取金银花180g,黄芩60g,按10、6、6、6倍加水量回流提取4次,每次1小时,滤过,合并滤液进行超滤膜分离,得到滤液,再进行纳滤膜分离,得到纳滤膜滤液。

两组膜分离滤液,第一组超滤膜可以截留粒径大于0.05μm,分子量大于50万的大分子杂质,第二组纳滤膜截留粒径大于0.001μm,分子量大于300的小分子有效成分。银黄水煎液,经膜分离后得到澄明度较好的浓缩分离液,有效成分含量是原液的3.9倍。其中,超滤液的有效成分转移率为黄芩苷87.65%、绿原酸92.90%,最终纳滤液体量为原提取液的1/5~1/6,黄芩苷、绿原酸的有效成分转移率分别为84.12%、91.30%,结果表明,组合膜分离技术用于制备银黄口服液比现行传统工艺简单、省时,并且纳滤不仅能分离有效成分,其所具有的浓缩效果也避免了大量液体的回收。

(二)超滤膜在中药注射剂中应用

中药制剂生产工艺的主要目的是富集有效成分、去除杂质。尤其是中药注射剂中大分子杂质的去除能提高澄明度、减少不良反应发生率。传统工艺水提醇沉法生产周期长、有机溶剂回收率低、能源消耗大、有效成分损失严重、产品质量不易保证,同时易产生环境污染。

超滤膜分离技术具有以下优势:①煎煮液无需冷却或加热可直接过滤,减少生产环节,降低能耗;②膜的性能易于恢复,除菌彻底,膜本身可直接灭菌;③对中药有效成分分离效率高,可有效去除非药效成分、色素、细菌及热原,提高产品的澄明度和纯度;④减少工序,缩短生产周期,降低成本,减少环境污染,且可连续操作,适宜于大规模生产;⑤对单方和复方中药均适用。在中药注射剂生产过程中,超滤主要应用于有效成分分离及除热原两个方面。

实例2　超滤膜除去清开灵注射液中热原

按处方配比取珍珠母水解液、板蓝根提取液、栀子提取液、猪去氧胆酸和牛胆酸混合液,经过醇处理后,加入银黄液适量,混匀,调pH7.5经0.45μm的微孔滤膜过滤后,在操作压力0.10~0.15MPa,泵转速250r/min、药液温度40℃条件下,通过30KD超滤膜进行超滤,超滤后药液的指标性成分(黄芩苷)符合质量标准,并经热原检查法验证,30KD超滤膜能有效去除清开灵注射液中的热原。值得注意的是,在超滤过程中,药液温度、流速、操作压力均会影响膜的过滤效果,最终影响超滤效率。

五、膜分离技术存在的问题

膜分离技术应用于中药制剂生产的特点和优越性虽然非常明显,但是在实际生产应用中,仍然存在着诸多的问题,严重影响膜分离技术的推广和应用。膜使用过程中的最大问题是膜的污染和劣化。中药制剂中含有大量的糖类等黏性物质,导致膜很容易被污染,膜孔堵塞,使渗透通量锐减,严重时甚至使膜设备不能正常工作,最终降低膜的使用寿命,导致生产成本的上升。对于膜分离技术在中药制剂领域的应用,还缺乏系统和深入的研究,科学的选择膜材料的方法还没有系统的建立,各种操作参数的选择还需要进一步的优化。中药的成分复杂。特别是许多复方制剂,复方药理及有效成分还未完全清楚,因此广泛应用膜技术制备中药制剂还需深入研究。针对以上的不足之处,建议可以采取以下措施来解决:

1. 防止膜性能变化的最简单的方法是先进行合适的预处理。通过预处理能有效的降低膜的污染问题。同时,污染膜的清洗和膜性能的再生在实际应用中也非常的重要。选择合适的清洗剂、清洗时间以及合适的膜清洗方法对延长膜的使用寿命,有效的降低生产成本也十分的关键。

2. 对膜技术在中药制剂领域进行系统和深入的研究,建立系统科学的膜组件选样方法,选择合适的膜组件,确定最优的操作工艺参数。

3. 开发新型的不易被污染的膜材料及进行膜面改性是控制膜污染的有效措施。针对中药提取液中杂质含量大、膜面易污染的情况,在深入了解膜污染机制的基础上,从材料设计角度出发,研究新型的适用于中药分离用的、抗污染性好的膜材料,是很有实际意义的一项工作。另外,从现有膜材料出发,通过接枝、共聚、交联等方法,减弱溶质与膜之间的物理化学作用,来减轻膜污染。

4. 对于现有产品的生产工艺的改革,应该需要与药理、临床等专业的研究相结合。

(肖学凤)

第四节　高速离心分离技术

一、概述

目前,大多数中药采用水醇法提取精制药液而制成。该法可将药材中多糖类、蛋白质类及新产生的盐类成分作为杂质除去。而近年来对多糖类成分在化学、药理学、免疫学及临床应用的广泛研究,表明其具广泛的生物活性。因此,有关中药的分离与精制,便成为实现中药制剂现代化的瓶颈问题之一,而离心分离技术的应用与推广,则是诸多分离除杂手段中的一种有效而可行的方法。

离心分离设备指的是利用离心力实现非均相分离的一种分离设备。真正意义的第一台工业离心分离设备应是1836年在德国问世的三足式棉布脱水机,距今已有170多年的历史。20世纪50~80年代是离心分离设备发展最为迅速的年代,而近三十年来,发展重点是结构优化、性能提升和应用技术研究。

二、离心分离原理

离心分离法是目前使用较普遍的一种分离方法。物体在高速旋转中要受到离心力的作用而沿旋转切线脱离,其本身的重力、旋转速度、旋转半径不同,从而所受的离心力也不同,在旋转条件相同的情况下,离心力与重力成正比。中药制剂采用离心分离法分离是利用混合液中各成分的密度差异,借助于离心机的高速旋转产生的不同离心力来达到分离的目的。一般在制剂生产中,遇到含水率较高、含不溶性微粒的粒径很小或黏度很大的滤液,或需将两种密度不同且不相混溶的液体混合物分开,而用其他方法难以实现时,可考虑选用适宜的离心机进行分离。

中药提取液多为固体-液体非均相体系,将其分开的过程称为固-液分离。其分离方法有

3类: 沉降分离法、离心分离法和滤过分离法。

(一)沉降分离法

沉降分离法是利用固体物与液体介质密度相差悬殊,固体物靠自身重量自然下沉,用虹吸法吸取上层澄清液,使固体与液体分离的一种方法。

(二)离心分离法

离心分离法是将待分离的药液置于离心机中,借助于离心机的高速旋转,使药液中的固体和液体,或两种不相混溶的液体,产生大小不同的离心力,从而达到分离目的的操作过程。用沉降分离法和一般的滤过分离法难以进行或不易分开时,可以考虑选用适宜的离心机进行离心分离。

(三)滤过分离法

滤过分离法是将固-液混悬液通过多孔的介质,使固体粒子被介质截留,液体经介质孔道流出,而实现固-液分离的方法。滤过的目的视有效成分的物态而定。有效成分为可溶性成分时取滤液,有效成分为固体沉淀物或结晶时则取滤渣(或称滤饼)。

三、离心机的种类

离心机的种类很多,外形、结构、适应性各异,根据不同的特性分类如下:

(一)按分离因数α的大小分类

分离因数α是物料在离心场中所受离心力C和重力G之比,可用公式表示如下

$$\alpha=C/G=\frac{(2\pi/60)^2Mrn^2}{Mg}=\frac{(\pi/30)^2rn^2}{g}$$

式中M为固体粒子的质量,kg; r为离心机的半径, m; n为离心机的转速, r/min。

1. 常速离心机 $\alpha<3000$(一般600~1200),适用于易分离的混悬滤浆的分离及物料的脱水。

2. 高速离心机 $\alpha=3000\sim50\,000$,主要用于含细粒子、黏度大的滤浆及乳浊液的分离。

3. 超速离心机 $\alpha>50\,000$,主要用于微生物学、抗生素发酵液、动物生化制品等的固-液两相分离。超速离心机常伴有冷冻装置,可使离心操作在低温下进行。

(二)按离心操作性质分类

1. 按分离方式不同分为: ①滤过式离心机,如三足式离心机; ②沉降式离心机,如实验室用沉降式离心机; ③分离式离心机,如管式高速离心机。

2. 按操作方法不同分为: ①间歇式离心机; ②连续式离心机。

3. 按离心机转鼓轴线在空间的位置不同分为: ①立式离心机; ②卧式离心机。

四、影响药液离心分离效果的因素

1. 离心力和分离因数 在用沉降法分离时,由于微小颗粒受到重力的影响很小,且无法提高,如果用离心力代替重力,则沉降速度可以提高许多倍。

在离心机中离心力的大小与物料的质量有关,且随离心机半径和旋转速度的大小而变化。颗粒的质量越大、转鼓半径越大、转速越高,则离心力也越大。通常离心力可比重力大几百倍到几万倍。

2. 药液密度的影响 药液密度大小是影响分离、除杂的因素之一,在20℃时控制药

液密度在1.08~1.10之间比较适宜。若密度太大,药液比较黏稠,容易堵塞管道,且分离效果不甚理想,若药液密度过小,虽分离后的成品澄清度符合要求,但药液量过多,分离时间延长。

3. 离心温度 由于高速离心机在快速旋转时会产生一定的热量,因而对药液中某些物质会有不同程度的影响。特别是对于含有机溶剂的药液,如酒剂、酊剂等提取液,离心机产生的热能使温度升高,引起乙醇挥发,含醇量随之降低,药液中某些醇溶性成分便随之析出。同时,热量增加,温度升高,加之含有机溶剂,对于在密闭条件下操作的离心机,危险性也随之增大。

4. 离心时间 在离心过程中离心时间并非越长越好,因为随着离心时间的增长,沉淀结合会更加紧密,从而使沉淀所包裹和吸附的有效成分增多,损失增大,当然离心时间太短,杂质沉降不充分,同样也达不到分离除杂的效果。

五、高速离心分离技术的应用实例

20世纪50年代后期,中药的提取工艺中就有水醇法的记载。时至今日,已有相当比例的中药制剂采用了水醇法工艺,有的甚至将其视为中药提取工艺的"既定通则"。然而,水醇法是否能达到预期效果,是否科学合理,在应用中存在哪些问题,仍是一个值得商榷和讨论的问题。

中药及其复方制剂成分多样、结构复杂,在临床中体现了复方配伍的综合作用和整体作用。同时,在提取过程中,各种成分之间因温度或其他因素,可能会形成新的有效的"复合物",对防病治病起到治疗或增效作用。而这些体现疗效的新成分或复合物极有可能是醇不溶性成分,从而在醇沉过程中被沉淀滤除掉,大大影响了制剂疗效。即使是经精制后被认作杂质而弃去的沉淀物,有些一经条件改变,就可转溶于溶液中,在胃中分解发挥疗效;而有些无活性或活性不强的提取物,经代谢后变成具有活性或活性增强的活性成分。因此,有许多经醇沉处理的制剂,其疗效往往不及原始汤剂,有的甚至无效。如某厂生产的"妇炎消"糖浆剂,经醇沉处理的制剂不如未经醇沉处理的制剂疗效全面,且有效率前者仅为85.71%,后者则高达94.59%。下面举例进行离心分离法与水醇法的比较具体研究。

实例1 平胃口服液制备工艺的研究

工艺路线:

(1)水醇法:药材煎煮2次,第一次1小时,第二次0.5小时,过滤,滤液浓缩后,加入乙醇使含醇量达65%~70%,冷藏静置48小时,过滤,回收乙醇,药液加0.5%活性炭处理后,过滤,滤液调pH,加纯化水至适量,灭菌,灌封,得样品Ⅰ。

(2)高速离心法:药材煎煮2次,第一次1小时,第二次0.5小时,过滤,滤液浓缩后,用高速离心(16 000r/min),得上清液,调pH,加纯化水至适量,灭菌,灌封,得样品Ⅱ。

考察结果表明:分别取两种不同工艺制备的样品Ⅰ、Ⅱ各三批,考察比较样品中苦参碱的含量,结果发现高速离心法比水提醇沉法更有效地保留苦参碱;经室温下留样观察其稳定性,结果证明高速离心法制备的样品稳定性较好。

实例2　不同工艺对十全大补口服液多糖含量和药效的影响

工艺路线:

（1）高速离心法: 取白术、当归、川芎、肉桂、生姜五味药材水蒸气蒸馏, 其残渣与黄芪、党参、白芍、甘草、红枣、茯苓加10倍量水煎煮3次, 煎液浓缩到1:1时, 4000r/min离心15分钟, 将上清液与上述蒸馏液合并, 调整药液浓度为1:1, 灌封, 灭菌, 得样品 Ⅰ。

（2）水提醇沉法: 取白术、当归、川芎、肉桂、生姜五味药材水蒸气蒸馏, 其残渣与黄芪、党参、白芍、甘草、红枣、茯苓加10倍量水煎煮3次, 煎液浓缩到1:1时, 加入95%乙醇使含醇量达60%, 冷藏过夜, 滤过, 回收乙醇, 调整药液浓度为1:1, 灌封, 灭菌, 得样品 Ⅱ。

取上述工艺中的乙醇沉淀部分, 水浴溶解, 调整液体浓度为1:1, 得样品 Ⅲ。

考察结果表明: 以苯酚-浓硫酸显色法测定样品 Ⅰ、Ⅱ、Ⅲ 中多糖的含量, 发现样品 Ⅰ 中多糖含量最高, 样品 Ⅱ 中多糖含量较少而大部分沉淀在样品 Ⅲ 中; 同时考察三种样品对小鼠免疫器官的影响, 结果显示高速离心法制得的样品能显著对抗环磷酰胺造成的小鼠免疫器官功能的抑制, 而水醇法所得的样品则基本无生理活性, 其乙醇沉淀部分却显示出较强的生理活性。

（肖学凤）

第六章 中药浓缩与干燥技术

第一节 浓 缩

一、概述

浓缩（concentration）系指将药液加热至沸腾使其中的溶剂蒸发,从而使药液的浓度升高的工艺操作。蒸发是浓缩药液的重要手段,此外,还可以采用反渗透法、超滤法、膜蒸馏法等使药液浓缩。中药提取液经浓缩制成一定规格的半成品,或进一步制成成品,或浓缩成过饱和溶液使析出结晶。故浓缩是中药制剂原料生产过程中重要的操作技术单元。

影响浓缩效率的因素主要包括总传热系数（K）、传热温度差（Δtm）等。K值是影响浓缩效率的主要因素,提高K值可有利于提高蒸发效率。一般可通过定期除垢、改进蒸发器结构、建立良好的溶液循环流动、排除加热管内不凝性气体等措施提高K值。Δtm是传热过程的推动力,一般可通过提高加热蒸气的压力、降低冷凝器中二次蒸气的压力、控制适宜的液层深度来提高。

二、中药浓缩方法的特点与选用

中药提取液中药物成分和性质极其复杂,有的对热比较稳定,有的对热极敏感,有的黏度大,有的蒸发浓缩时易产生泡沫,有的易结晶;同时所需蒸发浓缩的程度也不同,而且有时需要回收挥散的蒸气等。实际操作中应注意根据提取液的性质与浓缩要求,结合蒸发浓缩设备与方法的特点,合理选择浓缩方法,并优选确定最佳的浓缩工艺参数。

（一）常压浓缩

常压浓缩系指料液在一个大气压下进行蒸发浓缩的方法,又称常压蒸发。该法耗时长,易导致某些热敏性成分破坏,因而适用于对热稳定的药液浓缩。

常压浓缩常用设备有敞口可倾倒式夹层蒸发锅及常压蒸馏装置。实际工作中可根据溶剂的性质,以及是否回收溶剂等要求选择浓缩设备。若待浓缩料液的溶剂无燃烧性、无毒、无经济价值,如水提液,则可采用敞口可倾倒式夹层蒸发锅;如果是含有乙醇等有机溶剂提取液,那么应采用蒸馏装置,同时回收蒸发溶剂。常压浓缩时应随时排走所产生的水蒸气,同时加以搅拌以避免药液表面结膜,进而加快蒸发速度。

（二）减压浓缩

减压浓缩系指在密闭容器中,抽真空降低蒸发器内部压力而使料液沸点降低的沸腾蒸发的方法。减压浓缩是中药生产中最常用的浓缩方法之一,由于减压浓缩可在较低温度下快速浓缩料液,因此适合于含热敏性成分的浓缩。常用的蒸发设备有减压蒸发器、多效蒸发器等。

1. 减压蒸发器　操作过程包括:抽真空→吸入待浓缩料液→通入蒸气加热→产生的蒸气进行冷凝→冷凝的溶剂流入接受器中。适用于需要回收溶剂的料液的浓缩。操作时应避免因冷凝不充分或真空度过大,造成回收溶剂的损失。

2. 多效蒸发器　系将两个或多个减压蒸发器串联形成的浓缩设备。操作时,第一个蒸发器的料液沸腾产生的二次蒸气作为第二个减压蒸发器的加热蒸气,即形成两个减压蒸发器同时浓缩,称为双效蒸发器。同理,可以有三个或多个蒸发器串联形成三效或多效蒸发器。制药生产中应用最多的是二效或三效浓缩。多效浓缩由于二次蒸气的反复利用,能够节省能源,提高蒸发效率。

在操作过程中,需要监控料液的加热、真空度的控制、冷却水等参数。若料液温度过高或真空度过大,均会导致大量蒸气和泡沫进入冷凝器,甚至通过真空管道进入真空设备,对其造成污染或损害。若料液温度或真空度过低,则会导致浓缩器效率下降,浓缩时间过长,从而影响浓缩效果。且在收膏时,膏料在管壁上容易结垢而影响传热,应及时清除垢层。

(三)薄膜浓缩

薄膜浓缩系指通过一定方法将待浓缩的料液形成薄膜状,同时与剧烈沸腾时所产生的大量泡沫相结合,达到增加料液的气化面积,从而提高蒸发浓缩效率的方法。薄膜浓缩方式有两种:一是使料液在加热面上形成薄膜,并快速通过热交换器;二是料液在加热面上受热后剧烈沸腾而产生大量泡沫,以泡沫的内外表面为蒸发面进行蒸发浓缩。

薄膜浓缩优点主要有:蒸发面积大,热传递速度快,浓缩效率高;受热时间短,成分不易破坏;料液不受静压和过热影响;既可常压连续操作,又可减压连续操作;可将溶剂回收利用等。其缺点是随着浓缩的进行,料液会逐渐变稠,容易在加热面上黏附,增大热阻而影响浓缩效果。

薄膜浓缩的设备主要有升膜式蒸发器、降膜式蒸发器、刮板式薄膜蒸发器和离心式薄膜蒸发器。

1. 升膜式蒸发器　升膜式蒸发器如图6-1所示,其加热室的管束很长,而加热室的液面维持较低。待浓缩料液流程为:待浓缩料液→输液管→流量计→预热器→列管蒸发器底部→列管蒸发器→气液分离器→浓缩液输导管→浓缩液出口。

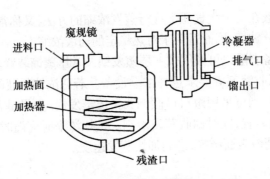

图6-1　升膜式蒸发器

升膜式蒸发器适用于蒸发量大、热敏性、黏度较低(通常不大于0.05Pa·s)以及易产生泡沫的料液,而高黏度、易结垢或有结晶析出的料液不宜选用。中药提取液经此种薄膜蒸发器处理,一般可得到相对密度为1.05~1.10的浸膏。

2. 降膜式蒸发器 降膜式蒸发器如图6-2所示,其结构比较简单,待浓缩料液流程为:待浓缩料液→蒸发器→气液分离器→浓缩液出口。它与升膜式蒸发器的区别在于待浓缩料液由蒸发器的顶部加入,在重力、料液对管壁的附着力及蒸气的拉动下,待浓缩料液呈膜状沿管内壁下降。

降膜式蒸发器不存在静压效应,沸腾传热系数与温度差无关,在较低的传热温度差条件下,仍有较大的传热系数,故有利于热敏性料液的稳定性。降膜式蒸发器适用于蒸发量少、浓度高、黏度较大的料液的浓缩,可得到相对密度较高的流浸膏。但是,该法不适用于易结垢或易结晶的料液。

3. 刮板式薄膜蒸发器 刮板式薄膜蒸发器如图6-3所示,系一种利用刮板高速旋转产生的外力,将料液分布成均匀的薄膜而进行蒸发浓缩的一种高效浓缩设备。其结构主要是在一个直立的夹层圆筒加热器内安装有快速旋转的刮板(叶片)。刮板可分为固定式和转子式两种,固定式刮板系将刮板固定于转轴上,与筒体内壁的间隙为0.75~1.5mm;转子式与筒体内壁的间隙由转子转速变化决定。其流程为:将浓缩料液由蒸发器上部沿切线方向加入,经分流盘流入加热器内,在离心力、重力及旋转刮板的带动下,料液均匀地分布在加热管壁上形成下旋的薄膜。液膜在下降过程中不断被蒸发浓缩,浓缩液由底部侧面出料口,借高速旋转刮板产生的离心力甩出,而二次蒸气则由上部分离器排出。

刮板式薄膜蒸发器具有传热系数高、料液在加热区停留时间短的优点,同时,采用外力驱动成膜,使得该蒸发器对料液的适用性很强,如高黏度、易结垢、易结晶及热敏性的料液可使用该种蒸发器蒸发浓缩。刮板式薄膜蒸发器的浓缩比例较大,一般为6∶1至10∶1,最大可

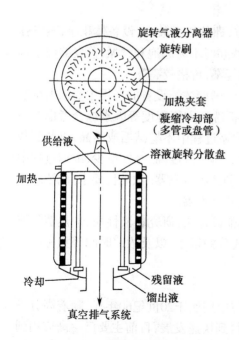

图6-2 降膜式蒸发器

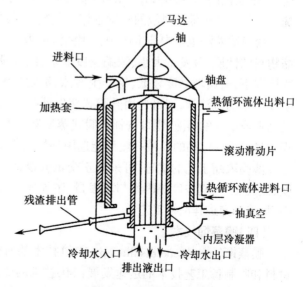

图6-3 刮板式薄膜蒸发器

达51∶1。其缺点是结构复杂,动力消耗大,单位面积的传热面积小和处理料液量少。

4.离心式薄膜蒸发器　离心式薄膜蒸发器如图6-4所示,其原理系利用高速旋转形成的离心力,将料液分散成均匀薄膜进行加热蒸发。操作时,料液由蒸发器上部经进料管输送到锥形盘中央,由于离心力作用,料液迅速分散到整个加热面上并均匀的流至外沿,形成厚度小于0.1mm的薄膜,同时被加热蒸发,蒸发后的浓缩液汇集于蒸发器的外侧,经出料管排出。加热蒸气由底部经边缘小孔进入锥形盘空间,冷凝水在离心力作用下经边缘小孔流出。二次蒸气由中心管上升从蒸发器中部被引出。

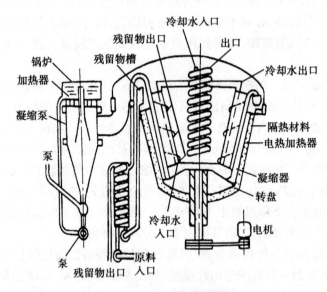

图6-4　离心式薄膜蒸发器

此种蒸发器具有离心分离和薄膜蒸发的双重优点,即传热系数高,设备体积小,蒸发强度大,浓缩比高(15~20倍),料液受热时间短(约1秒),浓缩时不易起泡和结垢,蒸发器便于拆洗。适用于高热敏性料液的蒸发浓缩。其缺点是结构复杂,价格较高。

薄膜浓缩法也是中药生产中常用的浓缩方法之一。薄膜浓缩设备的选用主要依据待浓缩物料的性质、蒸发量大小、浓缩密度要求,以及设备拆洗的方便程度等因素综合考虑。一般情况下,若料液黏度较低、易产生泡沫、蒸发量大、浓缩过程中不易结垢或结晶,以及制备密度较小的流浸膏,则可选用升膜式蒸发器;若料液黏度大、浓度高、蒸发量少,浓缩过程中易结垢或结晶的料液,则可选择升膜式蒸发器以外的3种薄膜蒸发器;浓缩比要求高、浓缩过程中易结垢或结晶的料液一般只能选用刮板式或离心式蒸发器。

薄膜浓缩工艺的优选,可采用正交试验设计或其他设计法,研究料液性质、加热蒸气温度、蒸气压力、真空度等因素与蒸发量、浓缩比、活性成分的得率,以及浓缩时间等指标的关系,最终确定最佳浓缩工艺。

(四)膜蒸馏技术

膜蒸馏(membrane distillation,MD)技术的研究与应用始于20世纪60年代,随着高分子材料和膜制备工艺技术的迅速发展,MD技术的应用得到快速发展,目前主要已逐渐应用到海水淡化、热敏性物质的浓缩、水溶液中挥发性溶质的脱除和回收、废水处理等诸多领域,如茶叶提取液、果汁、牛奶以及中药提取液的浓缩等领域都有应用。

MD是一种采用疏水性微孔膜以膜两侧蒸气压力差为传质驱动力的膜分离过程,属于热驱动过程。其机制是借助疏水性多孔膜将热料液(热侧)与透过侧(冷侧)分隔开,由于膜的疏水性,两侧的水溶液均不能透过膜孔进入另一侧,但因热侧水溶液与膜界面的水蒸气压高于冷侧,在膜两侧压力差作用下,水蒸气即可透过膜孔从热侧进入冷侧而冷凝,从而实现浓缩。其特点在于:设备所需体积小,较低的操作温度和压力,对不挥发性组分有100%的理论截留率,并保持良好的化学稳定性,可与其他分离过程相整合,适合于热敏性成分的浓缩。

MD是传质与传热同时进行的过程。MD分离的传质过程主要由3个阶段组成:①水分在膜的热料液侧蒸发;②水蒸气穿过膜孔的迁移过程;③水蒸气在膜的另一侧冷凝。传热过程主要包括4个方面:①热量由料液主体通过边界层转移至膜表面;②蒸发形式的潜热传递;③热量由热侧膜表面通过膜主体和膜孔传递到透过侧膜表面;④由透过侧膜表面穿过边界层转移到气相主体。影响传质传热的主要因素包括进料温度、浓度、进料流量、真空度、气体流速等。

MD常用的膜材料有聚四氟乙烯(PTFE)、聚丙烯(PP)、聚乙烯(PE)、聚偏氟乙烯(PVDF)等。膜材料的孔隙率、壁厚、曲折因子、孔径分布、导热系数等特性直接影响MD的传质过程,也影响膜的润湿性和抗污染能力。因此,对不同材料进行改性、修饰或复合等研究,从而开发性能优异的膜材料是推动MD技术应用的重要手段。

中药(复方)水提取液体系中化学成分复杂,不同成分的溶解性能、提取液密度、pH、电导率、黏度等都影响MD浓缩过程的进行,特别是如何在浓缩过程中最大限度地保留活性物质是这项技术在中药水提液浓缩中应用的关键。不同中药水提液体系与特定膜蒸馏技术间的适应性也是重要研究内容之一。

第二节　干　　燥

一、概述

干燥(drying)系利用热能或其他方式除去固体物质或膏状物中所含的水分或其他溶剂,获得干燥物品的操作。其目的在于提高药物的稳定性,保证中药的内在质量,便于进一步加工处理。

干燥是中药制剂生产中重要的操作技术单元。干燥效率不仅与干燥物料的性质有关,还与干燥方法有关。影响干燥的因素主要有物料性质、干燥介质、干燥速度与干燥方法、干燥压力等。

(一)被干燥物料的性质

物料性质是影响干燥速率的最主要因素。湿物料的形状、大小、料层厚薄、水分结合方式均会影响干燥速率。一般来说,物料呈结晶状、颗粒状、堆积薄者,较粉末状、膏状、堆积厚者干燥速率快。

(二)干燥速度与干燥方法

在干燥过程中,首先是物料表面的液体蒸发,然后内部液体逐渐扩散到表面继续蒸发,直至干燥完全。常压或减压干燥等静态干燥时，若干燥速度过快，物料表面的蒸发速度大大超过内部液体扩散到物料表面的速度，致使表面粉粒黏结，甚至熔化结壳，从而阻碍内部水分的扩散和蒸发，形成假干燥现象，不利于干燥过程的顺利进行。沸腾或喷雾干燥等动态干燥时，湿物料处于悬浮、跳动状态，极大增加了热交换面积，可显著提高干燥效率，但必须及时提供足够的热能，以满足蒸发和降低干燥空间相对湿度的需要。

（三）干燥介质的温度、湿度与流速

在适当范围内，提高干燥空气的温度，可加快蒸发速度，有利于干燥。但应根据物料的性质选择适宜的干燥温度，以防止热敏性成分被破坏。

干燥环境的空气湿度越低，则干燥速率越大。降低有限空间的相对湿度亦可提高干燥效率。实际生产中常采用生石灰、硅胶等吸湿剂吸除空间水蒸气，或采用排风、鼓风装置等更新空间气流。

空气的流速越大，则干燥速率越快。空气的流速加快，可减小气膜厚度，降低表面汽化阻力，提高等速阶段的干燥速率；但空气流速对内部扩散无影响，故对降速阶段的干燥速率影响较小。

（四）压力

压力与蒸发量成反比，因而减压是改善蒸发、加快干燥的有效措施。真空干燥能降低干燥温度，加快蒸发速度，提高干燥效率，且产品疏松易碎，质量稳定。

二、中药干燥方法的特点与选用

（一）减压干燥

减压干燥又称真空干燥，系在密闭的容器中通过抽真空而进行干燥的方法。减压干燥器一般由干燥柜、冷凝器及冷凝液收集器、真空泵3部分组成。

1. 减压干燥的特点　真空条件下物料内溶剂沸点降低，蒸发的推动力增大；干燥温度低，速度快，可减少热敏成分的破坏；可降低药物与空气的接触机会，提高药物稳定性；挥发性溶剂可回收利用或采取适当措施处理；干燥品质地疏松，易于粉碎。既适合于热敏性或高温下易氧化物料的干燥，也适用于排出的气体有使用价值、有毒害、有燃烧性等物料的干燥。其缺点是生产能力小，间歇操作，劳动强度大。

2. 减压干燥的选用　减压干燥是目前工业生产中广泛使用的干燥方法，适用于含湿量较高、多种形态物料的干燥。而黏稠、易起泡的物料采用本法干燥时，可能会起泡导致物料溢出容器外，不仅污染干燥器，还造成物料损失。同时，可通过控制真空度、减少物料装量、降低温度等方法解决上述问题。含湿量少、黏稠性浸膏用本法干燥时，易出现表面干燥或假干燥现象，此时应将物料和干燥仓冷却至室温，再将物料置于干燥仓中干燥，并且缓慢升高温度和真空度。

（二）沸腾干燥

沸腾干燥又称流化床干燥，是流化技术在湿物料干燥中的应用。其原理是将干燥的热空气以一定的速度通入干燥室内，凭借空气的动能将湿颗粒吹起并悬浮在干燥室中，使其呈流化态，似"沸腾状"，热空气在湿颗粒间通过，与湿颗粒进行传热传质交换，最终使湿颗粒干燥。

1. 沸腾干燥的特点　由于物料颗粒的剧烈跳动，表面的气膜阻力小，热利用率高（可达

60%~80%，对结合水干燥时也达30%~40%），且物料磨损较轻；因良好的传热传质，加上气固接触面积大，且传热系数大，物料干燥速度快；在流化床中，气-固间的高度混合，使整个床内温度均匀，无局部过热现象，产品受热均匀；干燥过程中各粒子处于松散状态，可溶性成分发生颗粒间迁移的机会较少，有利于保持颗粒质量的均一性；干燥室密封性好，可避免杂质混入；干燥时无需翻料，且能自动出料，节省劳动力，操作方便。但热能消耗大，干燥室内不易清洗，尤其是有色颗粒干燥给设备的清洗带来很大困难。本法适用于大量颗粒状物料的干燥，如颗粒剂、水丸以及硬胶囊内容物、片剂制备过程中湿颗粒的干燥。

2. 沸腾干燥的选用　沸腾干燥对物料的含湿量、形态大小和硬度有一定的要求，主要适用于同时具有含湿量不高、有一定硬度、颗粒状等物料的干燥。而含湿量较高的流浸膏或稠浸膏、含湿量不高的大块状颗粒或松脆颗粒不宜选用沸腾干燥。

（三）喷雾干燥

喷雾干燥是流化技术在液态物料干燥中的应用。其基本原理是通过喷雾器将浓缩至一定相对密度的料液，雾化成细雾滴后与一定流速的干燥热气流碰撞并进行热交换，使物料中水分迅速蒸发而干燥成粉末或颗粒。

喷雾干燥的工艺流程为：料液自导管经流量计泵至喷头后，由雾化系统将料液雾化成液滴进入干燥室；进入干燥室内的液滴再与自干燥室上部沿切线方向进入的热气流在干燥室内混合、碰撞，并快速进行热交换，使湿物料迅速干燥。

1. 喷雾干燥的特点　药液瞬间干燥，受热时间短、温度低，适合于热敏性物料的干燥；产品呈粉状或颗粒状，具有疏松、易溶等特点，能保持药物原有的色香味，且具有良好的分散性和流动性；操作流程管道化，环境粉尘少，生产连续性好。其缺点是单位产品耗能大，热效率和传热系数都较低，设备庞大，结构较为复杂，设备清洗困难，一次性投资较大。

影响喷雾干燥适用性、产品质量和能量消耗的关键部件是物料雾化系统和干燥系统。

2. 喷雾干燥的选用　一般含湿量在70%以上的物料可选用喷雾干燥达到液态物料的直接固化，尤其适合于热敏性液态物料的粉末化或颗粒化。大多情况下，中药的活性成分及其性质不完全清楚，选择喷雾干燥可较好地保护中药固有的理化性质和生物学特性。

雾化系统与干燥系统是喷雾干燥中的重要部件，其选择主要依据物料的性质与干燥目的而定。如果料液黏度较高或含有固体颗粒，则不宜选择压力式雾化系统，以免堵塞喷嘴，但可选用气流式或离心式喷雾；若料液黏度大难以干燥时，则可选用逆流型或混流型干燥系统。

（四）冷冻干燥

冷冻干燥系将被干燥液体物料冷冻成固体，利用低温低压条件下冰的升华作用，使物料低温脱水而达到干燥目的的一种方法，又称升华干燥。

1. 冷冻干燥的特点　物料在低温、高真空条件下干燥，既能避免有效成分的热分解和热变性失活，又能大大降低有效成分的氧化变质。因此，冷冻干燥特别适合于热敏性、易被氧化的物料以及生物制品的干燥。冷冻干燥产品疏松多孔，复水速度快，复水效果好；产品含湿量很低，若真空包装，产品可以长期贮存而不变质；干燥新鲜药材时，可保持药材的组织结构及原有的色、香、味，同时可以在极短时间内吸水，恢复新鲜状态。其缺点是需要特殊的设备，投资大；低温时冰的升华速度较慢，干燥所需的时间比较长，加上冷冻干燥需要高真空和低温，耗能大，成本较高。

2. 冷冻干燥的选用   冷冻干燥主要用于血浆、血清、抗生素等生物制品的干燥,一般活性成分易受热、氧等因素影响,以及活性成分的理化性质、生物学特性不清楚的物料,可考虑采用本法干燥,以保持物料固有的理化性质和生物学特性。在冻干粉针的制备中,为了保证其良好的复溶性,常需要加入葡萄糖、甘露醇等冻干保护剂。

冷冻干燥过程中,应注意克服喷瓶、产品含湿量过高、外形不饱满或萎缩等问题。冷冻干燥最适工艺条件的优选,常以产品的外观、溶化时间、含湿量、是否喷瓶等为指标,考察冻干保护剂及其用量、预冻方法与时间、升华温度及干燥时间等因素对指标的影响,优选确定最佳冻干条件。

(五)红外线干燥

红外线干燥是辐射加热在干燥中的应用。其基本原理是红外线辐射器所产生的电磁波以光的速度辐射到被干燥物料上,物料吸收电磁波转化为分子热运动的动能,使物料分子振动增加,温度迅速升高,从而将水等液体分子从物料中驱出而达到干燥。

红外线是介于可见光与微波之间的电磁波,根据波长的不同,红外线可以进一步分成近红外和远红外两类。由于有机物、高分子化合物及水等物料对红外线的吸收光谱大部分分布在远红外区域,因此,红外干燥法一般采用远红外线干燥。

1. 红外线干燥的特点   远红外的波长范围为5.6~1000μm,红外线光子的能量较小,被物料吸收后,不能引起分子和原子的电离,因而,一般情况下,红外线本身不会引起干燥物料的化学变化;干燥过程不需要干燥加热介质,蒸发水分的热能是由物料吸收红外线辐射能后直接转变而来,因此热效率较高;干燥速度快,时间短,比普通干燥方法要快2~3倍,故适用于热敏性物料,尤其是低熔点、吸湿性强的物料干燥;物料的表面和内部能够同时吸收红外线,使物料受热均匀,能适合多种形态物料的干燥,且成品质量好;设备简单,操作方便灵活,易于自动化,设备投资少,维修方便。其主要缺点是红外线穿透深度有限,一般只适用于薄层物料或物料的表层干燥。

2. 红外线干燥的选用   目前的红外干燥装置主要采用带式传递,多用于颗粒剂、丸剂及片状的膏药等物料的干燥。用于颗粒状物料干燥时,应注意物料的黏度、含湿量等不宜过高,以免在干燥过程中相互黏结,形成大颗粒或块状物。一旦形成大颗粒,则上抛翻动困难,容易阻碍颗粒内水分的扩散蒸发,使干燥主要发生在表面,在表面呈现龟裂或假干燥现象;同时,黏度大、含湿量高的颗粒还可能黏结在振动槽板面上,造成积料和焦化现象。红外干燥时,还应注意温度不宜过高,颗粒粒度不宜过大,以免出现表面焦化,而内部干燥不完全的现象。

目前,远红外干燥在中药材干燥方面的应用日益成熟,已应用到百合、人参、陈皮、三棱、天花粉、莪术、白芍、板蓝根、大黄、防风、丹参、桔梗、甘草、当归等中药材的干燥中。与传统工艺的晾、晒、烘等干燥方法相比,远红外干燥品中水分含量更低,挥发油保存率更高。

(六)微波干燥

微波干燥系利用微波能使湿物料中所含有的水等电解质分子迅速随交变电场方向的变化而被反复极化,导致电解质分子发生剧烈的碰撞和摩擦,湿物料温度升高而使其中的水分蒸发,从而使湿物料得到干燥。

微波是一种频率为300MHz~300GHz的高频电磁波,常用微波频率为915MHz和2450MHz,后者在一定条件下有灭菌作用。微波干燥设备主要由直流电源、微波发生器、波导、微波干燥器、冷却系统及微波漏能保护装置等组成。

1. 微波干燥的特点　干燥速度快,微波干燥比普通干燥加热要快数十倍乃至上百倍;加热是内外同时进行,由于表面水分的蒸发,使得表面温度低于内部温度,因而传热和传质方向一致(均是由内往外),不易发生表面假干燥和结壳现象,特别适用于干燥过程中易结壳,以及内部水分难以去尽的物料;加热速度和强度可通过输入功率的大小来调节。其缺点是微波干燥设备的投资费用较大,微波发生器容易损坏,而且微波对人体具有伤害作用。

2. 微波干燥的选用　由于微波仅是一种热处理方式,故常将微波热处理技术与其他干燥方式如真空干燥、喷雾干燥、冷冻干燥、热风干燥等结合应用。

影响微波干燥效率的因素主要有微波辐射功率、微波辐射时间、物料尺寸、铺层厚度等,对于与热风干燥联合应用的干燥装置来说,还与气流温度、气流速度等有关。因此,在微波干燥最适工艺条件的优选中,应充分考虑微波原理与各种影响干燥因素的关系。

(七)其他方法

1. 高压电场干燥法　高压电场干燥技术是一项新型的干燥技术,其基本原理是在高压电场下,水的蒸发变得十分活跃而加快蒸发速度。

高压电场干燥技术的优点是:干燥过程没有传热过程,其通过电场力和离子作用于物料中的水分子,与传统加热干燥的“传热传质”过程不同,物料不升温,物料的营养成分或活性得到最大的保留;可根据被干燥物料性质选择合适的干燥电压,既可单独干燥,也可与热风干燥联合使用。其不足之处在于干燥机制以及电压、频率、温度、电极间距、电极形状等因素对干燥效果的影响及其规律性尚待研究。

2. 热泵干燥法　热泵干燥是依靠干燥室内热空气与被干燥物料间的对流换热,使空气加热湿物料并吸收物料蒸发的水分以达到干燥目的。热泵干燥和常规热风干燥的基本原理、干燥介质基本相同,主要区别在于湿空气的除去方法不同。热泵干燥主要依靠空调制冷原理使空气中水分冷凝来降低干燥室内空气的湿度,空气在干燥室与热泵干燥机之间为闭式循环,基本上不排气。

与其他干燥方法相比,热泵干燥具有节约能源、产品品质高、环境污染小、干燥范围广、能量利用率高,运行费用低的优点。其缺点是干燥速率相对较低,干燥周期长;干燥规模小,设备维护要求较高,投资大。

三、中药干燥的注意事项

在中药制剂的生产中,被干燥物料种类繁多,形状各异,既有颗粒状、丸状及粉末状固体,也有膏状、浆状、溶液状流体;物理和化学性质复杂多样,如热敏性、黏性、酸碱性、易燃性等;对干燥成品的要求也各不相同,如含湿量、外观、形状、色泽、粒度、溶解性及卫生要求等;可供采用的干燥方法与设备的生产规模和生产能力各不相同。实际操作中应注意根据物料的性质与干燥要求,结合各种干燥设备与方法特点,合理选择设备与方法,并确定最佳的干燥工艺参数。

（桂双英）

第七章　中药制剂原料药的特性与改性研究

中药制剂中使用的中药饮片及其加工品称为中药制剂的原料,包括中药饮片、植物油脂和提取物等。中药饮片是汤剂及其他制剂用药的主要原料。除中药饮片外,中药提取物是现代中药制剂的主要原料药或中间体。近年来,中药制剂原料药在提取工艺、质量控制等方面的研究逐渐深入,其特性是决定中药制剂剂型选择、制备工艺、质量控制及稳定性的重要因素之一。

多样性是中药制剂原料的突出特性,主要包括以下几个方面:

1. 来源的多样性　中药饮片和提取物均由中药材经一定的处理后而得,中药材来源于植物、动物和矿物,其中80%以上来源于植物,具有显著的多样化特征。

2. 成分、性味、功效的多样性　中药制剂原料成分复杂,一种药物往往包含多种活性成分,如人参中含人参皂苷30余种,同时亦含有多糖、有机酸、酯类等,具有大补元气、复脉固脱、补脾益肺、生津养血、安神益智等多种功效。

3. 质量影响因素的多样性　影响中药制剂原料质量的影响因素众多,如药材的品种、产地、采收加工、运输、贮藏等。同一药物,基原不同,质量差异较大,即使是同一基原,受生态环境、采收季节、加工方法等的影响,其质量亦有一定的区别。

4. 中药制剂原料物理或物理化学特性的多样性　中药提取物是一个多成分的复杂体系,其粉体一般具有多种晶型或为不定型粉末,粉体粒度一般分布在一定范围,无固定熔点,大多具有较强的吸湿性;其多种或多类成分表现出不同的亲水亲脂性。此外,中药提取物还具有酸、苦、咸、涩等不良气味的感官多样性。

第一节　中药制剂原料药的物性特点及表征

中药提取物作为中药制剂生产的重要中间体,其质量的优劣对中药制剂后续成型工艺及制剂成品的质量和疗效起着举足轻重的作用。中药提取物是一个多成分的复杂体系,但仍表现出一定的粒径、流动性、可压性以及黏性、吸湿性等物理特性,其中吸湿性显现得较为突出,吸湿后提取物呈现分散性,流动性变差,黏性增强,团聚等现象,给后续制剂工艺造成了极大的困难,是长期以来影响中药制剂过程及其质量的一个主要问题。

一、吸湿性

中药浸膏粉通常具有较大的吸湿性,吸湿后会发生一系列物理特性变化,含水量增大、流动性变差等。一方面,浸膏粉粒之间可以通过机械缠绕、立体效应、静电引力、游离液体、固体桥等作用下相互黏结,使其流动性降低。另一方面,大量吸湿后的浸膏粉引起颜色变化、发生潮解或霉变,甚至成稠浸膏状,不仅影响制剂的成型,甚至影响中药制剂的有效性及安全性。

(一)吸湿过程与吸湿机制

通常情况下,当空气湿度小于浸膏粉的临界相对湿度(CRH)时,由于吸湿过程很快达到平衡,吸湿性显示不明显,甚至表现为粉体不吸湿;但环境湿度大于CRH时,浸膏粉体会大量吸湿直至饱和。中药浸膏粉体的吸湿过程主要分为三步骤:首先是浸膏粉通过表面或毛细管吸收水分,然后浸膏粉中易溶性成分溶出形成水合物,当吸收的水分足够多时粉体表面发生溶解,粉体间形成液体桥从而导致粘连。中药浸膏粉吸湿的可能性机制包括:①药物中存在能与水分子中极性羟基形成氢键的极性基团,尤其是其中的活性羟基;②水分子与中药浸膏粉体之间通过分子间作用力相互吸引,水分子吸附在中药浸膏粉体表面;③通过毛细管吸附作用,水分子吸附和储存于粉体的孔隙中;④由于中药浸膏粉中化学物质通常为无定型态,极易吸湿形成水合物,吸收水分后由无水晶型转变为水合晶型。

(二)中药浸膏粉体强吸湿性的主要原因

1. 存在大量易吸湿的水溶性成分和亲水性成分　中药浸膏粉体强吸湿性体现在CRH低,吸湿速度快,饱和吸湿量高等多个方面。水溶性药物混合物的CRH约等于各成分CRH的乘积,而与各成分的量无关,即$CRH_{AB}=CRH_A \times CRH_B$。由于中药浸膏粉体属于复杂的多成分体系,且其中很大一部分成分为水溶性成分,从而导致中药浸膏粉体的CRH较低,这决定了中药浸膏粉体在较低空气湿度下即能吸湿,是中药浸膏粉具有强吸湿性的主要原因之一。

2. 中药浸膏粉体中含有强吸湿性杂质　中药浸膏粉体中含有蛋白质、多糖、淀粉、黏液质、鞣质等组分,此类组分中含有大量的羟基、氨基等极性基团,易与水分子中的极性羟基结合,极易吸湿,且此类组分结合水的能力较强,进一步加剧了中药浸膏粉体的吸湿性。同时,中药浸膏粉体中某些易溶性的成分在粉体吸湿后溶解在水中。

(三)影响中药浸膏粉体吸湿性的常见因素

主要影响因素有两大类:一类是制剂原料的物理特性,如制剂原料的孔隙率、粒径、粒子的表面性质等;另一类则是制剂原料的化学特性,如化学基团所决定的制剂原料与水分子之间的吸引力。

1. 粒径大小与比表面积　中药浸膏粉体的吸湿性随着其表面积的增加而增大。研究发现黄连纳米粉体与超微粉体吸湿速率与吸湿百分率均高于其常规粉体,其中黄连纳米粉体表现得更加明显。其主要原因是因为随着黄连粉体的超微化和纳米化,粒度变小,比表面积增大导致浸膏粉体与环境中水分子的有效接触面积增大,从而加快了吸湿速度。粉体的比表面积对吸湿性有显著性影响。

2. 浸膏粉体孔隙率　粉体的孔隙率较大时,其与水分的接触面积增大,从而增强了粉体的吸湿性;其次,粉体的表面孔隙会产生毛细管现象,从而吸收和储藏更多的水分。因此,中药浸膏粉体的吸湿性随孔隙率增大而增大,在不同湿度条件下,孔隙率导致的比表面积增大以及孔容积产生的毛细管现象对吸湿性的影响起主导作用。中药浸膏粉体的制备过程,尤其是干燥方式对中药浸膏粉体孔隙率的影响较大。

3. 浸膏干燥前中药提取液的组成性质与pH值　通过比较真空干燥、冷冻干燥、喷雾干燥及微波干燥等不同干燥方式进行干燥,考察不同干燥工艺前后中药提取物物理性质的相关关系,发现无论何种干燥工艺,干燥产物的吸湿特性与干燥前提取液的黏性及pH值均有一定相关性。因此,通过改变提取液的物理性质来改善中药浸膏粉体的吸湿性具有一定的可行性,但是目前提取液黏性及pH值等物理性质对于干燥物吸湿特性的影响机制尚不明确。所以,对于如何通过改变提取液性质来改善中药浸膏粉体吸湿性及两者的相关性有待进一步研究。

4. 干燥方式及浸膏粉末化过程　在中药浸膏粉体的制备过程中,对中药浸膏粉体物理性质产生影响的制备过程均能在一定程度上影响中药浸膏粉体的吸湿性,如干燥方式及粉末化过程等。

粉末化过程对于中药浸膏粉体吸湿性的影响包括两方面:①药物粉末化后使比表面积增大;②粉末化过程能使粉末表面晶体缺损以及无定型的亚稳态的形成,从而提高中药浸膏粉体的吸湿性。当被暴露于水蒸气中时,无定型的亚稳态会重新吸水形成稳定态。

二、流动性

中药粉体原料的流动性,对粉体的生产工艺、传输、储存、装填以及中药制剂中的不同成分的混合,颗粒剂、片剂、散剂、胶囊剂等的成型及装量有着重要的意义。将粉末制成一定大小的颗粒可以使其流动性增加,以粉末直接混合的散剂或胶囊由于粉末流动性差,各成分很难混合均匀而影响药物的准确含量;在颗粒剂、片剂、胶囊剂等的成型或填充时,流动性差的粉粒往往表面粗糙或易黏结成块不易分散,不便患者服用,影响工艺过程顺利进行,同时增加制剂的成本;在外用散剂的涂布中,粉体流动性差的散剂涂布不均匀,造成局部用药过多或过少,影响疗效;在制剂的贮藏和运输过程中,流动性差的粉料制成的制剂更容易受环境温度、湿度、压力、机械力等的影响而降低药物的稳定性和有效性。在中药制剂中,流动性的研究还很不够,大部分研究者仅以休止角来评价粉体的流动性,事实上粉体的流动性随粒子的形状、大小、含水量、表面状态、密度、空隙率、生产工艺等因素的不同而有明显的差异,再加上粉粒之间的内摩擦力、黏附力、静电力等的复杂关系,使得粉体流动性无法用单一的物理量来表征。粉体流动性决定于物质本身的特性(如粒子大小、形态、表面状态、密度等)及环境的温度、压力等。

(一)影响粉体流动性的因素

1. 粒度　粉粒越细,粉粒比表面积越大,粉体分子引力、静电引力作用增大,影响粉粒的流动;粉粒越细,粒子间越容易吸附,结团,黏结性增大,导致休止角增大,流动性变差;粉粒越细越容易紧密堆积,透气率下降,压缩率增大,同样使流动性变差。在中药制剂中,通常将粉末制成颗粒以增加其流动性。

2. 形态　如果粒径大小相等,但形状不同的粉末具有不同的流动性,球形粒子因其相互间的接触面积小,具有良好的流动性,片状或枝状的粒子表面有大量的平面接触点和不规则粒子间的剪切力,故流动性差。在中药制剂中,通常流化床制得颗粒比其他方式制得颗粒的圆整度都要好,流动性也较好。

3. 水分含量　当水分含量较少时,最初水分都被吸附在其表面,这种吸附水对粉体的流动性影响不大,但随着水分的增加,在吸附水的周围形成了薄膜水,粒料间就不容易发生相对移动,故限制了粒料整体的流动性,当水分增加到超过最大分子结合水时,整个粒料流动性变差,甚至整体会失去流动性。粉末干燥状态时,流动性一般较好,但太过于干燥时,由于静电引力作用相互吸引黏结导致流动性变差。中药制剂极易吸潮,可通过加辅料、干法制粒、湿法制粒、喷雾干燥制粒等手段降低其吸湿性。

4. 温度 热处理过的粉末的松装密度和振实密度随热处理温度的升高有增加的趋势,可能是随温度的升高,粉末颗粒的致密度提高所致。但温度如果不断地升高,粉体的流动性会下降,因为在高温容器内,粉粒受高温作用后黏附性明显增加,易发生粉粒间黏附以及粉体与器壁黏附,如果温度更高,则料粉发生化学反应产生少量液化,使黏附作用进一步增强。再者,温度过高会使中药粉体的有效成分发生改变,特别是对于含挥发性成分的粉体不能采取升高温度的办法改善粉体流动性,此外,中药颗粒剂、胶囊剂等的软化点非常低,升高温度容易使其软化,引湿性增强,降低粉体的流动性。

5. 振动 振动可用于促使容器内松散物料的流动。正确使用振动可以明显地减少松散物料强度,因而提高了粉料的流动性。但也有不利作用,特别是含有微细粒子的粉料,在振动时很快趋于密实,使得流动性降低,甚至可能发生流动中断。片剂成型中,在一定的冲击力下,片剂趋于密实,弹性张力变大,不容易产生松片或裂片,整体的流动性也很好。

6. 粉粒间相互作用 粉体的流动性还取决于粉粒间的摩擦性质和内聚性质,而不同大小和形貌的粉粒,其摩擦性质和内聚性质对粉体流动性的影响程度是不同的,当粉粒较大时,体积力远大于粉粒间内聚力,粉体的流动性主要取决于粉粒形貌,具有粗糙表面的粉粒或形状不均匀的粉粒通常流动性差,当粉粒小到体积力远小于料粒间内聚力时,粉体的流动性则主要取决于粉粒间的内聚力。其主要包括: 范德华力、静电力和毛细管引力。

(二)粉体流动性的表征方法

药用粉体的流动性表征方法主要有3种: 基于测量颗粒质量流量的方法,包括霍尔流量计测量、低速转鼓中的颗粒物质的坍塌规模或质量流率测量等; 基于测量颗粒摩擦的方法,包括静力学休止角、剪切流变力学、压缩度测量等; 基于颗粒形状的分形维数法等。中药物料在测量颗粒质量流量时,往往不能自由流动,只能堆积在流量计上,即使借助玻璃珠也不能流下,不能测量中药物料的质量流速、基于颗粒形状的分形维数法,只能描述颗粒的微观结构,利用颗粒形状描述流动性,作用有待证实。

颗粒物质的流动不仅与颗粒物质的尺寸大小、形状、环境及湿度等因素密切相关,还受到颗粒流动的边界条件和设备条件(工艺参数和设备尺度)等因素的影响,而且颗粒物质流动性是颗粒物质抗剪切能力和保持流动状态能力的综合特性,因此,表征颗粒物质流动性的参数不仅要综合反映颗粒物性的本质特征,还应结合颗粒物质的运动状态和运动环境(边界条件和初始条件)将颗粒物性流动状态结合起来,利用剪切流变力学反映流动状态和过程对剪切变形能力的影响,表征颗粒物质的流动性成为多数人的选择。

美国药典和欧洲药典普遍采用基于测量颗粒摩擦的方法,综合卡尔(Carr)指数法评价粉体流动性是对粉体的休止角、压缩率、板勺角、凝集度或均匀度5项指标进行测定,将测定结果依据其流对动性影响的强弱程度指数化后加和,作为评价粉体流动性的综合指数FI。Jenike法测试粉体物料的仪器主要有流动性能测定仪、压缩性测定仪和透气性测定仪,对于大多数粉体,主要用有效内摩擦角、内摩擦角、壁摩擦角,密度和无侧界屈服强度2项性能指标来表示流动性能,这些参数可以用流动性能测定仪直接或间接测出粉体流动性指数FF。

1. 休止角法 休止角是表示微粒间作用力主要方法之一。测定休止角的方法可以归纳为固定漏斗法、固定圆锥槽法、倾斜箱法、转动圆柱体法4类。休止角可提示粉粒之间的黏附性，从而反映粉末流动的难易程度，休止角小则流动性好。

2. 小孔流出速度法　休止角法相对简单，偏差较大且不能反映流速的大小，所以流速法是测定粉体流动性的又一种方法，流速是指微粉由一定孔径或管中流出的速度，一般来说微粉的流速快，其流动均匀性好，即流动性好。流速既是粉体的粒度也是其均匀性的函数，但流速法不能定量地表示流出的速度，不能区分流动性能很接近的两种粉体。

3. 振实法　振动可影响粉体的松装密度进而影响其流动性，因此，振实法可做为测定流动性大小的方法。粉末的黏着力是粉粒之间的相互作用力，它与粉末的流动性密切相关，其值越大，粉末的流动性越差。粉末的黏着力和流动性与其松装密度有一定的关系，随着粉末松装密度的增大，其黏着力随之减小，而粉末的流动性随之变好，振实法测量粉末流动性的重复性较好，而黏着力稍差。

4. 卡尔（Carr）指数法　Carr测定法则是综合了影响粉体流动性的很多因素，进行了大量实验而提出的应用自然坡度角Hr、板勺角Hs、压缩率Cp、凝聚度Ch四项指数，用得分制的数值方法表示粉体流动性的方法。该方法简单实用，既适用于流动性好的粉体，又适用于附着性强且流动性差的粉体，适用范围广。其测量原理参照Carr指数表，通过测定样品的每一项流动性指数，并把其结果累加，即可得到卡尔指数，得出对流动性的综合评价。

5. Jenike法　Jenike以粉体力学理论为基础进行了大量的实验和深入的理论研究，提出了粉体的连续介质塑料模型，并发展了流动-不流动的判据，创建了一套科学地表示散状物料流动性能的指标，归纳了一整套表示料仓内粉体流动性的参数和料仓定量设计的方法及理论，提出的表示流动性的综合性能参数。

三、压缩性

压缩性更准确来说，应称为压缩成型性。在口服固体制剂中，片剂是应用最广泛的口服剂型，无论是普通片、泡腾片、分散片还是缓、控释片、多单元型片剂，它们都是由药物粉体经压缩而制得。一般认为，药物粉体压缩过程经过几个有序的阶段：①冲模中的粒子重新排列成致密的充填结构；②粒子的弹性形变；③粒子的塑性形变；④粒子的破碎；⑤粒子的结合。根据压缩过程中的物料变化不同，药物粉体可以发生塑性、弹性、脆碎性变形，对于塑性形变压实粒子和破碎形变压实的物料，主要是靠分子间远程引力和大量的弱引力结合，形成高强度片剂；含有大量弹性成分的粒子主要靠分子间远程引力和少量的弱引力结合形成低强度片剂；能形成固体桥的粒子可以形成高强度片剂。

（一）粉体压缩性的影响因素

药物粉体的粒子间作用力、晶型、粒径、粒径分布、粒子形态、比表面积、孔隙率、含水量等物理性质会对药物的流动性、填充性、压缩成型性造成较大影响。

1. 粒子间作用力　根据作用力的来源不同可以分为静电力和分子间作用力。静电力包括摩擦静电和粒子表面永久静电。粒子在碰撞的瞬间发生摩擦静电的传递，由于粒子间距很小导致作用力相当大，粉体就不能流动。将不同性质的粉体混合时，若极性相反，可能导致电荷分布的不均匀，可以观察到粉体堆密度的增加和流动性减小。粒子表面永久静电由粒子的表面结构决定，通常依赖于晶体表面与晶格的相对取向。离子化表面和具有极性功能基团的表面有较强的静电力。分子间作用力包括：范德华力、氢键力、离子-偶极、偶极-

偶极、范德华力-伦敦力等。一般情况下,分子间作用力很小,但是在较大的应力下粒子间发生塑性形变,粒子间距极小时,分子间作用力可以迅速增大。在潮湿的空气中,少量水分占据粒子间接触空间,由于表面张力的存在形成毛细管作用力,会产生很强的引力。现有仪器可测定粉体静电效应,用摩擦的方法使粉体带电,粉体带电量越大,表示粉体静电效应越强。采用一定方法可以降低粉体静电效应,如使用相反电荷抵消,或表面活性剂来影响其他颗粒间作用如极化过程、结块、凝聚等。

2. 压缩度与流动性　压缩度指将一定量的物料轻轻装入量筒后,测量最初松密度,采用轻敲法使物料处于最紧状态,测量最紧密度,计算压缩度C=(1-松密度/最紧密度)×100%。C一般指卡氏指数(Carr's index),压缩度也可以用豪斯纳比率(Hausner ratio)表示,H=100/(100-C),压缩度是物料流动性的重要指标。卡氏指数在30%以下时流动性较好,可用于生产,压缩度越大流动性越差,当达到40%~50%时,粉体很难从容器中自由流出。

3. 晶型　同一药物其晶型不同会对可压性产生影响,应用抗张强度-压力曲线比较磺胺甲嘧啶3种晶形的压缩成形性。不同压力下Ⅰ型结晶的抗张强度好于Ⅱ型的两种结晶。通常立方晶系的结晶对称性好,表面积大,压缩时易于成型;鳞片状或针状晶形成层状排列,所以压缩后的药片容易分层,不能直接压片;树枝状结晶易发生变形而且相互嵌接,可压性较好,易于成型但流动性较差。

4. 粒径及粒径分布　合适的制剂原料粒径和粒径分布对片剂成型有重要作用。多数情况下,结晶物料的粒径降低会增加片剂的抗张强度,因为粒径减小会降低晶体结构中的缺陷,而碎裂往往从晶体结构中的缺陷处出现裂缝,但粒径降低对于流动性会产生不良影响。不同的制剂原料,其粒径和粒径分布对其成形性的影响又有所不同,一般有3种情况:①片剂强度随着粒径的减小而增加,如乳糖和枸橼酸钠;②片剂强度与粒径无关,如聚合磷酸钙和蔗糖;③片剂强度随着粒径的增加而增加,而且在低粒度范围最显著,如立方晶型的氯化钠。

5. 粒子形态　使用扫描电镜观察药物粉体粒子的表面形态对研究药物粉体压缩特性非常有用。通过扫描电镜分别观察普通淀粉和经物理改性后的可压性淀粉发现,普通淀粉颗粒结晶结构完整,表面光滑,弹性大,结合力差;经改性后的淀粉表面粗糙度增加,上面有裂缝、空洞和凹陷等增加了粒子间主要的结合力,所以可压性也提高,粒子的粗糙表面为压缩时产生机械咬合提供了条件。

(二)粉体压缩性的表征

1. 比表面积　Te Wierik等采用新方法制备马铃薯淀粉,提高了比表面积和黏合能力。用比表面积对抗张强度作图,表明比表面积小于$15m^2/g$时,比表面积和抗张强度呈现明显的正相关关系,原因可能是比表面积的增加引起了黏合点数的增加。但当比表面积大于$15m^2/g$后,径向破碎强度基本保持不变,可能是黏合点数不再增加。Abu Izza等研究了聚氯乙烯的材料性质,包括分子量、玻化温度、熔点、结晶度及粉体形态、粒径、比表面与可压性的相关性,选用乳化和混悬2种聚合方法制备了4种性质不同的聚合物,并分别测定了以上的参数,结果表明该聚合物的可压性与比表面积直接相关。

2. 黏聚力　粉体物料粒子之间会产生黏聚力,黏聚力对粉体的影响非常大。如果物料中适宜的含水量会有利于物料的成型,因为适当的水分在压片时会产生一种黏聚力,这种黏聚力能提高片剂的硬度,如果水分过低则压不成片,但水分过高又会引起黏冲。Te Wierik等采用新方法制备淀粉,同时考察了含水量对可压性的影响,分别控制含水量在0%~16%且比表面积相同,然后测其可压性,结果表明可压性随着含水量的增加而提高。借用岩土力学中抗剪强度的测定可以获得粉体的黏聚力。抗剪强度指外力对材料进行剪切作用时的强度极限值。一般可以通过粉体的直接剪切试验来计算粉体的抗剪强度,通过绘制抗剪强度与垂直压力关系曲线线性回归得到截距即为黏聚力值,从而定量表征药物粉体原料的黏聚力。

四、感官特性

中药原料中约一半的药材、饮片具有苦味或麻辣等感官刺激,其常用的清热解毒中药多具有强烈苦味,芳香发散中药多具有麻辣刺激。一些常用的有效物质或有效部位,如生物碱、皂苷、黄酮等也都具有不同程度的苦味或刺激。由于中药制剂90%以上都是口服制剂,口服制剂是中药制剂中具有特色和显著疗效的类型,常用剂型有片剂、胶囊、颗粒剂、丸剂、散剂、口服液、糖浆剂、酊剂等,与化学制剂相比,中药口服制剂受到口感不良的极大制约。

第二节　中药制剂原料药的改性方法与研究

一、改善中药浸膏粉体吸湿性的方法

降低中药浸膏粉体吸湿性的主要原理及措施有:①从热力学角度降低粉体的吸湿性;②从动力学方面降低粉体的吸湿;③热力学和动力学联用的角度降低其吸湿性。

(一)精制中药提取液

中药提取液中有大量易吸湿的组分,利用现代提取分离技术及设备,尽可能除去无效物质,使已知的有效化学组分相对集中,在能减少药物的服用量同时也能有效地降低中药浸膏粉体的吸湿性。但是目前很多中药复方的药效物质基础尚未十分清楚,若盲目采用精制工艺,可能会导致临床效果降低或毒副作用增加。

(二)选择合适的干燥方式及合理的工艺参数

干燥方式对中药浸膏粉体的吸湿性的影响集中在两方面:①辅料晶型的改变,使其变得不稳定,从而导致物料吸湿性增强;②干燥方式对浸膏粒径影响较大。比较喷雾干燥和减压干燥对吸湿性的影响发现,喷雾干燥的颗粒粒径和密度较小,比表面积大,因而易吸潮、粘连成团;而减压干燥的物料粉碎后与辅料物理混合,粒径较大,比表面积小,吸湿百分率较小。因此选择合适的干燥方式对中药浸膏粉体的吸湿性有一定的影响。在中药浸膏粉体的制备过程中,同时需要考察工艺参数对中药浸膏粉体吸湿性的影响,合理优化中药浸膏粉体的制备工艺参数有助于改善粉体的吸湿性。

(三)药剂辅料的合理利用

选择合适的辅料改变浸膏粉体的引湿性是目前较为普遍的方法。不同辅料的应用对粉体的物理学特征具有显著性的影响。加入麦芽糊精、乳糖、甘露醇、环糊精、微粉硅胶显著提高制剂的稳定性,有利于制剂的生产、贮存、运输及应用。此外,辅料用量对浸膏粉体吸湿性以及吸湿平衡曲线的改变亦较大。选择辅料时除应考虑其对吸湿性的影响外,还应考虑辅

料对药效的影响。如硫酸钙能降低浸膏粉末的吸湿性,但一旦遇湿即可产生游离钙,与胺类、氨基酸类、肽类等成分形成复合物,影响药效,当药物有效成分中含有此类成分时不宜选用硫酸钙等辅料。

(四)适当加入抗结剂

抗结剂是防止粉体物料在贮藏、输送、包装及商品消费过程中粉粒相互结块成团,保持其松散或自由流动状态的一种添加剂。如通过在中药浸膏粉体中加入魔芋改性产物,不仅能改善粉体的吸湿性,同时与其他辅料合用能有效提高药物的成型性。

(五)表面改性技术

表面改性是指利用物理、化学方法对粉体表面进行处理,有目的地改变粉体表面的物理化学性质,如表面原子层结构和官能团、表面疏水性或亲水性、电性、化学吸附和反应特性等,有目的地改变提取物粉体吸湿性强的不良特性,满足后续制剂成型工艺及制剂质量要求的需要。目前,中药粉体表面改性技术主要是把改性辅料混合、包裹在中药浸膏粉体表面。如何借鉴高分子材料、食品等相关学科的理论和研究经验,将其中一些的表面改性方法引入中药粉体研究中可以成为将来研究的一个方向。

(六)微胶囊化技术

微胶囊化技术能有效地防止易吸湿食品物料的吸湿,其效果取决于囊壁材料的疏水能力。甲基纤维素、乙基纤维素作囊壁材料,可有效地阻止被包裹物料的吸湿,且乙基纤维素优于甲基纤维素。微囊制备过程中,囊壁材料和工艺条件对微囊的吸湿性、分散性以及机械性质都有较大的影响。

(七)采用薄膜包衣

采用薄膜包衣生产工艺制备外层防潮型薄膜衣,可以有效降低水分子与粉体表面结合的能力和速度,从而有效降低中药浸膏粉体的吸湿性。

(八)单分子层自组装技术

中药浸膏粉体表面亲水基的数目及其与水蒸气分子间化学亲和力大小对于吸湿性有很大的影响。通过单分子膜与中药浸膏粉体表面亲水性高能基团的结合,能有效降低中药浸膏粉体的吸湿性。选用合适的溶剂与浸膏粉体表面的亲水基团结合形成单分子膜,能有效地降低中药浸膏及颗粒的吸湿性。如表面活性剂憎水性分子膜,通过拮抗性的占据分子表面的吸水性基团,物料吸湿性得到很大的改善。但是,目前运用该方法解善粉体需要解决的问题有:①寻找安全合适的表面活性剂分子和溶剂使其进行单分子层自组装;②中药浸膏粉体经单分子层自组装后对药效和代谢等方面的影响。

(九)多方法联用提高防潮效果

中药浸膏粉体的防潮是一个综合作用的结果,联合运用多种手段协同作用,可以达到较好的防潮效果,例如包衣可提高水分子进入药物内部与极性基团结合的传质阻力,采取合适的干燥方式降低药物的比表面积等,联合运用能有效降低中药浸膏粉体的吸湿性。

二、中药制剂原料药掩味改性技术

掩味的方式主要有以下几种:一是加入矫味剂、矫臭剂以掩盖药物的味道;二是将药物与口腔黏膜上的味蕾隔开,降低与味蕾接触的药量;三是对味蕾进行暂时可逆性麻痹,以及对药物结构进行修饰,制成无味前药等。

（一）添加矫味剂法

1. 甜味剂　对于较弱的苦味或不良味感（如咸味、酸味），单用甜味剂即可达到很好的掩味效果。常用的甜味剂包括天然的和合成的两大类。天然的甜味剂有蔗糖、单糖浆、蜂蜜、山梨醇、甘露醇、甜菊苷等。具有芳香味的果汁糖浆，如橙皮糖浆、枸橼酸糖浆等不但能矫味也能矫臭。合成的甜味剂有糖精钠和阿司帕坦（Aspartame）分解后均不产生单糖，适用于糖尿病、肥胖症患者。

2. 芳香剂　由于人的味觉和嗅觉有着密切的关系，香精香料在改善制剂气味的同时，也可适当掩盖药物的不良味觉。常用的芳香剂分为天然香料和人工香料。天然香料通常为动植物中提取到的挥发油，如柠檬、樱桃、茴香、薄荷挥发油和麝香等。合成香料是由人工香料添加一定量的溶剂调合而成的混合香料，如苹果香精、桂皮香精、香蕉香精等。在制剂矫味中，多选用水果味的香精。

3. 苦味遮盖剂　这是对可遮盖大多数苦味的某些物质的统称，如芬美意香精中的苦味遮盖剂，它是一种茴香醛类物质，对许多种类的苦味均有一定的遮盖效果。一些氨基酸会缓解药物的苦味程度或缩短苦味在口腔中的滞留时间，如谷氨酸钠，由于其可缩短苦味在口腔中的停留时间，也被视为一种苦味遮盖剂。

4. 矫味增强剂　除了这些常用的矫味剂，还发现了很多成分能有效地增强矫味效果，达到掩味的目的，例如碱土金属氧化物、碱土金属氢氧化物或碱性氢氧化物。另外，还包括磷酰化氨基酸，如磷酸酪氨酸、磷酸丝氨酸、磷酸苏氨酸及它们的混合物。丁香油和碳酸钙，已被发现具有显著的掩味效果，用于咀嚼、在口中溶解或服用前溶解的剂型。

（二）包衣法

包衣法是固体制剂最常用的掩味方法，包括薄膜衣、肠溶衣和糖衣3种。包衣后可减少药物与味蕾的接触，从而掩味。同时还可以起到防潮、避光、隔绝空气、提高药物稳定性以及控制药物释放速率和部位的作用。片剂包衣后应注意对崩解和药物释放的影响。近几年小丸、颗粒或粉末包衣技术有了较迅速的发展。小颗粒包衣可以增加后续剂型品种，如装胶囊、压片、制成颗粒剂等。

包衣法的掩味效果极佳，非常适合片剂和较新剂型，如咀嚼片、口含片、口崩片、干混悬剂等的掩味。

（三）胶体化

高分子化合物在水化后具有黏稠、缓和的性质，可控制药物向味蕾扩散，而达到矫味的目的。常用的高分子材料有海藻酸钠、淀粉、阿拉伯胶、西黄芪胶、羧甲基纤维素钠、甲基纤维素、琼脂、明胶等。将其用于口服溶液中，不仅可以矫味，还有助于保持溶液的稳定。

（四）乳化

将药物包裹在适宜的乳滴中，减少药物与味蕾的接触，从而达到掩味的目的。将药物溶于内水相，制备成w/o/w复乳，在体系稳定的前提下，到达胃液，药物通过油相释放。对于脂溶性药物，必须要形成乳滴包裹。这种方法有一定的技术难度，目前仅限于实验室研究。

（五）分子包合技术

由于环糊精具有特殊的中空筒状结构，药物可以被嵌入环糊精分子内部，形成稳定的包合物，降低药物在口中的溶解度或减少药物与味蕾直接接触，从而达到掩味的目的。包合物进入体内后药物再缓慢地释放出来,发挥疗效。药物制成包合物后不仅能掩味,而且能改善药物的溶解度,增加其稳定性。但是这种方法载药量低,只适合于低剂量药物,且对药物分子结构和大小有要求。形成包合物常用的大分子材料有环糊精类、淀粉、硫脲、尿素、胆酸盐类等。其中,环糊精类最为常用。

(六)离子交换树脂吸附法

离子交换树脂为高分子聚合物,多含有可电离活化的基团,因此,对一些离子型的苦味物质有一定的吸附作用。正确选择离子交换树脂,可以使药物不能在口中释放,从而使病人在吞咽药物时感觉不到苦味。当药物树脂结合物接触到胃肠液时,药物从树脂中释放出来,溶解并按通常的方式吸收。树脂经过胃肠道不被吸收。这种掩味方法特别适合于多组分的中药复方制剂。如聚苯乙烯基阳离子交换树脂用来掩盐酸麻黄碱的苦味。

(七)多孔物质吸附法

沸石、活性炭、二氧化硅等具有多孔的物质也可以作为药物载体,降低口中药物浓度而达到掩味的目的,同时可以达到缓控释效果。

(八)蜡质材料熔融制粒法或喷雾冷凝法

熔融法是用低熔点辅料,如蜡类、硬脂酸、硬脂酸甘油酯、聚乙二醇等作为熔合剂,将它们与药物及其他辅料一同加热、搅拌、熔融,药物粉末会被黏结成颗粒状或团块状。由于蜡质材料亲水性差,在包裹后可最大限度的减少药物与味蕾的接触,从而达到掩味的目的。但采用此方法时,必须考虑药物的生物利用度。因为蜡质材料在掩味的同时,也可能会阻滞药物的溶出,也可以将药物混悬于熔合剂中,用喷雾冷凝法制粒来掩味。使用一种喷雾干燥器,不需要使用溶剂或移动物料进行干燥,形成的薄膜比用其他的方法更紧密,而且这种方法很容易实现工业化。丙烯酸树脂和单硬脂酸甘油酯作为辅料,防止药物在口中释放并确保在胃肠道中快速释放。此方法可以用于中药有效成分或部位的处理。

(九)微囊化

这是一种掩盖药物不良臭味的很有效的方法。原理是减少药物与味蕾的接触。采用滴制法制备海藻酸钙载药微囊,具有显著的掩味效果;采用Wurster式流化床法,制备平均粒径100μm以下的掩味微囊,掩味时间大于30秒,且30分钟药物释放度良好;采用几种溶解度为pH依赖的纤维素聚合物(CAT、BPMCP-55和UPMCP-50)制备的微囊,在掩味的同时,保证药物在肠道内释放。此方法可以用于中药有效成分或部位的处理。

(十)固体分散体技术

固体分散技术也是非常有效的掩味方法。将药物和辅料溶于有机溶剂,然后除去溶剂制得固体分散体。本方法适于热稳定的药物。以明胶为载体材料,采用溶剂挥发法、喷雾干燥法和研磨法,制备的银杏叶提取物的固体分散体,均有掩味作用,并进一步制备了口腔崩解片。

(十一)泡腾剂与麻痹剂

将有机酸如柠檬酸或酒石酸与碳酸氢盐混合,加适量辅料制成。遇水后会产生一定量的CO_2,麻痹味蕾而起到掩味的作用。对于盐类药物的苦味、涩味、咸味有所改善,并适合于中药的掩味。

具有麻痹的成分,味蕾被短暂可逆地麻痹,短时间内感觉不到药物的味道。例如苯酚钠,可使味蕾麻痹4~5秒,从而感觉不到药物的苦味。

（十二）苦味阻滞剂

苦味阻滞剂通过阻滞味觉信息从口内传至脑内来干扰味觉传导达到掩味目的,不同传导机制的苦味要通过不同的阻滞剂掩味。美国灵瓜金公司(Linguagen)开发的腺苷酸(AMP)通过与苦味物质竞争与鸟苷酸结合蛋白偶联受体(GPCR),与受体部位结合发挥掩味作用,2003年已被美国FDA批准为食品添加剂。

（十三）改变药物结构

将药物制成无苦味的前体药物,进入体内后通过代谢释放活性成分,从而达到掩味的目的。在不影响药效的前提下,将化合物制成盐,改变药物的溶解度、味道等物理性质,可起到掩味的作用。此外,还可用降低药物溶解度的方法。这种方法适用于苦味强度依赖于溶解度的药物。例如苦味药琥乙红霉素-水合物,化学修饰为琥乙红霉素琥珀酸乙酯,溶解度降低,这种结构是无味的,可以制成咀嚼片。

（十四）其他技术

将药物制成脂质体虽然也是掩味的理想技术,但前提是不能改变药物的体外溶出动力学性质,物理、化学稳定性,生物利用度等。一些脂类物质、碳水化合物、卵磷脂、明胶、多胺也已有效地用于药物掩味。此外,专利报道将苦味药物与非离子表面活性剂结合,形成疏水的复合物,用于掩味。

三、气味评价方法

感官评价是矫味研究中最重要的衡量标准之一,但是目前中药研究领域无相关的气、味评价方法和标准。目前研究中使用人工评价,设计口感评价表,对入口的酸、苦、咸、涩等不良气味及他们的残留情况进行打分,以模糊数学等数据处理方式对结果进行分析和检验。

鉴于口感评价在食品和环境领域应用较为成熟,中药制剂矫味的相关评价可遵循《感官分析方法总论》(GB/T10220—2012)和《感官分析术语》(GB/T10221—2012),进行人工感官评价。在招募健康志愿者时,需要对志愿者的味觉、嗅觉、语言描述等方面的能力进行考察和筛选,合格者方可入选,相应的考评原则可借鉴《感官分析味觉敏感度的测定方法》(GB/T12312—2012)、《感官分析·方法学·检测和识别气味方面评价员的入门和培训》(GB/T15549—1995)和《感官分析·选拔、培训和管理评价员一般导则》(GB/T16291—2010/2012)。

第三节　应用实例

应用实例一

复方芪灵片处方由黄芪、淫羊藿等六味中药经提取、精制而成,主要用来治疗腰椎间盘突出症,需要长期服药,而由于制剂中间体本身具有很强的吸湿性,造成服用量大、贮存条件苛刻等缺点,严重影响了患者的用药的顺应性。通过对复方芪灵片制剂中间体的吸湿行为的研究,发现只有通过相分散技术才能达到降低其吸湿性的目的,在进一步进行了防潮辅料和处方优化以及工艺参数筛选后确定了复方芪灵片的防潮方法:将防潮辅料与复方芪灵片的稠膏按一定比例进行混合,通过喷雾干燥的方式除去溶剂达到干燥、防潮的目的。

应用实例二

蓝芩咀嚼片主要功能是清热解毒,利咽消肿,用于缓解急性咽炎、肺胃实热证所致的咽痛、咽干、咽部灼热等症状。研发过程中发现该品种在喷雾干燥过程中易产生严重的粘壁现象,收粉率仅为76.66%,这不仅造成产品的严重浪费,降低经济效能,而且粘壁严重时还可能造成干燥过程的中断。喷干后所得浸膏粉流动性极差,这也严重影响了后续成型工艺。

利用复合辅料(MgO+MCC)对蓝芩提取物进行改性处理,在不影响释放度的情况下将平均收粉率提高至95.26%,且显著提高了喷干所得浸膏粉的流动性。该复合辅料中MgO主要用于改善醇提取物喷雾干燥粘壁现象,而MCC主要用于提高喷干后提取物浸膏粉的流动性。

应用实例三

麦冬总皂苷是麦冬抗心肌缺血的有效部位之一,但使用过程中出现较为强烈的胃肠道刺激性。采用物理改性技术之喷雾干燥技术对麦总冬皂苷进行处理——肠溶微球,将麦冬皂苷提取物以一定的药物和囊材比溶解于肠溶囊材溶液中,再将其他组分增塑剂、抗黏剂等溶解或分散于其中,制成待喷液,按设定条件进行喷雾干燥,即得麦冬皂苷肠溶微球。经毒理学研究比较,显示麦冬皂苷提取物能使胃蛋白酶活性升高,增强对胃黏膜的侵蚀和对溃疡面的刺激,而将其制成肠溶微球后,首先有效减少了麦冬皂苷在胃内的溶解速度,降低了其与胃内容物的接触几率,其次增加了药物的分散度,防止药物局部浓度过高对胃造成的刺激性。麦冬皂苷肠溶微球作为肠溶制剂的一种,具有定向释放的功能,微球中的麦冬总皂苷在胃中很少甚至不溶出。由此可见,将麦冬皂苷提取物制成肠溶微球能有效降低其对胃黏膜的刺激性,减少了溃疡发生百分率。

应用实例四

以中药复方双黄连为例,对其进行掩味研究并进行口感评价。处方由黄芩、连翘、金银花组成。通过品尝味道,发现苦味主要来自连翘。在不改变提取工艺前提下,只需对连翘提取物进行掩味,可以减少掩味辅料量。以优特奇E100为掩味材料,采用喷雾干燥制备微球法、流化床粉末包衣法均能达到掩味目的。

(许汉林)

第八章　中药制剂新技术

第一节　制粒技术

一、概述

（一）制粒技术的含义

制粒技术是指将粉末、水溶液、熔融液等状态的物料加工制成具有一定形状与大小的颗粒状物体的操作技术。制粒技术几乎与所有的固体制剂有关,制得的颗粒可以是最终成型产品,如颗粒剂;也可以是中间体,如胶囊剂、片剂等需借助制粒以改善粉末的流动性与可压性,以便充填、分剂量和压片;同时也可应用制粒技术使制剂产生预期的速效或长效作用等。

（二）制粒的目的与原理

制粒的主要目的是改善细粉的流动性;避免制剂含量不均或重量差异过大;调整堆密度,改善溶解性能;降低生产中粉尘飞扬和对器壁的吸附;在片剂生产中使压力均匀传递。

粉末结合成颗粒与黏附和内聚有关。黏附指粉末对固体表面的结合,内聚指两种粉末的结合。在湿法制粒时,粉末间存在的水分可引起粉末的黏附,如粉末间只有部分空隙中充满液体,所形成的液桥即以表面张力和毛细管吸力作用使粉末结合;如粉末间的空隙全部充满液体,并延伸至空隙的边缘,则颗粒的表面张力与整个液体空间的毛细管吸力使粉末结合;如粉末表面完全被液体包裹,虽然颗粒内部不存在引力,但粉末可凭借液滴表面张力而彼此结合。

湿粒干燥后,虽仍存在少量水分,但粉末间接触点因干燥受热而熔融,或者黏合剂固化,或者被溶物料(药物和辅料)重结晶等原因在粉末间形成固体桥,强化了粉末间的结合。

对于无水的粉末,粒子间的作用力主要是分子间力(范德华力)和静电力。即使粒子间的表面距离在$10\mu m$时,分子间力仍有明显作用。颗粒中粉末间的静电力较弱,对颗粒的形成影响不大,但分子间力的作用很强,能使颗粒保持必要的强度。

（三）制粒用物料类型及质量控制

中药制剂制粒用的物料一般包括饮片细粉、提纯物、半浸膏(浸膏与部分饮片细粉)、全浸膏等,其质量控制详见表8-1-1。

表8-1-1　中药制剂制粒用物料类型及质量控制

物料类型	适用范围	质量控制
饮片细粉	剂量小的贵重细料药、毒性药及纤维性极弱的饮片	药粉细度一般控制在80~100目,毒性药为120目以上。饮片全粉应灭菌以符合剂型的卫生标准
提纯物	有效部位或有效成分明确的饮片	应控制重金属、有效成分含量等,以有机物纯化的提纯物还应控制有机溶剂的残留量
半浸膏(浸膏与部分饮片细粉)	处方药量较大的复方	将贵重药、毒性药及含淀粉较多的饮片打粉,兼作赋形剂,细粉一般占处方量的10%~30%,且应控制细度与卫生指标;其余饮片制备成浸膏,浸膏应控制得膏率、相对密度、主药药效成分或指标性成分的含量及溶解性、稳定性等
全浸膏	有效成分含量低,处方药量较大的药物。目前实际生产中有干浸膏直接粉碎为颗粒、浸膏粉制粒、稠浸膏加赋形剂制粒三种情况	1. 干浸膏直接粉碎为颗粒: 此类干浸膏黏性适中,吸湿性不强,可直接粉碎为40目左右的颗粒。干浸膏应控制得膏率、含水量、杂质、药粉细度、主药药效成分或指标性成分的含量及吸湿性、溶解性等 2. 浸膏粉制粒: 当干浸膏直接粉碎为颗粒,颗粒过硬难以成型时,可粉碎为80~100目药粉用乙醇制粒 3. 稠浸膏加赋形剂制粒

(四)制粒常用辅料

1. 制粒过程中加入辅料的意义　中药经提取制成浸膏或浸膏粉后,为制得所需的颗粒,并使颗粒质量达到预期要求,在制粒过程中常需要加入一种或几种辅料。如中药浸膏采用挤压制粒或流化喷雾制粒时需加入一定的填充剂或吸收剂;干法制粒在压大片前需加入润滑剂或助流剂。

2. 制粒辅料的选用原则　选择合适的辅料是制得高质量颗粒的关键。辅料可对药物产生多种影响,如可延缓或加速药物从制剂中释放,或通过吸附作用减少药物吸收,影响药物稳定性等。因此,选用辅料时应首先考虑辅料对制剂成型性、稳定性、生物利用度等的影响,以用量最小和无不良影响为原则;其次应根据原料特性、制备方法及制粒目的选择合适的辅料,常选辅料包括稀释剂、润湿剂、黏合剂及崩解剂等。

(1)稀释剂的选用: 应考虑其吸湿性对颗粒的影响。若原料为易吸湿的水溶性药物,应选择临界相对湿度值尽可能大的水溶性稀释剂;而选用水不溶性稀释剂时,应尽量选择吸湿性低者。

(2)润湿剂与黏合剂的选用: 润湿剂的选用与物料性质、操作工艺及温度、湿度等因素相关。以中药浸膏为原料制粒时,因其本身具有一定的黏性,通常只需加入一定浓度的乙醇(30%~70%)即能在润湿的同时诱发其自身黏性,且原料黏性越强所用乙醇浓度应越高。原料黏性不足时,则考虑选用黏合剂。黏合剂配成料液后加入,因液体湿润、混合性好,其黏合作用强于以固体粉末直接加入。

(3)崩解剂的选用: 当制粒原料为黏性大的浸膏或制得的颗粒太硬,致使崩解、溶散缓慢,影响药物溶出时,需在制粒时加入崩解剂。选用的崩解剂应具有强吸湿性,遇水可迅速膨胀。

3. 常用制粒辅料

（1）淀粉：常用作稀释剂或吸收剂。

（2）糊精：是淀粉水解的中间产物，用作填充剂时常与淀粉、糖粉混合使用，可制成糊精浆或直接用干燥粉末做黏合剂。

（3）糖粉：作稀释剂或吸收剂，且具有矫味功能，常与糊精混合使用。糖粉作填充剂时还兼有黏合作用。

（4）乳糖：常用乳糖为含一分子结晶水的结晶乳糖（α-乳糖），可作填充剂。

（5）羟丙基甲基纤维素（HPMC）：作黏合剂和崩解剂，颗粒成粒性好，并可减小药物与水之间的接触角，使药物易于润湿，所制颗粒易崩解。

（6）硬脂酸镁：作润滑剂。

二、常用制粒方法

（一）湿法制粒

1. 挤出制粒　将辅料置于适宜容器内，加入药物稠膏（或干浸膏粉）混合均匀，必要时加入适量一定浓度的乙醇调整湿度，制得"手捏成团，轻按即散"的软材，再置于具有一定孔径的筛网或孔板上（10~14目），强制挤压使其通过方法。这类制粒设备有摇摆式制粒机、螺旋挤压制粒机、环模式辊压制粒机等。主要影响因素包括：①浸膏相对密度；②辅料的种类及用量；③乙醇的浓度与用量；④软材搅拌时间；⑤制粒筛目数。

2. 高速搅拌制粒　将药粉、药用辅料加入容器中，通过高速旋转的搅拌桨的搅拌作用和制粒刀的切割作用，完成混合并制成颗粒的方法。该法制得的颗粒圆整均匀、流动性好、辅料用量少，制粒过程密闭、快速、污染小。

3. 滚转制粒　将浸膏或半浸膏细粉与适宜的辅料混匀，置适宜的容器中转动，在滚转过程中喷入润湿剂或黏合剂，使药粉润湿黏合成粒，继续滚转至颗粒干燥的方法。适用于中药浸膏粉、半浸膏粉及黏性较强的药物细粉制粒。

（二）流化喷雾制粒

1. 流化喷雾制粒的含义　利用气流使药粉呈悬浮流化状态，再喷入黏合剂液体，使粉末凝结成粒的方法。又称一步制粒或沸腾制粒。该技术为混合、制粒、干燥操作一步完成的新型制粒技术，可大大减少辅料用量，并且浸膏在颗粒中的含量可达50%~70%，制得的颗粒大小均匀、外形圆整、流动性好、可压性好，生产效率高，便于自动控制。同时由于制粒过程在密闭的制粒机内完成，生产过程不易被污染，成品质量得到保证，适用于对湿和热敏感的药物制粒。

2. 流化喷雾制粒的影响因素

（1）药粉的性质：亲水性药粉可与亲水性黏合剂相互融合凝集成颗粒，适宜用流化喷雾制粒技术制粒；疏水性药粉制粒时，因细粉间靠黏合剂黏结在一起，溶剂蒸发后即以固体桥的形式成粒，因此制粒时黏合剂种类的选用比较重要。药粉粒度应在80目以上，避免造成所得颗粒出现色斑、大小不均等现象。

（2）物料量：物料较少时无法形成"流化"状态，为保证流化状态良好，须加入充足的物料。

（3）黏合剂种类：应综合考虑物料性质、颗粒硬度、松紧、处方量等因素予以选用。黏合剂应具有较好的黏性和流动性，均匀且易分散，不影响药物的崩解、溶出。

（4）黏合剂浓度：浓度越高，所得颗粒脆性越低，粒径越大，均匀度降低；浓度较低，则会使颗粒粒度变小。

（5）黏合剂的喷雾速度：喷雾速度会影响颗粒的粒度分布，速度增大，黏合剂对物料的润湿能力与渗透能力增强，颗粒粒径增大，脆性降低；反之细粉增多。

（6）喷雾空气压力：雾化程度由喷嘴内的喷雾空气与黏合剂溶液混合的比例决定，增加空气比例即增大雾化压力，黏合剂雾滴变小，制成颗粒粒度也变小，脆性变大；降低雾化压力，颗粒粒度增大，但易出现少量大颗粒。

（7）进风量：进风量过大，则物料粉末被吹起，喷入的黏合剂不能与药物细粉充分接触，导致制粒时间延长，制粒不完全，颗粒中细粉比例较高。进风量过小，则物料流化状态不佳，颗粒均匀度差。

（8）进风温度：通常制粒时进风温度控制在55~70℃较好，干燥时则设定在80℃。进风温度过高，颗粒表面水分蒸发快，会形成干硬壳，阻挡内层水分向外扩散，同时也会造成黏合剂无法浸入物料内部，不能成粒；进风温度过低，则黏合剂溶液蒸发较慢，颗粒粒径增大，粉末不能继续保持流化状态，甚至造成"塌床"现象。因此在实际生产中，制粒刚开始的一段时间应采用较低的进风温度，干燥一段时间后再将温度升高。

（9）干燥时间与温度：颗粒制好后，停止喷入黏合剂，同时升高热空气温度以加快湿颗粒的干燥速度，缩短干燥时间。

（三）喷雾干燥制粒

1.喷雾干燥制粒的含义 将药物浓缩液送至喷嘴与压缩空气混合形成雾滴喷入干燥室中，干燥室的温度一般控制在120℃左右，在热气流的作用下，雾滴被快速干燥为球状颗粒的方法。喷雾干燥制粒技术将浸膏与辅料的混合、制粒、干燥以及颗粒包衣等多道工序合而为一，生产效率高，适合于生产不同粒径的颗粒。由于干燥时间短，避免了湿法制粒过程中溶剂残留而发生的颗粒变色，以及干燥过程中成分受湿热影响时间长而损失等问题，制得颗粒的流动性和溶解性好，性状均一，适用于中药全浸膏片浓缩液直接制粒。

2.喷雾干燥制粒的影响因素 主要包括：①浓缩液的相对密度。相对密度过低会使制粒速度减慢，且耗时耗能；相对密度过高则会使其黏性增加，易造成粘壁等现象。一般而言，中药浓缩液在进行喷雾干燥制粒时，相对密度控制在1.05~1.15（80℃）较好。②浓缩液温度。浓缩液温度越高，喷雾干燥制粒的雾化速度越快，产量相应增多。③浓缩液黏度。熟地、麦冬、枸杞等含糖量较高的中药浓缩液在进行喷雾干燥制粒时易出现粘壁，可加入β-环糊精、白糊精、可溶性淀粉等辅料形成混悬液，或采用升温的方法降低黏度。

（四）干法制粒

1.滚压法制粒 将药物粉末和辅料混匀后，使之通过转速相同的两个滚动圆筒间的缝隙压成所需硬度的薄片，然后通过颗粒机破碎制成一定大小的颗粒的方法。

2.重压法制粒 将药物与辅料混匀后，通过压片机压成大片，然后再破碎成所需大小颗粒的方法，又称压片制粒法。

目前干法制粒普遍采用轮转式干压机或滚筒平压制粒机完成。其优点在于中药浸膏粉中添加适量辅料后，可直接制粒，不需经过湿和热的过程，可以缩短工时，减少生产设备，尤其对受湿热易变质的药物来说，更可提高其产品质量。有学者对胃康颗粒的成型工艺进行研究，发现将浸膏粉、青皮微粉、挥发油包合物、糊精混匀，用传统湿法制粒，制粒困难，易黏结成块，不适宜大生产，因此采用干法制粒。取浸膏粉、青皮微粉、挥发油包合物、糊精、糖蛋白（共1000g）在主压力4.5~5.5MPa、侧压力0.25MPa的条件下干法制粒，结果制得颗粒952g，收率为95.2%。

但是干法制粒也存在一些问题：各种物料的性质和结晶形状不一，给干法制粒带来困难；粉碎制成颗粒时极易产生较多的细粉；干法制粒需要特殊的设备等。因此，在实际生产中除干浸膏直接粉碎成颗粒应用较多外，其他只有少部分产品使用此技术。

3. 干法制粒的影响因素　主要包括：①浸膏粉含水量；②辅料的种类与用量；③车间温度与湿度；④设备的性能及轧辊转速、送料螺杆的转速、油缸压力等。

（五）压缩制粒

是指采用双螺杆强压式制粒机为主要工艺设备，先将物料经过润湿混料后，制成软材，再通过硬性挤压、旋转切粒、摩擦滚圆、干燥膨胀成球4个步骤制成球形或类球形颗粒的方法。

（六）熔融法制粒

是指通过熔融的黏合剂将药物、辅料粉末黏合在一起制得颗粒的方法。该法又分为熔融高速搅拌制粒法和流化熔融制粒法，所用的黏合剂通常熔点小于120℃，且能抵抗胃肠道酶的破坏作用，尤其适宜于对水、热不稳定的药物。

（七）液相中晶析制粒

亦称球形晶析制粒法，其原理为药物在液相中析出结晶的同时，凭借液体架桥剂和搅拌的作用聚结为球形颗粒的方法。其颗粒流动性、充填性、压缩成形性均较好，可少用辅料或不用辅料直接压片。

三、制粒技术有关问题的讨论

制粒技术是中药制药过程中极为重要的制备技术，对制剂的成型有着举足轻重的作用，尚存在一些问题需深入研究。

（一）湿法制粒时的软材制备质量

制软材是湿法制粒的关键步骤，关系到所制颗粒的质量或后续剂型的制备。但由于原料、辅料性质不同，软材的质量难以用统一标准评判。制软材首先应根据粉料的性质选择合适的润湿剂和黏合剂。如粉料中含有较多矿物质、纤维性或疏水性成分，可选用糖浆、炼蜜等黏合力强的黏合剂。一般软材黏合力的大小可随揉混强度、时间、环境湿度、黏合剂温度与用量、润湿剂加入方式等条件而异。软材的软硬度多凭手感确定，一般以"手捏成团，轻按即散"为宜。其次，软材制备还应考虑所用辅料的性质。如制备片剂时淀粉用量较多，则黏合剂温度不宜太高，避免淀粉糊化影响崩解。

（二）流化喷雾制粒时的"塌床"现象

由于中药处方成分复杂、成分性质特殊，尤其是常含黏性成分和引湿性成分，在流化喷雾制粒过程中经常出现黏结或大面积结块的现象，即所谓"塌床"，致使生产效率低甚至无法正常生产。一般产生"塌床"现象的主要原因有：①中药干浸膏粉大多黏滞性太大，流动性差，不易"流化"；②中药干浸膏引湿性强，在制备与储存过程中含水量易升高，在生产中遇到热风，则其所含的易溶性成分溶化，使物料软化结块，在流化床上无法流化，未喷雾前即已"塌床"；③制粒时风温、风速过低，或黏合剂雾化液滴过大，或喷雾频率过高等，或后期干燥速率太慢，导致制粒机系统中相对湿度过高，粉料返潮软化而黏结；④工艺设计不合理。在实际生产中,可根据上述原因,结合处方的实际情况采取相应措施解决。

(三)流化喷雾制粒时的喷枪堵塞问题

在流化喷雾制粒时,如发现输液泵工作,流量却非常小;手捏输液软管难以捏动;出风温度和物料温度不降反升,极有可能是出现了喷枪堵塞,应及时查找原因,并尽快解决。可能原因有:①喷嘴位置偏低或风门过大,物料长时间冲击喷嘴导致喷枪堵塞;②黏合剂中存在不溶性杂质,易堵塞喷嘴的细小管道;③喷枪内部后端的弹簧弹性过大,将枪针紧紧顶在喷嘴上;④顶针压力偏低,无法将堵在枪嘴的钢针顶起。

(四)喷雾干燥制粒时易产生的问题

在喷雾干燥制粒时,经常会出现粘壁、堵塞喷头、结块等现象,从而影响成品质量。此类问题产生的原因及解决办法如表8-1-2所示。

表8-1-2　喷雾干燥制粒中问题产生原因及解决办法

原因	解决办法
干燥设备选择与安装不当	重新安装和调试设备
喷雾干燥制粒前药液未过滤或药液过浓	药液相对密度控制在1.05~1.15(80℃);水提醇沉后的药液在制粒前应进行预滤;某些药液在处方允许条件下可加入10%~40%的糊精或1%~5%的微粉硅胶再进行制粒
干燥温度选择不当	进风口温度一般设定为130~180℃,出风口温度为80~110℃;对于低熔点物料,塔内最高温度不超过物料熔点
药液流量不稳定	可采用密闭储料罐以恒压压缩空气进行送料
药液较浓,黏度大,喷完后立即关机	以适量热蒸馏水经喷雾冲洗管道和喷头5~10min后再关机

(五)制备泡腾颗粒的技术关键

泡腾颗粒有湿法制粒、干法制粒等多种制备方法,其技术关键均在于控制工艺过程中颗粒的含水量。①须严格防止操作中水分的吸收,因此建议车间相对湿度为20%~25%,温度为18~21℃;②湿颗粒制成后,尽可能迅速干燥,且干燥温度应逐渐升高以避免"假干"现象出现。处理方法为先用空气去湿机使湿颗粒静置去湿6~8小时,至颗粒表面近干,黏度减小,含水量较原来降低至1.5%左右时,再经筛片筛去僵块、条块,然后加入振荡加料器,转送入振动式远红外烘箱干燥。一般控制含水量为2%以下为宜。

（傅超美）

第二节　制丸技术

一、概述

(一)制丸技术的含义

将药物粉末与适宜的辅料混合,采用适宜的方法制成球形或类球型固体制剂即丸剂(pills)的成型技术称为制丸技术。所制成的丸剂主要供内服。丸剂按照赋形剂分主要有水丸、蜜丸、水蜜丸、浓缩丸、糊丸、蜡丸，按照制备方法分主要有泛制丸、塑制丸、滴丸等。丸剂的出现最早可追溯到公元前3世纪末，作为中医临床使用的主要剂型，历代医药学家对丸剂的制备理论与工艺认识不断深入。滴丸始见于1933年丹麦制药企业生产的维生素AD胶丸，《中华人民共和国药典》1977年版开始收载滴丸剂。近年随着新型丸剂的出现、大生产中相关技术与装备的更新，对滴丸、微丸的研究，传统丸剂的制备工艺改进、药剂卫生要求达标、质量控制等方面的系统研究成为目前的重点。

（二）制丸的目的与原理

传统丸剂相较于同时期较多使用的散剂、汤剂，有利于药物稳定（如蜜丸），具有便于服用、携带、贮存等优点，同时根据赋形剂的不同，可取其易化、缓化、迟化、难化而达到不同释药速度的目的。滴丸因固体基质将药物分散成分子、胶体或微晶状态等高度分散状态，具有速效、生物利用度高等特点，也可因基质不同发挥缓释作用。微丸作为一种多单元剂量分散型剂型，服用后在胃肠道内基本不受食物输送节律影响，可广泛分布，提高了药物的生物利用度，同时减少或消除了对胃肠道的刺激性，释药规律的重现性、一致性优于缓释片剂；同时不同释药速率的小丸可按需要制成胶囊，服后可达速效、长效效果，使血药浓度平稳，重现性好，不良反应发生率低。

传统的中药制丸技术主要包括泛制法、塑制法。成丸原理与制粒成型原理相似，药物粉末借助于粒子间的范德华力，润湿剂形成液桥后液体表面张力和毛细管引力，干燥受热粉末接触点熔融、黏合剂固化、重结晶形成固体桥等作用而黏结成丸，后二者是丸剂成型的关键。饮片细粉、提纯物、稠浸膏（半浸膏）与部分饮片细粉、全浸膏等中药原料均可制丸，但不同的中药原料粉末，对润湿剂或黏合剂要求不同。一般中药粉末黏性较大时，选择水为润湿剂，或采用中药提取液、中药液汁、嫩蜜等黏性较小的黏合剂制备；如中药粉末纤维性强、黏性小，则选择黏性强的黏合剂，如中蜜、老蜜等黏合剂制备；为使药物缓释、迟释，则选用面粉糊、米粉糊、蜂蜡等制备。

滴制法采用固体分散技术，利用熔融的固体基质将药物分散成分子、胶体或微晶状态等高度分散状态，滴入到冷凝液中后借助液滴内聚力而收缩固化成丸，由于在骤冷条件下药物分子来不及聚集而保持高度分散状态，工艺设备简单，生产方便，没有粉尘等污染，可使液态药物固体化，便于应用；可在滴制成丸后包衣，达到提高药物稳定性、控制药物释放等目的；但与传统丸剂相比，滴丸载药量较小，适合于中药挥发油、中药有效成分、有效部位等提纯物的丸剂制备，不适合于出膏率大的中药复方提取物。

微丸根据不同制丸工艺，成型机制可分为成核（nucleation）、聚结（coalescence）、层结（layering）和磨蚀转移（abrasion trasion transfer）四个阶段。成核是在药粉中加入或喷入液体，通过液桥聚集形成空气-水-固体三相核，随着不断加入固体粉末和黏合剂，丸核数量也随之增加。聚结是已成形丸核随机碰撞形成较大粒子，表面稍带过量水分的核才能发生有效碰撞。层结是继续加入原粉使核成长，加入物可以干燥或润湿，但其粒径必须比已成核直径要小。磨蚀是丸芯在相互撞击过程中，物质从一个丸芯上剥落而黏附到另一个丸芯表面的过程。

二、常用制丸方法

（一）泛制法

泛制法制丸的主要工序包括起模、成型、盖面、包衣打光等。起模是关键，要求丸模大小适中、外形圆整、结构致密。模子的形状直接影响成品的圆整度,模子的粒径和数目影响成型过程中的筛选次数、丸粒规格及药物均匀度。起模的关键在于选择黏性、粒度适宜的药粉起模,一般起模用粉应为过六号筛。常用的液体润湿剂或黏合剂有水、酒、中药提取液、药汁、醋等。泛制法主要用于水丸、水蜜丸、糊丸、浓缩丸等的制备。如制备补中益气丸(水丸)时,将处方中八味药粉碎成细粉,过筛,混匀,另取生姜20g、大枣40g,加水煎煮两次,滤过。取上述细粉,用煎液泛丸,干燥,即得。

(二)塑制法

塑制法制丸的主要工序包括制丸块、制丸条、制丸粒、搓圆等。制丸块,亦称和药、合坨,是塑制法的关键工序。丸块的软硬程度,直接影响丸粒成型和在贮存中是否变形。优良的丸块应能随意塑形而不开裂,手搓捏而不粘手,不黏附器壁。一般药物要过六号筛成细粉或最细粉;应根据药物粉末性质选择合适的黏合剂,常用的黏合剂有蜂蜜、蜂蜜水、蜂蜡、米粉糊、面粉糊等。塑制法主要用于蜜丸、糊丸、蜡丸、浓缩丸、水蜜丸的制备。如制备天王补心丸(浓缩丸)时,将当归、丹参、党参、茯苓、桔梗及一半量的麦冬粉碎成细粉;朱砂水飞成极细粉,与上述粉末配研;地黄加水煎煮两次,第一次3小时,第二次2小时,合并煎液,滤过,滤液浓缩成相对密度为1.35~1.45(80℃)的稠膏;剩余麦冬及其余五味子等八味加水煎煮两次,每次2小时,合并煎液,滤过;或动态提取2小时,滤过,滤液浓缩成相对密度为1.30~1.40(80℃)的稠膏;将上述细粉、各稠膏及适量淀粉混匀,制丸,干燥,打光,即得。

(三)滴制法

滴制法制丸的主要工序包括基质熔融、混合、滴制、冷凝、洗丸等。滴丸基质对滴丸成型与释药性能影响大。基质分为水溶性及脂溶性两大类,常用的水溶性基质有聚乙二醇类、聚氧乙烯单硬脂酸酯、硬脂酸钠、甘油明胶、尿素、聚氧乙烯聚氧丙烯共聚物等;脂溶性基质有硬脂酸、单硬脂酸甘油酯、虫蜡、氢化植物油、十八醇、十六醇等。在实际应用时亦可采用水溶性与脂溶性基质的混合物作为滴丸的基质,混合两种溶解性各异的基质,可将极性和介电常数相差较大的基质进行调节使之与药物的极性和介电常数相近,从而增加药物的溶解度;也可利用混合基质调节药物溶出速度或溶散时限。冷凝液通常与基质极性相反,即水溶性基质选择脂溶性冷凝液,如液体石蜡、二甲基硅油、煤油以及它们的混合物等;反之,脂溶性基质则选择水溶性冷凝液,如水、乙醇等。如制备复方丹参滴丸时,将处方中冰片研细,备用;丹参、三七加水煎煮,煎液滤过,滤液浓缩,加入乙醇,静置使沉淀,取上清液,回收乙醇,浓缩成稠膏,备用;取聚乙二醇适量,加热使熔融,加入上述稠膏和冰片细粉,混匀,滴入冷却的液体石蜡中,制成滴丸,或包薄膜衣,即得。

(四)微丸成型技术

微丸(Pellets)是一种直径在0.5~2.5mm范围内的球形或类球形固体制剂,具有流动性好、易填充胶囊、释药稳定等特点,因此微丸在缓控释给药系统方面具有优势。按处方组成和结构不同,微丸可分为膜控型微丸、骨架型微丸以及骨架与膜控相结合的微丸3种类型。微丸成型技术如下:

1. 旋转式制丸 将微丸母核置于旋转的转子上,利用离心力与摩擦力形成母核的粒子流,再将药物与辅料的混合物及包衣液分别喷入其上,直至滚制成圆整的微丸。如制备葛根芩连丸(微丸),取黄芩、黄连,分别用50%乙醇作溶剂,浸渍24小时后进行渗漉,收集漉液,回收乙醇,并适当浓缩;葛根加水先煎30分钟,再加入黄芩,黄连药渣及炙甘草,继续煎煮两次,每次1.5小时,合并煎液,滤过,滤液浓缩至适量,加入上述浓缩液,继续浓缩成稠膏,减压低温干燥,粉碎成最细粉,用乙醇为润湿剂,泛丸,制成300g,过筛,于60℃以下干燥,即得。

2. 层积式制丸　亦称丸模法,以空白丸芯为载体,根据药物的溶解性能、剂量和稳定性等,将药物以溶液、混悬液或粉末形式沉积在空白丸芯表面而制成载药微丸。

3. 压缩式制丸　是指用机械力将药物及赋形剂混合均匀后压制成一定大小微丸的方法。该法颗粒直径由筛板孔径决定,适用于制备粒径0.3~30mm的球丸。因挤出的孔径一定,颗粒直径大小相同,粒径分布范围集中,且生产能力大,设备费用较低,适合于基质型缓控释微丸的制备。

4. 球形结聚法制丸　是指药物在溶剂中结晶的同时发生聚结制备颗粒或微丸的一种技术。该方法操作简单,时间较短,整个操作过程在液相中完成,仪器要求低,实验条件如辅料、方法等选择范围大。

球形结聚基本方法有两种,一种称为乳化溶剂扩散法,系将药物溶解在与水不相混溶的有机溶剂中,当滴加该溶液至含有适宜表面活性剂的水溶液中时,在一定的搅拌条件下即形成乳滴。随着非水溶剂从准乳滴中逐渐扩散进入水相,在乳滴表面开始形成结晶。当扩散完成后,药物结晶保持了原乳滴的形状即得到球状的结晶集合体(微丸)。另一种是溶剂变换法,将溶解于适宜有机溶剂中的药物溶液以一定速度在搅拌条件下滴入水中,药物则以微晶形式析出,在该系统中加入适量与溶剂混溶但却与水不相混溶的另一溶剂(称为凝聚溶剂或架桥溶剂),随着相分离过程的进行,凝聚溶剂在微晶之间形成液桥并重复架桥过程使之结聚成球状颗粒。

5. 熔融法制丸　采用低熔点的辅料(如硬脂酸、十八醇、聚乙二醇、各种蜡类等)作黏合剂,与药物及其他辅料一同置高速搅拌制粒机内加热、搅拌至熔融,利用熔融液体的高表面塑性及搅浆的剪切力可获得大小分布较为均匀的缓释微丸。熔融法制备微丸工艺简单,产率高,重现性好,且节能省时。

6. 微丸成型常用设备

(1)旋转式制丸机:采用旋转式金属容器如普通包衣锅及改进型包衣锅(如包衣造粒机)制丸。目前包衣锅典型设备主要有气流变换系统、空气调节系统、产品自动排出系统、数据微处理系统、喷雾系统及自动清理系统等。整套方法成丸速度快;真球度高;药粉粘锅结团少,比较适合药物中含贵重药材的药物制备微丸。

(2)流化造丸设备:制备时常用的设备是流化床。粉末层积法是将物料置于流化室内,一定温度的空气由底部经筛网进入流化室,使药物、辅料在流化室内悬浮混合,然后喷入雾化黏合剂,粉末开始聚结成均一的球粒,当颗粒大小达到规定要求时,停止喷雾,形成的颗粒直接在流化室内干燥。此设备所得微丸大小均匀,过程简单,生产周期短,流化床设有粉末回收装置,原辅料不受损失,包衣液的有机溶剂也可回收,有利于操作环境的改善和生产成本的降低,产品质量易控制,易于自动化生产。

(3)挤出滚圆设备:挤压式制丸包括三个单元操作:首先是用黏合液把干粉制成湿颗粒,这一过程主要是依靠毛细管作用力以及液桥作用。粒子的硬度取决于黏合液浓度,随之是把湿颗粒移入挤压机械中挤压成高密度的条状物。这些条状物的黏合力主要来源于毛细管力、失水后形成固体桥、机械连锁以及一定程度的分子间作用力。这些条状物最后在离心式球形化机械中打碎成颗粒并搓圆,制成微丸。

三、制丸技术有关问题的讨论

随着工业设备和药用辅料的发展,中药丸剂制备发展迅速,但在丸剂生产制备过程中仍有需要解决的问题。

(一)中药丸剂的溶散时限问题

丸剂制备中,容易出现溶散时限不合格的现象,主要原因在于:

1. 药料性质 若中药原料含有较多油性成分时,丸粒疏水性增加,润湿性降低,丸粒溶散时限延长;药料含有黏性较大的黏液质、树胶等时,经过润湿剂诱发、泛丸滚压和高温干燥后,丸粒表面毛细空洞细小,形成胶壳样屏障,阻碍水分进入丸内而延长溶散时间。往往可加入适量崩解剂如干淀粉、低取代羟丙基纤维素等缩短溶散时间。

2. 药粉粒径 丸剂成型时,粉粒互相堆积,过细的粉粒嵌于颗粒间隙中,造成黏性增大,延长溶散时间。因此泛丸用药粉不宜过细,一般过5号筛或6号筛即可。

3. 干燥方法 干燥温度不能过高、干燥速率不能过快,否则干燥起始阶段水分蒸发过快,粉粒外层附着的液体变薄,粉粒之间内聚力骤增,收缩作用增强,丸粒压缩变硬。干燥温度过高时(>80℃),湿丸中的淀粉类易糊化,黏性增加,且部分鞣质、蛋白质本身缩合变性,形成不易透水的屏障,不利于丸粒的溶散。

(二)影响滴丸成型与丸重的因素

滴制法制丸时,很多因素会影响丸剂的成型与丸重。包括:

1. 基质类型与用量 一般基质熔点越高,基质用量越大越有利于丸剂的成型和维持滴丸的形态;但熔点过高,可能影响药物在体内的释放;基质用量过大造成浪费,因此应选择熔点合适的基质材料与合适的药物、基质比例。

2. 滴管的口径 在一定范围内,口径越大,丸重越大;小丸比表面积大,易于收缩成丸,丸粒圆整。

3. 药液的温度 药液温度影响液滴大小,继而影响丸重;一般温度越高,液滴表面张力和黏度小,丸重越小;温度过高则影响药物稳定性,而温度过低则可能影响滴制。因此温度应适宜。

4. 滴管口与冷却剂液面之间的距离 滴距一般不宜超过5cm。滴距过大,气泡难于排除,且液滴可能因重力作用被跌散而产生细粒;滴距过小,易产生连珠状或过大丸粒。

5. 液滴在冷却液中的移行速度 移行速度越快,液滴受重力(或浮力)作用影响越大,越不易成球形。减小液滴与冷凝液间的密度差、增加冷凝液的黏度可降低移行速度,增加丸粒的圆整度。

6. 冷凝液的性质 含有空气的液滴滴入冷凝液中,移行时逐渐冷凝收缩固化成丸,并逸出所带入的气泡。若气泡未能在凝固前逸出,则可产生空洞。因此,应适当增加冷凝液与液滴间的亲和力,使液滴中气泡及时逸出而使丸粒圆整。

7. 冷凝温度 一般采用梯度冷却,使滴丸经历收缩、冷凝、固化过程,液滴借助表面张力作用而收缩成球形,有利于滴丸的充分成型。

四、制丸技术在中药制剂中的应用实例

实例　参芍双苷滴丸制备研究

1. 原料药　参芍双苷,系从赤芍、人参中提取的有效组分,其中含赤芍总苷47.11%,含人参总皂苷10.49%。

2. 基质的选择　在预实验中,分别单用PEG 4000、PEG 6000及PEG 4000与PEG 6000按2∶1,1∶1,1∶2混合进行预滴制试验,结果以PEG 4000与PEG 6000按1∶1的比例混合时药物易分散,滴丸硬度适中。因此选择PEG 4000与PEG 6000的等量混合物为基质。

3. 冷却剂的选择　分别选择液体石蜡和二甲基硅油进行预滴制,结果以黏度为200mPa·s的二甲基硅油作冷却剂,滴丸冷凝成型性好。温度控制以冷却柱上部约20cm高度温度为10~15℃,下部为-10~-5℃时,滴丸冷凝效果理想。

4. 制备工艺优选　在预试验的基础上,采用正交试验法,以丸质量差异、溶散时间(分钟)、丸形(即圆整度,最小与最大半径比S/L)为考察指标,采用权重法计算综合指标,其中圆整度占60%、溶散时间占30%、丸重差异占10%,考察药液温度、药物与基质配比、滴头口径、滴速4个因素对参芍双苷滴丸成型的影响。因素水平安排见表8-2-1。

表8-2-1　参芍双苷滴丸滴制工艺正交试验设计表

水平	因素 A 药液温度/℃	B 药物与基质配比	C 滴头口径/mm	D 滴速/min
1	70	1∶1	1.68~2.74	30±2
2	80	1∶1.5	2.14~3.18	40±2
3	90	1∶2	2.88~3.95	50±2

结果,药物与基质的配比为最主要因素,其次是滴速、滴头口径和药液温度,最佳条件为:药液温度80℃,药物与基质比1∶1.5,滴头口径2.14~3.18mm,滴速30±2滴/min。

按照优选的最佳条件制备3批参芍双苷滴丸,丸重差异、圆整度及溶散时间均符合现行版《中国药典》要求,表明工艺切实可行。

(桂双英)

第三节　薄膜包衣技术

一、概述

(一)薄膜包衣技术的含义

薄膜包衣技术是指利用多种惰性高分子聚合物的结构特点及其物理性能的差异,经科学配伍,在温和加工条件下,不改变其化学性质,活化其特定基团,激活其表面活性,改变原

来单个物质的分子排列,形成新的成膜混合物即薄膜包衣粉,加入水或不同浓度的乙醇形成分散均匀的混悬液,经喷雾后,在底物表面形成8~100μm厚度的、具有良好保护作用的塑性薄膜层的工艺技术。该技术最早出现于1930年,1954年美国雅培(ABBOTT)药厂首次销售薄膜包衣片剂。近60多年来,药物薄膜包衣技术得到了迅速发展,国外80%以上的包衣品种采用薄膜包衣,而国内中药片剂采用薄膜包衣的品种也越来越多。

(二)薄膜包衣的目的

1. 提高药物的稳定性,控制药物的释放,避免药物配伍禁忌 薄膜衣可防潮、避光、隔绝环境中的气体和水分以提高药物制剂的稳定性。防潮型薄膜包衣剂,特别是水溶性防潮薄膜包衣剂是中药制剂首选的包衣辅料,可成功解决包衣辅料的水溶、防潮、崩解之间难以兼顾的矛盾。薄膜衣可调节药物的释放速度,控制药物的释放部位,达到定时、定位释放药物的目的。另外,薄膜衣可防止成分间配伍禁忌的产生。

2. 提高患者的顺应性,便于调剂 薄膜衣可掩盖药物的不良口味、气味,减少药物的刺激性。薄膜衣可改善制剂的外观,便于识别区分不同的药品及其剂量,另外能缩短药片通过食管的时间,提高可吞咽性,方便服用。

3. 提高工业化生产效率 薄膜衣可提高药芯机械强度,减少破碎,同时可提高流动性,提高产率;可消除药芯表面粉尘;薄膜衣坚固耐磨,可大批量自动化生产;可提高印字效率和清晰度;彩色包衣可避免生产区内发生危险的产品混淆现象;颜色和形状有利于打造品牌和注册商标。

(三)薄膜包衣的类型

根据被包衣底物不同,薄膜包衣可分为粉末包衣、微丸包衣、颗粒包衣、片剂包衣、胶囊包衣;根据释药的部位和特征不同,薄膜包衣可以分为胃溶型、肠溶型、口溶型、缓释控释型包衣;按照功能不同,薄膜包衣分为防潮型、透明型、隔离型、光亮型、遮味型、防伪型包衣等;根据包衣时使用的溶媒特性不同,薄膜包衣可分为水溶型、醇溶型和有机溶剂型包衣;根据包衣技术不同,薄膜包衣可分为喷雾包衣、浸蘸包衣、干压包衣、静电包衣等,其中以喷雾包衣应用最为广泛,其原理是将包衣液喷成雾状液滴覆盖在底物(粉末、颗粒、片剂)表面,并迅速干燥形成薄膜衣层等;根据包衣所使用的设备不同及底物在包衣时运动的轨迹不同,薄膜包衣可分为滚动包衣、流化包衣、离心包衣、悬浮包衣等。

(四)薄膜包衣材料

1. 常用成膜材料

(1)羟丙基甲基纤维素(HPMC):USP40收载的药用HPMC,按照甲氧基和羟丙基取代度的不同分为2208、2906、2910型,其性质见表8-3-1。

表8-3-1 常用的HPMC型号及其性质

HPMC型号	甲氧基含量(%)	羟丙基含量(%)	市售产品型号	水化速率
2208	19.0~24.0	4.0~12.0	Methocel K	快
2906	27.0~30.0	4.0~7.5	Methocel F	中
2910	28.0~30.0	7.0~12.0	Methocel E	慢

HPMC无臭无味,为白色或乳白色纤维素状或颗粒状粉末。可溶于冷水,不溶于热水;在氯仿、乙醇中几乎不溶,但在水和醇的混合溶液中溶解。

　　根据黏度不同，HPMC一般用2%~20%的溶液作为包衣溶液。低黏度的HPMC一般作为衣膜材料，高黏度的HPMC由于黏度大、膨胀性强，一般用在缓释骨架片中。HPMC包衣一般增重3%~5%，目前市售的以本品作为衣膜材料的主要有欧巴代（Opadry，Colorcon）等。

　　（2）甲基纤维素（MC）：本品在丙酮、甲醇、氯仿、乙醇、乙醚、饱和盐溶液、甲苯和热水中几乎不溶，溶于冰醋酸及等量混合的乙醇和氯仿溶液中，在冷水中膨胀并分散成澄明至乳白色的黏稠胶体。MC在薄膜包衣中应用较少。一般用高取代度、低黏度级MC的水溶液或有机溶液对片芯进行喷雾包衣，以掩盖不良臭味或通过控制颗粒的物理性质以改进药物的释放。

　　（3）聚乙烯醇（PVA）：本品由聚醋酸乙烯酯醇解而成，市售分3个黏度级别，即高黏度（分子量200 000左右）、中等黏度（分子量130 000左右）和低黏度（分子量20 000左右）。PVA溶于水，不溶于有机溶剂。PVA在薄膜包衣中被大量应用，对于水蒸气和氧气的屏障能力比HPMC和EC等更强。

　　（4）丙烯酸树脂（Eudragit E）：本品是阳离子型的甲基丙烯酸二甲胺基乙酯和其他两种中性甲基丙烯酸酯的共聚物，其在胃液及弱酸性缓冲液（pH约为5）中溶解。Eudragit E分为Eudragit E12.5和Eudragit E 100两种型号。Eudragit一般用作普通薄膜包衣或隔离层衣料。

　　2. 增塑剂　增塑剂可降低成膜材料的玻璃转变温度（Tg），增加衣层柔韧性。常用的增塑剂有：①多醇类，如甘油、丙二醇、聚乙二醇等；②有机酯类，如枸橼酸三乙酯、枸橼酸三正丁酯等；③油类（甘油类），如蓖麻油、甘油单醋酸酯、精制椰子油等。增塑剂的用量根据成膜材料的刚性而定，刚性大，增塑剂用量应多，反之则少。

　　3. 抗黏剂　一般来说，水分散体包衣溶液的黏度应控制在500CP以下。适当降低聚合物浓度，或添加适当的抗黏剂可降低包衣液的黏度。最常选用的抗黏剂是滑石粉。

　　4. 着色剂与遮光剂　常用的着色剂有天然色素、可溶性染料、水不溶性色素铝色淀等。常用的遮光剂有二氧化钛或氧化铁类，如氧化铁红、氧化铁黄、氧化铁黑、氧化铁棕等。

（五）薄膜包衣的质量评价

　　薄膜的机械性质应符合规定要求并适应包衣目的需要。薄膜衣层与包衣底物的结合应紧密牢固。

　　1. 薄膜衣的机械性能评价　主要通过对游离膜进行压痕试验、弹性模量、机械强度、拉伸试验、遮盖能力、水汽通透率、附着力试验、溶剂残留测定等定量测定进行评价。

　　2. 薄膜包衣的衣膜质量评价　其检查方法有目测或放大镜、光切显微镜、表面轮廓曲线仪及扫描电镜等，主要指标有目测评估指标，如破裂、剥落、破损、杂点、刻痕清晰度等缺陷；定量分析指标，如表面粗糙度、光亮度、片芯水分变化、膜厚度差异、均匀性、崩解及溶出、渗透性等。

二、薄膜包衣的工艺过程及优化

　　薄膜包衣工艺过程主要包括：①包衣液均匀分布到所有被包衣物料的表面；②被包衣物料的持续运动混合使达到产品均匀；③持续的干燥使包衣材料迅速成膜；④除去溶剂、蒸汽以及产生的粉尘及用于干燥和喷雾的空气。其中关键工艺是雾滴的产生、喷射、在药芯表面上的黏附、润湿、延展以及聚结、干燥胶凝成膜。薄膜包衣成功的关键在于四个方面的优化组合,即待包衣物料、薄膜包衣材料的配方、使用的设备及设定的各项参数。

(一)待包衣物料

待包衣物料质量对薄膜包衣起到决定性的影响。如片剂,在所有影响片芯机械性能的因素中,片芯硬度和脆碎度最为重要,而脆碎度又比硬度更重要。一般而言,适合包薄膜衣的中药片硬度应在5kg/cm^3,西药片硬度应在4kg/cm^{3}左右。

(二)包衣材料的配方

薄膜包衣常选用薄膜包衣预混料,预混料可以按照其基本原理自行设计,也可以直接向该类材料的供应商提出要求,实验成功后直接购买。不同供应商的薄膜包衣材料的配方不尽相同,目前市面上常用的薄膜包衣预混料分类见表8-3-2。

表8-3-2 薄膜包衣常用预混料类型

	类型	溶媒	特点
胃溶型	全水普通型	全水	遮光、着色、遮味
	全水防潮型	全水	具有防潮功能
	标准型	80%以下乙醇	遮光、着色、遮味
	防潮型	90%以下乙醇	具有防潮功能
	高效型	全水	具有防潮功能、生产效率高
	透明型	乙醇或水	隔离保护、保持片芯原色
	隔离层	乙醇或水	适用于深色或敏感片芯,遮光、防潮
肠溶型	普通肠溶型	90%以下乙醇	适合大多数肠溶
	全水肠溶型	全水	适合大多数肠溶
	透明型	乙醇或水	肠溶保护、保持片芯原色
	隔离层	乙醇或水	适用于深色或敏感片芯,遮光、防潮

(三)常用薄膜包衣设备

1. 无孔包衣锅与高效包衣锅 常用的无孔包衣锅有GS/Pellegrini包衣锅、Nicomac包衣机等。

2. 悬浮包衣装置 又称流化包衣法,流化喷雾方式有三种形式:①顶喷方式;②底喷方式;③侧喷方式。国外还出现了双重圆锥形辐射状喷雾的Diosna VCC包衣机,小批量超快速包衣Niro Supercel包衣机,不需更换锅体尺寸就能适应不同产量的IMA公司的Perfima包衣机,更有生产能力可达500~2000kg/h的连续包衣机,由O'Hara Technologies, Thomas Engineering出品。

(四)包衣工艺参数优化

包衣过程是一个连续的、动态的过程,过程中很多因素都会影响包衣的结果。通常影响喷雾包衣的工艺条件主要有包衣锅的种类、混合方面的因素(投料量、锅转速、挡板的种类、片型的影响等)、干燥方面的因素(喷液流速、进风温度、进风量、出风量等)、喷枪的雾化效果等。

三、薄膜包衣有关问题的讨论

以片剂的包衣过程为例,经常出现的问题及原因分析如下:

（一）色差

是指包衣后的片剂颜色深浅不一的现象,其原因主要有包衣量不足、包衣过程中片芯混合不均匀、包衣材料的遮盖力不佳、包衣液的固含量过高、包衣机喷枪数量不足、喷枪的雾化覆盖不好、包衣锅转速较低等。

（二）孪生片

是指包衣后的片剂相互之间紧密连接的现象,其原因主要有喷液速度太快、包衣锅转速太低、不适当的片形、配方黏性大、喷枪与片面的距离太近等。

（三）开裂

是指包衣后的片剂衣膜及片芯膨胀裂开的现象,其原因主要有包衣膜的机械强度太低、片芯的热膨胀系数与包衣膜差别较大、片芯压片后的反弹、增塑的效果不够等。

（四）剥离

是指衣膜从片芯脱落的现象,其原因主要有包衣膜的机械强度太低、薄膜与片面间的附着力太差、片剂处方中使用了过量的润滑剂等。

（五）橘皮样粗糙

是指包衣后的片剂表面不光滑,呈橘皮样的现象,其原因主要有包衣液黏度太高、包衣液雾化效果不佳等。

（六）桥接

是指包衣后片剂刻痕部位的衣膜形成架桥的现象,其原因主要有包衣膜的附着力不佳、与包衣片芯的表面特征有关(如疏水性基质)、不恰当的标识(如太复杂或刻痕太细)、包衣材料的增塑剂不足(包衣膜的内力太大)等。

（七）粘连

是指包衣后的片剂相互粘连,部分衣膜被粘掉的现象,其原因主要有喷液速度太快、包衣锅干燥效率不高、包衣锅转速太低、喷枪雾化效果不佳、包衣液雾化覆盖差等。

（八）刻痕模糊

是指包衣后,片剂的刻痕被衣膜材料或粉尘颗粒填充,导致刻痕变模糊的现象,其原因主要有不恰当的标识(如太复杂或刻痕太细)、由于片面磨损致使刻痕不清晰、发生"桥接"现象、冲痕内填充喷雾干燥的产物。

（九）片面磨损

是指包衣后,片面部位出现磨损、脱落,导致片型或外观改变的现象,其原因主要有片芯太松或脆碎度高、包衣锅转速太快、喷量太低、喷液的固含量太低、片芯配方中的超级崩解剂问题等。

（十）边角破损

是指包衣后的片剂,其边缘位置出现破损、脱落的现象,其原因主要有包衣膜的机械强度太低、包衣锅转速太快、包衣液固含量太低、喷量太小、片芯的边角太尖、片芯的硬度或脆碎度不佳、压片用模具老化等。

针对上述问题产生的原因,采取相应的解决措施。

四、薄膜包衣技术在中药制剂生产中的应用实例

实例1　半浸膏片薄膜包衣

【处方】

组成	含量(% W/W)	作用
HPMC E5	7.5	聚合物
PEG 400	0.8	增塑剂
黄色氧化铁	0.6	色料/遮光剂
钛白粉	3.1	色料/遮光剂
纯水	88.0	溶剂

【制法】计算好片芯重量的3%增重(干重)的薄膜包衣材料。先将纯水置于合适容器中,开启搅拌桨使液体产生以桨为中心的旋涡,将配方中各组成部分依次加入到水流速度较快的部位,加料结束后保持搅拌45分钟。

【操作要点】在高效包衣锅内开始包衣前,按照以下流程进行核查:①包衣锅、喷枪和喷雾管路是否清洁;②使用多个喷枪时,调整喷枪的流速均衡情况;③调整喷枪间距和扇形宽度,使之适合既定的喷枪与片床距离;④装载片剂,检查其是否能够覆盖排气室上沿口及喷雾区内的挡板;⑤安装喷枪,短时间运转包衣锅,检查喷枪与片床的距离,将喷枪与片剂瀑流间的角度调整为接近90°;⑥启动包衣锅旋转,将转速调整为能在整个喷雾区形成连贯瀑流所需的最低速度;⑦将片剂预热至所需的片床温度;⑧开始进行包衣,打开压缩空气及较小喷量;⑨用喷雾卡再次检查雾化类型,选择能产生均匀分布和微细液滴的最低压力;⑩检查包衣锅内外微弱的负压;⑪调节干燥空气温度和流速、包衣混悬液流速及片床温度;⑫定时检查整个喷雾区的瀑流,必要时调节锅的转速。

在整个包衣过程中,片床的温度是最重要的观察指标,它基本上体现了包衣干燥的平衡状态。此外还必须关注的指标有:①合适的片芯装载量;②包衣锅转速;③喷枪调节及雾化范围;④压缩空气及雾化压力;⑤喷量调整及控制;⑥锅内外负压;⑦进/排分量及进/排分温度;⑧保持包衣液处于微弱的搅拌状态。

实例2　缓释微丸薄膜包衣

【处方】

组成	含量(% W/W)	作用
Surelease E-7-19040	50	控释聚合物
HPMC E5	2.5	致孔剂
纯水	47.5	溶剂

【制法】计算好片芯重量的8%增重(干重)的薄膜包衣材料。先将纯水置于合适容器中,开启搅拌桨使液体产生以桨为中心的旋涡,将配方中HPMC E5加入到水流速度较快的部

位,加料结束后保持搅拌45分钟。在上述溶液中加入配方量的Surelease,继续搅拌45分钟。

【操作要点】在底喷流化床内开始包衣前,按照以下流程进行核查:①流化床、喷枪和喷雾管路清洁情况;②使用多个喷枪时,调整喷枪的流速均衡情况;③调整乌斯特柱的高度,使之适合既定的微丸大小和载量;④装载丸芯,检查其是否能够覆盖乌斯特柱的下沿口;⑤安装喷枪,短时间运转流化床,检查微丸在扩展腔内的流动状态及沸腾高度;⑥启动流化床引风,将引风频率调整为能在整个扩展腔内形成连续的回路并且沸腾高度最高的微丸尚不触及顶部的隔离网所需的最低速度;⑦将丸芯预热至所需的丸床温度;⑧开始进行包衣,打开压缩空气及较小喷量;⑨选择不产生丸芯粘连最低空气压力和喷量;⑩定时观察包衣料液的减重,以判断是否堵枪;⑪包衣早期检查整个流化区的状态,调节干燥空气温度和喷量、引风频率及丸床温度,使喷量尽快达到理论最大值。将已包缓释衣膜的微丸放置于45℃热风循环烘箱中愈合24小时。

在包衣运行过程中,丸床的温度是一个最重要的观察指标,它基本上体现了包衣干燥的平衡状态。此外还应关注:①合适的丸芯装载量;②引风/排风频率;③压缩空气及雾化压力;④喷量调整及控制;⑤进/排分温度;⑥对丸芯之间的粘连或静电及时的发现和处理;⑦保持包衣液处于微弱的搅拌状态。

(狄留庆)

第四节 固体分散技术

一、概述

(一)固体分散技术的含义

固体分散技术是将药物特别是难溶性药物,以分子、胶态、微晶或无定形状态,高度分散在载体中,形成固体分散体的技术。早在1961年,为了提高难溶性药物磺胺噻唑的溶出度,选用水溶性载体尿素将其制成了固体分散体。此后的研究发现,以聚乙二醇、聚维酮等载体材料与一些难溶性药物制备的固体分散体,能明显增加药物的溶解性,提高生物利用度。近年来,固体分散技术已由提高难溶性药物的溶解性发展到缓释、控释、靶向释药的研究。但应该注意,固体分散体在储存过程中易出现硬度变大、溶出速率减小等现象。

(二)固体分散的目的与原理

固体分散除了可以提高难溶性药物的溶出度,也可以使药物缓释、控释;还可将液体药物固体化,掩盖药物的不良气味,提高药物的稳定性,延缓药物的水解与氧化。作为中间体,还可用其制备各类药物制剂。制备原理主要是采用各种方法将药物高度分散在溶解、熔融的载体材料中并在形成固体时维持这种高分散状态。

(三)固体分散技术常用载体材料

1. 水溶性载体材料 制备速释型固体分散体,常用载体为聚乙二醇(PEG),是多数难溶性药物的理想载体,以PEG-4000、PEG-6000最为常用;聚维酮(PVP),为无定型高分子聚合物;泊洛沙姆-188(Poloxamer-l88,又称Pluronic F-68);有机酸,以枸橼酸、琥珀酸、胆酸、去氧胆酸常用,多形成低共熔物;其他水溶性物质,如尿素、右旋糖酐、半乳糖、蔗糖、季戊四醇、季戊四醇醋酸酯。也可以采用两种或两种以上载体材料作为复合载体,如PEG-4000-葡萄糖的复合载体、PEG-6000与卵磷脂合用等,注意复合载体应根据实验结果加以选用。

2. 难溶性载体材料　乙基纤维素(EC),广泛应用于缓释固体分散体的制备,常加入PEG、PVP、十二烷基硫酸钠等,以调节固体分散体的释药速度;含季铵基团的聚丙烯酸树脂类即Eudragit RL、Eudragit RS等,多用于缓释固体分散体的制备;脂质类,如胆固醇、β-谷甾醇、棕榈酸甘油酯等,降低药物的溶出速率,延缓释药,用于制备缓释固体分散体。

3. 肠溶性载体材料　纤维素类,如邻苯二甲酸醋酸纤维素(CAP)、邻苯二甲酸羟丙基甲基纤维素(HPMCP);聚丙烯酸树脂类如Eudragit L、Eudragit S、国产聚丙烯酸树脂Ⅱ号、聚丙烯酸树脂Ⅲ号。

(四)固体分散体的释药原理

1. 固体分散体的速释作用　当选用水溶性高分子材料为载体制备固体分散体时,由于载体可以改善难溶性药物的润湿性、阻止药物重新结晶、保持药物的高度分散状态,因而具有速释作用。

2. 固体分散体的缓释作用　采用疏水或脂质类为载体材料,制成的固体分散体具有缓释作用。药物以分子或微晶状态分散于骨架内,药物的溶出必须首先通过载体材料的网状骨架扩散,故释放缓慢。其缓释作用可符合零级、一级或Higuchi等规律。不论水溶性或水难溶性药物都可以制成缓释固体分散体,其释药速率受载体材料种类、黏度、用量、制备工艺等因素的影响。以乙基纤维素和羟丙基甲基纤维素为载体制备的葛根素缓释固体分散体的体外溶出度试验表明,具有良好的缓释效果。

(五)固体分散体的质量检查与评价

常用的固体分散体的质量检查方法有热分析法、X-射线衍射法、红外光谱测定法、溶出速率测定法、热台显微镜法等。

1. 热分析法　热分析法是研究固体分散体的常用物相鉴别方法,常用差示热分析法(differential thermal analysis, DTA),又称差热分析,是在程序控制温度下测定物质和参比物的温度差与温度或者时间的关系的一种分析方法。差示扫描量热法(differential scanning calorimetery, DSC)又称差动分析,是在程序控制温度下测量输入到参比物和样品的功率差随温度变化的一种分析方法,通过观察药物DSC曲线的变化,观察药物的存在状态。

2. X-射线衍射法　每种物质的结晶均有其特定结构,相应粉末X-射线衍射图便有其特征衍射峰,若固体分散体中有药物的结晶存在,则在衍射图中便有该药物结晶的特征峰。例如,采用PEG-6000-卵磷脂(9∶1)为载体,制备青蒿素的固体分散体,将载体、物理混合物、固体分散体,进行X射线衍射分析。固体分散体X射线衍射图谱中没有青蒿素晶体峰,表明药物在载体中以非晶状态存在。

3. 红外光谱测定法　物质结构中不同的官能团有不同的特征吸收光谱,固体分散体中由于药物与载体之间发生反应使得药物吸收峰发生位移或强度改变等,可以鉴别是否形成固体分散体。例如,以聚乙烯吡咯烷酮为载体制备的大黄酸固体分散体能有效地提高大黄酸的溶出速率。样品采用溴化钾压片,进行红外光谱分析,可研究药物和载体之间的相互作用。

4. 溶出速率测定法　对难溶性药物而言,固体分散体溶出较原药快,测定二者的溶出速率,可以判别是否形成固体分散体。例如,将葛根素缓释固体分散体装入胶囊,取胶囊1粒,选用转篮法计算葛根素的累积溶出率。固体分散体中葛根素在1小时、4小时、8小时、10小时时,累积释放度依次满足10%~30%、40%~70%、70%~90%、80%~100%的要求,释放效果稳定。证明葛根素缓释固体分散体既能够达到较理想的缓释效果,同时也能在规定时间内释放完全。

5. 热台显微镜法 热台显微镜法(hot stage microscope, HSM)可了解药物载体形成固体分散体的动态过程和互溶情况,有利于选择合适的载体并了解其对药物的溶解性。鉴别方法有两种:①将药物载体按比例混合均匀,在热台显微镜上加热形成固体分散体;②将制备好的固体分散体置热台显微镜上,程序加热直至熔化,观察固体分散体在该过程中的形态、规律。利用该法观察奥沙西泮与PEG-6000、D-甘露醇形成的固体分散体,结果表明,就互溶而言,PEG-6000更适合作为载体。

二、常用制备固体分散体的方法

常用固体分散体的制备方法有熔融法、溶剂法、溶剂-熔融法、喷雾包埋法、冷冻干燥法等。

(一)熔融法

将药物和载体分别粉碎过筛,充分混合,置容器中,水浴或油浴加热,不断搅拌至全部熔融,继续搅拌,迅速冷却成固体或倾于冷的不锈钢板上,使之迅速冷却固化。操作关键是迅速冷却以达到较高的过饱和状态,使多个胶态晶核迅速形成而不致变成粗晶。适用于熔点比较接近的药物与载体材料(如PEG类),不耐热的药物和载体材料不宜用此法,若采用可考虑减压熔融或充惰性气体熔融。熔融法制备中药固体分散体可直接制成滴丸,如苏冰滴丸、复方丹参滴丸等。

(二)溶剂法

溶剂法亦称共沉淀法。将药物和载体同时溶于同一溶剂中,或者把药物和载体分别溶于相同的溶剂中,混合均匀,蒸去溶剂,使药物和载体同时析出,得到固体分散体。适用于热敏性或易挥发的药物。常用溶剂有氯仿、乙醇、无水乙醇、丙酮、异丙醇等,常用载体材料有PVP类、甘露醇、胆酸等。溶剂法可以避免熔融法因加热温度过高,使药物和载体分解的缺点,但仍存在有机溶剂残留、成本较高等不足。以PVP-K30为载体制备依托泊苷固体分散体,采用正交设计筛选处方,以累积溶出度为考察指标,优选药物与载体的比例、溶质与溶剂的比例、挥发溶剂的温度,结果表明,药物与载体的比例影响最为显著,其次为溶剂挥发时的温度、溶质与溶剂的比例。

(三)溶剂-熔融法

将溶剂法与熔融法结合起来应用,即将固体药物选用适当溶剂溶解后,再加入熔融的载体中,除去溶剂,迅速冷却固化,即得。该方法药物的受热时间短、稳定,产品质量好,但仅限于小剂量药物。采用该方法制备环孢素A-Ploxamar188固体分散体、满山红总黄酮固体分散体、叶黄素固体分散体均可以改善药物的溶解性。

(四)研磨法

研磨法是将药物与载体混合后,强力持续研磨一定时间,使药物与载体以氢键结合,形成固体分散体。研磨时间因药物而异。常用载体为微晶纤维素、乳糖、PVP等。该方法载体用量较高,适用于小剂量药物。

（五）喷雾干燥法

喷雾干燥法是将药物和载体溶于溶剂中,喷雾干燥即得。常用的载体有甲基纤维素、PVP、半乳糖、甘露糖等。如以PVP为载体,用喷雾干燥法制备丹参酮的固体分散体。

（六）冷冻干燥法

冷冻干燥法系将药物和载体溶于溶剂中,然后冷冻干燥除去溶剂,即得。冷冻干燥法适用于热敏性药物,产品稳定性好,药物的分散性优于喷雾干燥法,但操作复杂,成本高。

（七）热熔挤出法

热熔挤出法(hot-melt extrusion)是将药物与辅料加热熔融,使药物在载体中高度分散,再利用适宜条件挤压,得到外观与密度一致的产品。该方法的优点在于集熔融、干燥于一体,制成的固体分散体经过筛、整粒,直接制成片剂或胶囊。

（八）流化床包衣法

流化床包衣法是将药物及载体共同溶解于有机溶剂中,采用流化床包衣装置,将溶液喷入,药物与载体共同沉淀于空白丸芯上。丸芯可选择蔗糖丸芯、微晶纤维素丸芯。该法干燥迅速、溶剂残留少、工艺简单,产品可以直接装胶囊。

（九）超临界流体法

超临界流体法包括超临界流体快速膨胀技术(rapid expansion from supercritical fluid technology, RESF)、气体抗溶剂技术(gas anti-solvent, GAS)、超临界流体注入技术(supercritical fluid impregnation, SFI),利用超临界流体的强渗透性、溶解性、瞬间蒸发性克服溶剂-熔融法中产物过黏、分散不完全等缺点。作为一种新型的固体分散体制备方法,近年来得到迅速发展和广泛应用。与传统方法相比,该法制备过程温和、不需有机溶剂、绿色环保、无污染;操作条件易于控制、产品重现性好;直接形成微粒,无需粉碎,避免了常规制粒过程中产生相转变、高表面能、静电和化学降解。如以亲水性聚合物聚氧乙烯作为载体,应用超临界流体(super critical fluids, SCF)技术制备难溶性药物布地奈德的聚氧乙烯固体分散体,并对药物/载体的配比和制备过程的影响因素进行了考察。结果表明,在40℃,20MPa条件下,布地奈德-聚氧乙烯N750(1∶10)是形成固体分散体的最佳条件,布地奈德主要以无定形状态存在,溶解度和累积溶出率显著提高。

（十）直接胶囊填充法

直接胶囊填充法(direct capsule-filling),系将熔融态物质直接填充于硬胶囊壳中,室温下冷却固化成型的技术。该法避免了传统方法的干燥、粉碎等操作,利于工业化生产,但要求溶液温度应低于硬胶囊壳的最大耐受温度70℃。如以硬脂酸、聚乙二醇、单硬脂酸甘油酯三元载体材料制备肉桂油缓释固体分散体,先将辅料置于70℃烘箱中,待辅料完全熔融后滴加肉桂油,混合均匀,取相应体积的熔融物,填充至硬胶囊壳中,室温冷却备用。

三、固体分散技术有关问题的讨论

利用固体分散技术制备药物的固体分散体,根据药物性质和给药途径设计制成适宜的剂型,为中药剂型研究提供了新的思路和方法,但该技术在应用中还存在许多问题。

（一）固体分散体的稳定性问题

载体材料选择不当、药物与载体材料比例不合适(如药物浓度过高)、贮藏温度过高、密封不好、存放时间长等均可能导致固体分散体的硬度变大或析出结晶,使药物的溶出降低,这种现象称为老化现象。发生老化现象是限制其广泛应用的一个主要原因。提高固体分散体稳定性的方法,首先是改善贮藏环境;也可加入稳定剂延缓化学反应;重要的是根据药物性质选用载体材料,或采用联合载体材料,调节载体材料的物化性质。

(二)固体分散体的产业化问题

固体分散体常用的制备方法是熔融法、溶剂法、溶剂-熔融法。研究发现,加热速度、加热温度、高温持续时间、冷却方法、冷却速度等对固体分散体的特性有很大影响。如熔融法制备固体分散体,在冷却过程中固体分散体可能吸潮,制备过程中的防潮,规模生产冷却过程的设计是亟待解决的问题。溶剂法制备固体分散体,除去固体分散体中有机溶剂的方法如真空干燥、喷雾干燥、流化床干燥、低压冷冻干燥等,明显影响固体分散体的特性,因而制约了该制备方法在生产中的应用。此外,固体分散体质软且黏,粉碎、过筛、混合较困难,且流动性不好、可压性差,将制约固体分散体在片剂、胶囊剂中的应用。

四、固体分散技术在中药药剂中的应用实例

固体分散技术作为一个较为成熟的技术,在中药制剂中已有广泛的应用,为提高中药制剂的疗效、新产品的研发奠定了基础。

(一)直接制备中药滴丸剂

近年来,广泛应用的中药滴丸剂便是固体分散技术在中药药剂中应用的产物。目前滴丸剂多采用水溶性基质,具有速效、高效作用,舌下含服时可通过口腔黏膜直接吸收入血,起效更快,故称为速效制剂;其次为缓释长效作用,以脂溶性载体制成的固体分散体滴丸剂,具有缓释长效作用。例如,雷公藤滴丸用虫蜡和硬脂酸为载体,以固体分散技术制备而成,使其具有肠溶和长效作用,同时还具有降低毒副作用、增加药物稳定性等特点。

(二)作为制备其他剂型的中间体

将药物先制成固体分散体再制成片剂、胶囊剂、注射剂、渗透泵片等。如将穿心莲内酯-PEG6000固体分散体与适量的微晶纤维素混匀,压片,得穿心莲内酯固体分散体片。研究表明,穿心莲内酯固体分散体片的溶解度增加,溶出速率提高。以PVP-K30为载体,广金钱草总黄酮-载体比例为1:2,溶剂法制备固体分散体,将广金钱草总黄酮固体分散体、氯化钠、甘露醇、少量滑石粉制成片芯,以CA为包衣材料、PEG 400为致孔剂包衣,制成渗透泵片,从而达到控释效果。

（贾永艳）

第五节　包　合　技　术

一、概述

(一)包合技术的含义

包合技术是一种分子被包嵌于另一种分子的空穴结构中形成包合物的技术,形成的一类独特形式的复合物称为包合物,又称包藏物、加合物、包含物、分子胶囊等。具有包合作用

的外层分子称为主分子,被包合到主分子空间中的小分子物质,称为客分子。1886年Mylius首先观察到对苯二酚和一些挥发性化合物可形成包合物,近年来在中药制剂中主要用于提高挥发性成分的稳定性,增加难溶性成分的溶解度,掩盖不良嗅味等。由于传统的包合材料水溶性低,包合对象成分复杂,影响包合效果的因素多,生产连续性差等,影响了该技术的广泛应用。

(二)包合的目的与原理

包合技术可以增加药物的溶解度,提高生物利用度;提高药物的稳定性;掩盖不良气味,减少刺激性,降低不良反应;使液体药物固体化,便于制剂加工;调节释药速率;并可用于药物的分离和测定。如β-环糊精包合八角茴香挥发油,使液态的八角茴香挥发油成为稳定的固态化,从而进一步提高了制剂的稳定性。如斑蝥素包合物能提高溶解度及溶出度,降低斑蝥素对胃黏膜的刺激性,提高口服生物利用度。

包合作用主要是一种物理过程,包合物形成主要取决于主分子和客分子的立体结构和两者的极性,包合时主分子和客分子之间不发生化学反应,不存在离子键、共价键或配位键等化学键的作用。

(三)包合技术常用材料

可用于制备包合物的材料有环糊精、胆酸、淀粉纤维素、蛋白质等,目前常用的包合材料为环糊精及其衍生物。环糊精(cyclodextrin,简称CD或CYD)以β-CD最为常用。环糊精的衍生物克服β-环糊精溶解度低及非胃肠道给药有肾毒性的缺点,使其具有更优良的性质。β-环糊精衍生物大体可分为3种类型,水溶型的有支链环糊精、甲基化环糊精、羟乙基环糊精、羟丙基环糊精、低相对分子量β-环糊精聚合物;疏水型有乙基环糊精、乙酰基环糊精等;离子型有2,3,6-丁磺基-β-CD(SBE-β-CD)等。

(四)包合物的质量检查与评价

药物与环糊精是否形成包合物,可以根据包合物的性质、结构状态,采用以下方法验证。

1. 显微镜法　由于包合过程中晶体发生变化,故可通过分析包合物晶格变化及相态变化来判断包合物是否形成。一般空白包合物为规则的β-CD板状结晶,含油包合物为不规则形粉末;β-CD与挥发油的物理混合物中挥发油棱角分明、边缘清晰地附着于β-CD方晶表面,而包合物中挥发油嵌入β-CD方晶内,界面模糊,使β-CD转呈分枝状晶体,与X-射线粉末衍射分析结果一致。

2. 热分析法

(1)差示热分析法:此法用于包合物的验证简便、快速。如对β-CD、白术挥发油与β-CD物理混合物、白术挥发油与β-CD包合物进行差热分析,升温范围50~350℃,升温速率12℃/min,样品量约5mg,结果:β-CD在82.9℃和215.1℃处有两特征峰,分别为环糊精的脱水峰和熔融分解峰;物理混合物为白术挥发油与β-CD的简单叠加,仍然显示了β-CD的特征峰,仅是由于挥发油中低沸点挥发性成分的存在,使β-CD的脱水峰由82.9℃降低至76.7℃;在包合物中,β-CD的两特征峰消失,说明β-CD空腔中的水分子已被置换出来,同时出现了新特征峰,推测挥发油与β-CD之间不是简单地吸附,而是发生了分子间作用,生成新的物相。如图8-1所示。

(2)差示扫描量热法:又称差动分析,此法用于包合物的验证比DTA灵敏、重现性好。如对喜树碱(camptothecin,CPT)、β-CD、β-CD+CPT物理混合(摩尔比1:1)、β-CD/CPT包合物

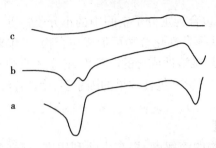

图8-1　白术挥发油及其包合物的DTA图谱

a. β-CD　b. 白术挥发油与β-CD物理混合物　c. 包合物

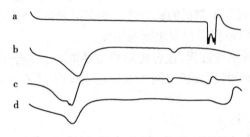

图8-2　喜树碱及其包合物DSC曲线

a. CPT　b. β-CD　c. β-CD+CPT物理混合物　d. β-CD/CPT的包合物

进行研究,升温速率: 10℃/min;扫描范围: 40~240℃。结果见图8-2。由图8-2可见,物理混合物基本上是β-CD和CPT的叠加,在包合物图谱中β-CD的熔融吸热峰消失,且CPT的熔融分解峰向高温移动。

3. 红外光谱法　主要用于含羰基药物的包合物检测,如吸收峰降低、消失或位移,说明包合物形成。β-CD与白术挥发油β-CD包合物红外光谱分析结果,β-CD的γ羟基由包合前的3386.13cm⁻¹移至包合后的3372.86cm⁻¹,而且此羟基缔合氢键宽峰在包合后较明显地变为尖锐的窄峰,表明主客体间形成大量氢键;其他各吸收峰,主要集中在1000~1300cm⁻¹环糊精的1,4-糖苷键伸展振动频率处。这是由于主客体之间形成超分子体系,是通过疏水-疏水力、氢键等弱相互作用力相互结合,进一步证明发生了分子间包合。

4. X射线衍射法　晶体药物在用X射线衍射时显示该药物结晶的衍射特征峰,而药物的包合物是无定形态,没有衍射特征峰。包合物和物理混合物的主要特征峰明显不同,新特征峰的出现表明包合物形成新的晶型。

5. 薄层色谱法　采用薄层色谱法验证包合物,以有无薄层斑点、斑点数和Rf值来验证是否形成包合物。将挥发油、β-CD、挥发油β-CD包合物分别制成乙醇溶液作为供试品溶液在硅胶G薄层板上展开,显色。结果β-CD无斑点,挥发油中成分斑点清晰可见,挥发油的包合物与挥发油具有颜色一致、Rf值相同的斑点。表明白术挥发油经β-CD包合后其主要成分未发生明显变化,包合为物理过程。此外还有核磁共振法、相溶解度法和紫外分光光度法等。在验证时,可以同时选用几种方法。

包合工艺的评价以挥发油包合工艺为例,由以下公式计算得到挥发油利用率、包合物收得率、包合物含油率,一般越高说明制备工艺越好。

$$挥发油利用率 = \frac{a}{b} \times 100\% \qquad (式8-5-1)$$

式中，a：包合物中挥发油的含量，b：投油量×回收率。

$$包合物收得率 = \frac{包合物的质量(g)}{β-CD(g) + 投油量(g)} \times 100\% \qquad (式8-5-2)$$

$$包合物含油率 = \frac{包合物中挥发油量(g)}{包合物总量(g)} \times 100\% \qquad (式8-5-3)$$

（五）影响包合效果的因素

影响包合率的因素主要有：包合材料，主客分子投料比例，搅拌、研磨的时间、速度、温度，pH，用水量，干燥温度等。一般采用正交实验或均匀设计法进行，对工艺进行不同指标的综合评价，通过直观分析、方差分析优选最佳工艺。如以挥发油收得率、油利用率为考核指标，对银翘解毒颗粒剂中薄荷、荆芥的混合挥发油β-CD包合工艺进行研究，选择了影响包合的3个因素，挥发油与β-CD投料比、包合温度、搅拌时间，结果认为：包合温度是影响结果的主要因素，油与β-CD的比例为次要因素，而包合时间则影响不大。采用星点试验设计，选用饱和水溶液超声法制备包合物，以挥发油包合率、包合物收得率、包合物含油率为指标，对冠心康胶囊中川芎、当归和桂枝挥发油的β-环糊精包合工艺进行研究，发现影响因素依次为β-CD与挥发油的用量比、包合温度、超声时间。

二、常用制备包合物的方法

根据其制备过程的特点，常用以下几种方法。

（一）饱和水溶液法

一般工艺流程为：β-CD→加蒸馏水加热溶解、冷却，使成饱和溶液→加药物，搅拌→冷藏过夜→滤过（抽滤、离心）分离包合物→有机溶剂洗涤→干燥→干燥包合物。该法常用搅拌设备有：磁力搅拌器、高速组织捣碎机、超声波粉碎机、超声波清洗器等。适合于易溶于水的药物和包合材料。

（二）研磨法

该法一般工艺流程为：β-CD加入一定量蒸馏水→研匀→加入药物研磨→得到糊状物→干燥→有机溶剂洗涤→分离→干燥→干包合物。常用研磨设备有：乳钵，研磨机（如快速磨、立式胶体磨）等。如应用正交设计优选制备丁香油β-CD的工艺条件，并与胶体磨法和饱和水溶液法进行比较试验，结果表明用胶体磨法来制备丁香油β-CD包合物最为实用，适合于工业化生产。

（三）冷冻干燥法

将CD制成饱和水溶液，加入客分子药物溶解，搅拌混合，使药物被包合，置于冷冻干燥机中冷冻干燥。适合于溶于水而且在干燥时容易分解或变色的药物，所得成品较为疏松，溶解好。如将灯盏花素制成HP-β-CD包合物，该包合物在蒸馏水中的溶解度较灯盏花素提高了133倍，以此为原料制备的包合物冻干粉针剂具有良好的生物相容性。

（四）喷雾干燥法

将CD饱和水溶液加入客分子药物溶解，搅拌混合，使药物被包合，采用喷雾干燥设备进行干燥。此法适合于难溶性、疏水性药物,如地西泮的β-CD包合物。

(五)超声法

将CD饱和水溶液加入客分子药物溶解,混合后立即用超声波破碎仪或超声波清洗机,选择合适的强度,超声适当时间,代替搅拌,将析出沉淀按饱和水溶液法处理得包合物。此法较简单快捷,受热时间短。

(六)密封控温法

该技术是将主、客分子密封于容器内,通过控制加热温度和时间等因素,使客分子在一定温度下挥发或升华成为气体分子进入主分子空穴中与其相互结合,当温度降低后,主、客分子就以实体物质形式借助分子间范德华力、氢键或离子键等结合方式形成包合物。与其他包合方法相比,该技术制备包合物的制备过程中不需加入任何溶剂,包合物中没有溶剂残留,后处理方便,包合速度快,包合率高,制备工艺简便,适合于具有升华性质的药物或有挥发成分的中药。苯甲酸(BA)具有较好的升华性并在水中溶解度较差,选用BA作为模型药物进行研究,结果表明,控温90℃,密封加热3小时为最佳。

三、包合技术有关问题的讨论

随着中医药现代化进展,包合技术在中药领域中备受关注,特别是在新药研究和开发中解决了不少药剂生产工艺的难题,但其产业化进展较为缓慢,仍存在一些问题需要深入研究。

(一)研发新的包合材料

β-环糊精的分子大小适中,生产成本低,应用范围广,是目前唯一工业上大量生产的环糊精产品。但β-CD水中溶解度较低,对所能包合的分子大小有所限制,在应用上有一定的局限性。加强开发性能更好、用途更广的包合材料显得十分重要。如对天然β-CD进行改性,环糊精衍生物在增加药物的溶解度和稳定性、控制药物的释放速率、提高药物的生物利用度、降低药物的毒副作用等方面发挥着积极作用。

(二)关于提高包合率问题

包合率偏低是困扰包合技术应用的主要问题。研究表明,在药物包合物形成过程中,加入相应的添加剂,能够提高包合率。例如,加入羟丙基纤维素、聚维酮(PVP)、聚乙二醇等高分子化合物,可以提高包合率,但加入乙醇等物质则有降低包合的趋势。因此,应针对具体药物、相应处方,优选最佳添加剂。

四、包合技术在中药药剂中的应用实例

实例　砂仁挥发油的β-环糊精包合工艺研究

取砂仁,捣碎,用水蒸气蒸馏法提取挥发油,将挥发油用无水硫酸钠20g脱水后得淡黄色液体,测得密度为0.95g/ml,取挥发油2份加入无水乙醇1份,制成砂仁挥发油的乙醇溶液备用。饱和水溶液法影响β-CD包合的主要因素有油与β-CD之比,包合温度,搅拌时间,β-CD与水之比,故以$L_9(3^4)$进行设计,并以挥发油利用率、包合物收得率和包合物含油率为考察指标进行优选,其因素水平见表8-5-1。

表8-5-1 因素水平表

水平	因素	油:β-CD A	包合温度(℃) B	搅拌时间(h) C	β-CD:水 D
1		1:4	35	1	1:10
2		1:5	40	2	1:15
3		1:6	45	3	1:20

取一定量的β-CD,按表8-5-1因素水平进行实验,得白色粉末状包合物。取砂仁挥发油的无水乙醇液3ml,置250ml蒸馏瓶中,加蒸馏水200ml,加热提取挥发油至油不再增加为止。计算挥发油空白回收率为98%。按照前文公式进行油利用率、包合物收得率、包合物含油率的计算,对结果进行方差分析表明,各因素间均有显著差异($P<0.01$),说明该4个因素均非常重要,可显著影响砂仁挥发油的β-CD包合工艺。确定优化工艺并进行重复试验,最后得出最佳工艺条件是:砂仁挥发油与β-CD比例为1:4(ml:g),搅拌时间3小时、温度为45℃,β-CD:水为1:15。

取砂仁挥发油-β-CD包合物按现行版《中国药典》挥发油测定法提取挥发油,冷后用石油醚萃取2次,并定容作为供试液Ⅰ;同上取包合物加石油醚冷浸,离心,取上清液作为供试液Ⅱ;取砂仁挥发油加石油醚定容,作为对照品溶液Ⅲ。取供试液Ⅰ、Ⅱ和对照品溶液Ⅲ,分别点于同一块硅胶G薄层板上,以正己烷-乙酸乙酯(85:15)为展开剂,用1%香草醛硫酸显色。结果,包合物提取的挥发油Ⅰ与砂仁挥发油对照品的色谱图相同,可见4个紫红色斑点,表明砂仁挥发油被包合后,成分基本不变。砂仁挥发油β-CD包合物的石油醚浸液Ⅱ无砂仁挥发油特征斑点,表明砂仁挥发油已被包合。

（贾永艳）

第六节　微囊与微球化技术

一、概述

(一)微囊与微球化技术的含义

微型包囊技术(microencapsulation)简称微囊化技术,系利用天然或合成的高分子材料(囊材)将固体、液体或气体药物(囊心物)包裹形成囊壳型微囊(microcapsules)的过程。微囊粒径一般为1~250μm,粒径在0.1~1μm的称亚微囊。通常根据临床需要将其制成散剂、胶囊剂、片剂及注射剂等。微囊的制备技术起源于20世纪50年代,在70年代中期得到迅猛发展,应用于药物制剂也已有几十年的历史。

微球(mirospheres或microbeads)化技术是指利用适宜的高分子聚合物为载体,将固体或液体药物溶解、分散或吸附在载体材料中而形成的骨架形(matrix type)、球形或类球形微粒(microparticle)的过程。微球的粒径大小不等,一般在1~250μm,大者可达800μm,粒径在

0.1~1μm的称亚微球。多制成混悬液口服或制成注射剂使用。微球技术在药物制剂中的应用已有四十年的历史。

微囊为具有壁壳的微型封闭结构,而微球则多是均相分散体。两者外形和大小相仿,但结构存在差异。有学者认为与微球相比,微囊有更大的载药量和生物活性。微囊和微球的粒径在10~100nm的分别称为纳米囊(nanocapsule)和纳米球(nanosphere)。

微囊、微球制剂作为具有靶向、缓释、控释性的制剂,成为药剂学研究的热点,但是也存在一定缺点,如载药量有限,用量大的药物(中药复方)不易制成微囊、微球,尚未有一种类型的微球能定位于所有病变区等。

(二)微囊、微球化的目的

药物微囊化、微球化后除可掩盖药物不良气味,提高药物稳定性,防止药物在胃内失活或减少对胃的刺激性,使液态药物固态化、便于贮存或再制成各种剂型外,还可减少配伍变化,控制药物释放速率、减少给药次数、消除血药峰谷现象,使药物具有靶向性,使活细胞或生物活性物质在体内发挥生物活性作用、具良好的生物相容性和稳定性,抗癌药物制成微球可发挥栓塞性双重抗肿瘤作用等。

(三)微囊、微球常用材料

微囊的囊心物(core material)与微球的内容物可以是固体,也可以是液体,包括主药与附加剂。附加剂主要有稳定剂、稀释剂以及控制释放速率的阻滞剂、促进剂等。用于包裹囊心物所需的材料称为囊材(coating material),用于制备微球所需的材料称为载体材料。对囊材和载体材料的要求除一般的性质稳定、安全、能与药物配伍外,还要求有适宜的释药速率,成型性好,载药能力强,黏度、渗透性、亲水性与溶解性符合要求等。此外,靶向载体材料对其定向性、靶区滞留性、可偶联性、组织亲和性、释药性和生物降解性均有特殊要求。

常用材料分为天然、半合成和合成的高分子材料。

1. 天然高分子材料　最常用,无毒,稳定性及成膜性能好。但机械强度差,原料质量不稳定。主要有明胶、阿拉伯胶、海藻酸盐、壳聚糖等,淀粉衍生物包括羟乙基淀粉、羟甲基淀粉、马来酸酯化淀粉-丙烯酸共聚物等;还有蛋白质类如(人或牛)血清白蛋白、玉米蛋白等也可用于制备微囊。

2. 半合成高分子材料　多为纤维素衍生物,毒性小、黏度大、成盐后溶解度增大。但不耐高温,耐酸性差,易水解,需要临用时配制。常用羧甲基纤维素盐、醋酸纤维素酞酸酯(cellulose acetate phthalate,CAP)、羟丙基甲基纤维素(hydroxy propyl methylcellulose,HPMC)、乙基纤维素(ethycellulose,EC)等。甲基纤维素(methylcellulose,MC)可单独用作囊材,也可与明胶、聚维酮(polyvidone,PVP)等合用作复合囊材。

3. 合成高分子材料　无毒、成膜性好、化学稳定性高。根据其降解性能分为生物可降解和生物不可降解两类。生物不可降解且不受pH值影响的囊材有聚酰胺、硅橡胶等;生物不可降解,在一定pH条件下可溶解的囊材有聚乙烯醇、聚丙烯酸树脂等;可以水解或降解,在体内释药后无残留物的囊材有聚乳酸、聚氨基酸类、聚羟基丁酸酯、乙交酯-丙交酯共聚物,以及ε-己内酯与丙交酯嵌段共聚物等。最后一类因无毒、成膜性和稳定性高,可用于注射或植入而日益受到重视。

可生物降解的合成高分子材料中的聚酯类目前研究最多、应用最广,多为羟基酸或其内酯的聚合物。常用的羟基酸有乳酸(lactic acid)和羟基乙酸(glycolic acid)。乳酸缩合得到的聚酯称聚乳酸（polylactic acde，PLA），由羟基乙酸缩合得到的聚酯称聚羟基乙酸（polyglycolic acid，PGA），由乳酸和羟基乙酸缩聚或用丙交酯和乙交酯开环共聚而成的聚酯有丙交酯-乙交酯共聚物（PLGA）。这些聚合物都表现出一定的溶蚀降解特性。聚酯聚合比例不同，分子量不同，可获得不同的降解速率。PLA及PLGA的产品已经被FDA批准上市。对于包囊具有生物活性功能因子的囊材来说，应用最广、技术相对成熟的是海藻酸钠/聚赖氨酸/海藻酸钠微囊，其他方法尚处于研究阶段。

除上述分类方法外，微球载体材料又按溶解性能分为水溶性材料，如白蛋白、明胶等；水不溶性材料，如淀粉、乙基纤维素。按生物降解性能，分为可生物降解的材料，多为天然高分子材料，如白蛋白、淀粉、明胶；部分合成高分子载体材料，如聚乳酸、聚丙烯葡聚糖、聚烷基氰基丙烯酸酯等也可生物降解。不可生物降解的材料，为一些合成高分子载体材料如聚丙烯、乙基纤维素、聚苯乙烯等。在制备不同用途微球时应注意选择。

在选择囊材时要考虑囊材本身的性能，如渗透性、稳定性、机械强度、溶解性、可聚合性、黏度、电性能、吸湿性及成膜性等，包裹、承载生物活性物质的时候，还要着重考虑囊材的毒性和与这些物质的相容性。此外，制备微囊时囊材的价格，制备方法对囊材的要求，都是选择包囊材料时应着重考虑的。

（四）微囊、微球的释药原理

1. 微囊中药物释放　微囊中药物的释放机制有3种，均与囊材性质有关。包括：①囊壁不溶解，体液向微囊中渗透而使药物溶解，药物通过囊壁扩散出来。囊壁表面溶解或黏附的少量药物与体液接触后可产生突释（dumping或burst）。②囊壁因压力、剪切力、磨损等因素而破裂或囊壁溶解在体液中，而将药物释放出来。囊壁的溶解速度取决于囊材的性质及体液的体积、组成、温度和pH值等。③囊壁受胃蛋白酶或其他酶消化、降解，使药物释放出来。

影响微囊中药物释放的因素包括微囊的粒径、囊壳的性质、药物的性质、工艺条件等。①在载体材料一定的条件下，微囊粒径愈小，界面积愈大，释放速率也相应愈高；②常用的囊材释药速度次序为：明胶＞聚乳酸＞EC＞乙烯-马来酸共聚物＞聚酰胺，此外囊材（如明胶）吸收水膨胀成凝胶层、生物降解引起囊壁结构及外表的变化、囊材中不同性质的附加剂、囊壁厚度、囊心物与囊壁的重量比、囊壁微孔、囊壁交联度均可影响药物的释放；③药物的溶解度、药物通过囊材的扩散速率、药物分子结构与分子量、药物在囊壁与水之间的分配系数也会影响药物的释放；④制备微囊时的搅拌速度、固化时间、囊材浓度、温度、电解质复凝时的pH值、添加剂的性质、分散剂及干燥方法等均会影响微囊中药物的释放速度。即使采用相同的成囊工艺，若干燥条件不同，则释药速率也不同。

此外溶出介质的性质、剂型及附加剂也会影响释药速率。①介质的pH值会影响囊壁的溶解或降解，从而影响释药速度。②微囊与微囊片剂相比，后者的释药速率可能因压片使囊壁破裂而加快。微囊中药物的释放，根据药物与囊材性质的不同，可表现为多种动力学模式，包括零级释放动力学、一级释放动力学及其他动力学等。

2. 微球中药物释放　与微囊相似，但药物的溶出过程比较复杂，可以通过表面蚀解、骨架扩散、整体崩解、水合膨胀、解离扩散及解吸附等溶出。其释放受药物在微球中的位置、成球材料的类型和数量、微球的大小和密度、交联的程度和性质、变性或聚合、药物分子的大小和浓度、添加剂的存在、药物与载体材料的理化作用以及释放环境等的影响，可用一级速率方程、Higuchi方程、Fick's方程等来表示，只有极少数的微球释药符合零级动力学方程。当微球进入体内后,在溶酶体酶的作用下降解释放出药物,此过程与上述体外释放机制可能有不符之处。体内释药还因给药途径不同而有差异。

（五）微囊、微球的质量检查与评价

1. 微囊　目前,微囊的质量评价除应符合该制剂自身标准外,还应符合2015年版《中国药典》四部9014微粒制剂指导原则的规定。

（1）有害有机溶剂的限度检查：在生产过程中引入有害有机溶剂时,应按照2015版药典四部0861残留溶剂测定法测定,应符合规定的限度。未规定限度者,可参考ICH（ International Conference of Harmonization of Technical Requirements for Registration of Pharmaceuticals for Human Use,人用药物注册技术要求国际协调会议）规定,否则应制定有害有机溶剂残留量的测定方法与限度。

（2）形态、粒径及其分布的检查：微囊应为大小均匀的球形或类球形,囊与囊之间不粘连,分散性好,便于制成制剂。可用光学显微镜、扫描或透射电子显微镜观察微囊的形态。不同微囊制剂对微囊粒径有不同的要求,因此,应测定微囊的粒径及其分布。目前可以采用光学显微镜法、电感应法（如Coulter计数器）、光感应法（如粒度分布光度测量仪）或激光衍射法等测定微囊的粒径及其分布。

（3）载药量与包封率的检查：微囊中所含药物的重量百分率为载药量（drug-loading rate）。微囊中药物含量的测定一般采用溶剂提取法,选择溶剂应使药物最大限度地溶出而载体材料最小限度地溶解,且不应干扰测定。对于粉末状微囊,先测定其含药量后计算载药量；对于混悬于液态介质中的微囊,先将其分离,分别测定液体介质和微囊的含药量后计算其载药量和包封率（entrapment rate）。

载药量和包封率的计算公式如下：

$$载药量 = （微囊中所含药物重量/微囊的总重量）× 100\% \qquad （式8-6-1）$$

$$包封率 = （微囊中包封的药量/微囊中包封和未包封的总药量）× 100\% \qquad （式8-6-2）$$

按照规定,包封率不得低于80%。

另外,包封产率（drug yield）的表示方法为：

$$包封产率 = （微囊中含药量/投药总量）× 100\% \qquad （式8-6-3）$$

包封产率取决于采用的工艺,喷雾干燥法和空气悬浮法制得的微囊包封产率可达95%以上。

（4）药物释放速率的检查：微囊中药物的释放速率可采用2015年版《中国药典》四部0931溶出度和释放度测定法测定。同时根据缓释、控释、迟释作用的不同应按照9013缓释、控释、迟释制剂指导原则进行测定。

药物在微囊中可能以吸附、包入或嵌入的形式存在,进行体外释放试验时,表面吸附的药物会快速释放,称为突释效应。开始0.5小时的释放量要求低于40%。

若微囊分散在液体介质中贮存,还应检查渗漏率。渗漏率的计算公式如下：

$$渗漏率 = （产品在贮藏一定时间后渗漏到介质中的药量/产品在贮藏前包封的药量）× 100\%$$

（5）微囊的稳定性检查：微囊在放置过程中,尤其是微囊注射剂经过灭菌处理后,可能引起形态等的变化,因此必须考察微囊的稳定性,重点考察微囊的形态、粒径及分布、载药量、包封率和释药特性等。

2. 微球　微球的载药量、粒子大小和粒度分布、溶出度测定、体外释放实验、稳定性考察等与微囊相同或近似。体内分布试验是评价靶向微球的重要质量指标。有机溶媒的残留、生物相容性和生物降解性试验可检测微球的安全性。对于栓塞性微球,还需进行溶胀率和溶胀压测定以保证适应小动脉生理特点,进行栓塞性试验保证准确定位。微球表面的PVA含量测定以及表面特性的研究主要影响微球的体内处置和作用发挥。

二、微囊、微球的制备方法

制备微囊与微球所用辅料类似,但两者的制备方法各有异同。

(一)微囊的制备方法

微囊制备方法很多,据统计约有200多种。按其制备原理可分为物理化学法、物理机械法和化学法3大类。根据药物和囊材性质、微囊所需的粒径、药物的释放性能等,可选择不同的微囊化方法。

1. 物理化学法　是在囊心物和囊材的混合物中采用适当的手段使囊材的溶解度降低而凝聚在囊心物的周围,形成新相,发生相分离,因此又称为相分离法。工艺流程大体为囊心物的分散→囊材的加入→囊材的沉积→囊材的固化。根据形成新相方法的不同,可分为单凝聚法、复凝聚法、溶剂-非溶剂法、改变温度法和液中干燥法,前两法见相关文献,此不赘述。

(1)溶剂-非溶剂法(solvent-nonsolvent):是将囊心物分散于囊材溶液中,加入一种对囊材和囊心物均不溶的溶剂(非溶剂),引起相分离而将药物包裹成囊的方法。工艺流程为将囊心物分散到囊材溶液中→加入非溶剂降低囊材溶解度成微囊→加入固化剂固化成微囊。该法要求囊心物必须对体系中聚合物的溶剂与非溶剂均不溶解,也不起反应。例如,制备复方黄连解毒微囊时,取液体石蜡加热至70℃,加司盘-60升温至100℃,加PEG6000使之熔化,搅拌下加入囊心物,降温至60℃,滴入经冷冻的石油醚不断搅拌,即凝成PEG6000包裹的水溶性中药提取物微囊。滤过,微囊用少量石油醚洗涤2次,室温干燥,即得。为防止微粒粘连常加入滑石粉、高岭土等,使之黏附在黏性的囊壁上形成硬膜。此法不易精确控制药物的释放,也不能作注射剂用。修饰剂与稳定剂,如聚异丁酯、聚乙烯、丁基橡胶等,常在包囊开始时加入少量(一般在3%~7%),有利于形成包囊完好的单核微囊。

(2)改变温度法(temperature variation):是利用在某些聚合物-溶剂体系中,因温度不同,聚合物溶解度有差异而成囊。该体系中,聚合物囊材在室温时几乎不溶,但随着温度升高其溶解度显著增大,微囊化时,利用其溶解度随温度变化显著的特点,通过改变体系的温度引起有机溶剂的溶液体系中聚合物囊材发生相分离而制备微囊。该法不需加凝聚剂,而是通过控制温度成囊,为防止粘连可加入分散剂。如制备烟酰胺微囊,取EC、PVA加入环己烷中加热至80℃形成溶液,然后加入烟酰胺等药物使之悬浮分散,在搅拌下冷却,随着温度降低,溶解的EC成为分离相,将药物包裹形成微囊。

(3)液中干燥法(in liquid drying):是将囊材和囊心物以液滴的形式分散在液体介质(油或水)中形成乳状液,再利用加热、减压、溶剂萃取或冷冻等方法除去分散相中挥发性溶剂以制备微囊的方法,亦称为乳化-溶剂挥发法。本法不需调节pH值,不需较高的加热条件,不需特殊的反应剂,因此适用于容易失活或不稳定的药物。

液中干燥法工艺流程包括溶剂萃取(两液相之间)和溶剂蒸发(液相和气相之间)两个基本过程。按连续相不同,可分为水中干燥法和油中干燥法。按操作不同,可分为连续干燥法、间歇干燥法和复乳法,前两者应用O/W型、W/O型或O/O型(如丙酮-液体石蜡等)乳状液,复乳法则应用W/O/W型或O/W/O型复乳。

各法均需先制备囊材溶液,乳化后囊材溶液处于乳状液中的分散相,与连续相不易混溶,但要求囊材的溶剂对连续相应有一定的溶解度,否则溶剂的萃取过程无法实现。若囊材溶剂与水不相混溶,多以水作连续相,加入亲水性乳化剂,制成O/W型乳状液;亦可用高沸点非极性液体如液状石蜡作连续相,制成O/O型乳状液。若囊材溶剂与水能混溶,则选用液状石蜡作连续相,加入油溶性乳化剂,制成W/O型乳状液。此法常用的囊材为EC、氯乙烯、苯乙烯等疏水性材料,常用溶剂为二氯甲烷、丙酮、乙醚等。增稠剂多为0.5%~5%的明胶、PVA及羟丙基纤维素(HPC)等。如制备12-O-(对硝基苯甲酰)二氢青蒿素微囊时,称取药物与PLA(分子量100 000)于烧杯中,加适量二氯甲烷搅拌使其溶解为油相;另取含增溶剂的水溶液作为水相,维持液温在30±1℃,搅拌下将油相溶液缓缓滴入水相中制成O/W型乳状液,逐渐升温并减慢搅拌速度,使乳剂内相中溶剂挥发、聚合物析出成囊,继续搅拌除去残留的有机溶剂,以蒸馏水洗涤数次,收集微囊,干燥即得。

(4)粉末床法:是使液滴表面沾有被润湿的粉末,从而使清晰而固定的相分离现象持久存在而成囊。如制备维生素A微囊,用500g酪朊泡胀于水中作成膜材料,调节pH值至7.5,然后将维生素A棕榈酸盐、糊精和抗氧化剂加入到上述溶液中。把等量明胶和葡萄糖混合,干燥,研磨成粉状并过200目筛,以此作粉末床。用离心喷雾器将上述混合液生成的雾滴落入粉末床上。将所得微囊干燥,并过筛分离。产品在室温下储藏60天,损失率应小于5%。

(5)锐孔法:是以可溶性聚合物为囊材,将聚合物配成溶液包裹囊心物或内容物,通过锐孔形成球状液滴落入凝固液中,使聚合物沉淀或交联固化成壁而微囊化。如将布洛芬溶解或分散于海藻酸钠水溶液中,然后将其加入纤维素类或聚丙烯酸高分子分散体中,用注射器将上述液滴加至轻微搅拌的1%(质量比)氯化钙溶液中,制成药物胶囊。1~2分钟后,过滤分离生成的产物,蒸馏水冲洗,于60℃真空干燥12小时。该法可以在水溶液中制备不同溶解特性的微囊,可代替传统使用有机溶剂的微囊制备方法。

2. 物理机械法　该类方法是将固态或液态药物在气相中进行微囊化,主要包括喷雾干燥法、空气悬浮法、喷雾凝结法、多孔离心法、静电结合法、真空蒸发沉积法、锅包衣法等,均需要一定的设备条件。

(1)喷雾干燥法(spray drying):是将囊心物(固态、液态药物)分散在囊材的溶液中,用喷雾法将混合液喷入惰性热气流中,使溶剂迅速蒸发,进而干燥收缩成球形。囊心物不溶于囊材溶液,则囊材将囊心物包裹起来成微囊,如能溶解则成微球。所得微粒粒径一般为5~600μm,质地疏松,为自由流动的干粉。喷雾干燥过程一般在5~30秒内完成,具有快速、工艺简单、成本低、生产可连续化、自动化等优点,适合于工业化生产。特别适用于耐热性差的囊心物和易相互粘连的微囊,可得到性能优良的粉末状微囊。缺点是在微囊壁膜上易形成较大的空洞,设备成本高。

常用的囊材与载体材料有羟丙基甲基醋酸纤维素酞酸酯(hydroxypropyl methyl cellulose phthalate, HPM-CP)、CAP、HPMC、MC、EC、聚丙烯酸树脂(Eudragit S 100、Eudragit L 100、Eudragit E 100)等。常用的溶剂有水、丙酮及醇类,如丙酮与醇类合用是纤维素类及聚丙烯酸树脂的良好溶剂。选择溶剂时应考虑溶剂的毒性、流化床设备的防爆、污染空气的废气燃料与溶剂回收等问题。在制备过程中,为防止微粒带静电发生粘连,可加入抗黏剂,或处方中使用水,或采取连续喷雾工艺,或在囊材溶液中加入抗黏剂。也可在后续贮存、压片等过程中加入润滑剂等予以克服。喷雾干燥制备微囊的影响因素与制备颗粒类似。应注意囊心物所占的比例不能太大,以保证被囊膜包裹。如囊心物为液态,其在微囊中含量一般不超过30%。如制备大蒜素微囊,将大蒜素加入淀粉水解物的水溶液中,加入表面活性剂乳化成O/W型乳剂,经气流式喷雾成高分散度乳剂,外相中水分与逆向流动的热空气不断进行热交换而快速挥发,经旋风分离后,外包聚合物膜的大蒜素微囊即沉降在收集罐中。

（2）喷雾凝结法（spray congealing）：是将囊心物分散于熔融的囊材中,喷于冷气流中凝聚而成囊的方法。常用的囊材有蜡类、脂肪酸和脂肪醇等,在室温下均为固体,而在较高温度下能熔融。

（3）空气悬浮法（air suspension）：亦称流化床包衣法（fluidized bed coating）,是利用垂直强气流使囊心物悬浮于气流中,将囊材溶液通过喷嘴喷射于囊心物表面,热气流使溶剂挥干,囊材在囊心物表面形成薄膜而成囊,所得微囊粒径一般在35~500μm。囊材可以是多聚糖、明胶、树脂、蜡、纤维素衍生物及合成聚合物等。为防止黏结可加入滑石粉或硬脂酸镁,先与微粉化的药物黏结成一个单位,然后通过空气悬浮法制成微囊。制备时需注意:①调节气流速度使囊心物能从底部上升,并在顶部下落,从而使囊心物在装置中往复运动,与囊材溶液充分接触;②控制囊材用量及喷射时间与间隔,使囊膜既有一定的厚度又均匀;③选择合适的溶剂,应考虑溶剂的溶解性、挥发性、毒性、可燃性;④选择合适的囊心物的形状和大小。

（4）多孔离心法（multiorifice-centrifugal process）：是利用离心力使囊心物高速穿过囊材的液态膜形成微囊,再利用冻结、非溶剂法或挥去溶剂等方法固化制得微囊的方法。

（5）锅包衣法（pan coating）：是利用包衣锅将囊材溶液喷在固态囊心物上挥干溶剂形成微囊,导入包衣锅的热气流可加速溶剂挥发。

此外,还有超临界流体法、挤压法、静电结合法等。

3. 化学法　化学法系利用溶液中的单体或高分子通过聚合反应或缩合反应生成囊膜而成囊的方法,其优点是不加凝聚剂,先制成W/O型乳状液,再利用化学反应交联或用射线辐射固化。

（1）界面缩聚法（interface polycondensation）：也称界面聚合法,系在分散相（水相）与连续相（有机相）的界面上发生单体缩聚反应。通常将水溶性的固体或液体囊心物溶于含己二胺和碱的水溶液中,成为水相;另一相为己二酰氯的有机溶剂溶液,通常所用的有机溶剂为四氯化碳、二氯己烷、二甲苯、环己烷等。将上述两相混合搅拌,在水滴界面上发生缩聚反应,生成聚酰胺。由于缩聚反应的速率超过1,6-己二胺向有机相扩散的速率,故反应生成的聚酰胺几乎完全沉积于乳滴界面从而成为囊材。制备时需注意:①反应体系中使用的一些添加剂可能会与单体发生副反应,若这些副反应也发生在界面上,将会影响界面缩合反应的结果;②单体残留、单体与囊心物可能发生副反应;③单体制备困难;④膜的通透性高,不适合于要求密封的囊心物。

该法制备的微囊一般是单层膜,但也可通过多次界面缩合形成复合膜。若发生反应的单体都是双官能团的,则得到线性聚合物膜,这种膜有微孔,半透性良好。若发生反应的单体分子含3个以上的官能团,则得到交联聚合物膜,这种膜具有密封性好的特点。

（2）辐射化学法（chemical radiation）：系用聚乙烯醇或明胶为囊材,利用[60]Co照射产生射线,使聚合物交联固化,形成微囊,然后将微囊浸泡在药物的水溶液中使其吸收,待水分干燥后即得含药微囊。该法适用于水溶性药物。此法工艺简单,不在明胶中引入其他成分,成型容易,不经粉碎就得粉状微囊,大小在50μm以下。

上述方法中常用的为界面聚合法、复凝聚法、喷雾干燥法、包结络合法等。此外静电自组装技术、超临界流体技术,以及乳滴模板法、高压静电喷雾法等也被应用于药物微囊的制备。

(二)微球的制备方法

微球种类较多,按载体材料生物学性质不同可分为生物降解微球,如白蛋白微球、明胶微球、淀粉微球和聚乳酸微球。这类微球可口服、注射和栓塞给药。非生物降解微球,如聚丙烯酚胺微球、乙基纤维素微球和离子交换树脂微球,这类微球多供口服给药。微球可具有靶向性,根据靶向性原理分为普通注射微球、栓塞性微球、磁性微球、生物靶向微球等。

不同类型微球的制备方法迥异。常用方法除上述与微囊制备近似的以外,还有加热固化法、加交联剂(催化剂)固化法、照射聚合法等。药物装载方法有包埋法,即制备时药物分散于基质中再成微球;或吸附法,即先制备具有网孔的微球再加入药物溶液中得含药微球。

1. 加热固化法 利用蛋白遇热变性制备。将含药白蛋白水溶液用食油(棉籽油)乳化成W/O型乳浊液,将此乳浊液滴注到高温(130~180℃)的棉籽油中,搅拌,固化,分离,洗涤得微球。

2. 加交联剂固化法 是将药物分散于基质材料的溶液中,加入交联剂(催化剂)固化成凝胶状,再分散成微粒分散系。或将药物分散在基质材料溶液中,乳化成W/O型乳浊液,再加交联剂(催化剂)使微滴的油水界面交联成固体微球,洗涤即得。或将药物分散在基质材料的溶液中,然后逐滴加到含分散剂的有机溶媒中,加入交联剂固化,分离,洗掉有机溶媒即得。本法可以克服加热固化会导致对热敏感性药物分解的缺点,但必须注意有些药物对交联剂敏感,如带有氨基的药物(甲氨蝶呤,MTX)可与戊二醛反应而失去抗癌活性。

3. 照射聚合法 将含有具聚合能力的单分子体溶液(含药或不含药)用γ射线或紫外线照射诱发聚合反应,分散得微粒分散系。如制备流感疫苗微球,将甲基异丁烯酸酯单体溶于流感疫苗混悬液中,再用$5 \times 10^{-5} Gy$的^{60}Co射线照射,使甲基异丁烯酸酯聚合得包埋疫苗的聚甲基异丁烯酸酯微球。另一种方法先将甲基异丁烯酸酯聚合,然后将聚合体混悬到流感疫苗悬液中,即以吸附法制得微球。本品中微球作为疫苗佐剂,以含0.5%聚甲基异丁烯酸酯微球最佳,一般吸附型优于包埋型。

三、中药微型包囊、微球有关问题的讨论

(一)中药复方微囊、微球化的原料问题

中药产生活性的物质基础复杂,有单体化合物、有效部位、总提取物等。中药单体化合物的化学结构和理化性质明确,与化学药相近,可以建立有效的质量监控指标和方法,并可进行深入的体内药物动力学研究,是目前中药微囊化、微球化技术研究的主要对象。有效部位及总提取物收率往往较大,而微囊、微球载药量有限,无法有效实现微囊、微球化;中药有效部位或总提取物活性成分复杂,造成微囊囊心物、微球内容物的性质复杂或不清楚,而囊材和载体材料的选择、微囊微球的制备工艺又主要取决于囊心物、内容物的性质,因此微囊、微球化的目的往往难以实现,也无法建立有效的质控指标和方法评价中药微囊、微球处方、

工艺的合理性,考察其稳定性,研究其体内外释药行为。因此中药微囊、微球研究应建立在药效物质基础清楚的基础上,以保证药效成分精制、量少,不仅满足微囊微球对原料要求,同时又能体现中医用药特点。

(二)微型包囊技术工艺方面的问题

目前制备微囊、微球的方法虽多,但都存在一定局限性,如包封率过低、平均粒径不能精密控制、不同的原料药工艺参数变化大、操作方法不连续、不利于联动化生产等,尤其是对于中药微囊、微球的制备,目前仍然缺乏简单、既适用于中药单体化合物又适用于中药有效部位或总提取物的制备方法。而且由于中药囊心物、内容物成分较复杂,囊材与制备方法的选择对微囊的收率与质量影响显著,给处方和工艺参数的确定带来难度。因此,应通过大量实验,反复验证,解决工艺及制剂质量中的问题,并解决由实验室小试到中试以及向大生产过渡中出现的问题,从而保证微囊化工艺的产业化可行性。

(三)微囊制剂成型与微囊的稳定性问题

中药微囊、微球多为中间体,一般会进一步制成颗粒剂、胶囊剂、片剂以及混悬液、注射剂等剂型。在制剂成型中,需经历湿、热、摩擦、挤压等过程,极易造成破坏,使药物暴露或游离出来,影响其包封率与释药性能。因此,除了包封率、释放特性、外观等评价以外,应对微囊、微球的机械性质予以评价,确保其本身与制剂的稳定性。目前国内已有相关的文献报道,如陈皮挥发油微囊游离膜的可压性、抗张性等机械性能的研究。囊材、附加剂(如增塑剂、抗黏剂等)以及包囊工艺对微囊膜的均匀性、机械性能影响显著,因此应根据不同剂型要求,选择合适的包囊材料与包囊工艺,提高微囊的稳定性。

此外,目前适合中药的囊材、载体材料与附加剂有限,应积极研究开发新型囊材与附加剂,提高包封率与收率、降低物料损耗及生产成本。

四、微囊、微球技术在中药制剂中的应用实例

目前不仅有中药单体成分如汉防己甲素、斑蝥素、姜黄素、小檗碱、大蒜素、三尖杉酯碱等微囊化,而且某些中药的有效部位如陈皮挥发油、牡荆油、三七总皂苷、沙棘油等也被制成微囊,甚至出现了中药复方提取物的微囊,如复方黄连解毒微囊、复方利咽微囊口含片等。中药微囊的处方、工艺,以及质量研究方面也取得了一定的成果,但目前中药微囊的研究大多数仍处于实验阶段,能投入临床应用的品种不多。

实例1 以 Box-Behnken 效应面法优化姜黄素微囊制备工艺,并考察其体外释药特性

在优化条件:胶药比4.81∶1,胶液浓度22.8g/ml,转速400r/min下,制备姜黄素的微囊3批,3批微囊的载药量分别是9.54%、9.62%和9.58%,平均载药量为9.58%±0.04%,姜黄素微囊体外释放符合零级动力学模型和Higuchi扩散模型,表现为以溶胀与扩散机制为主的释药行为。

实例2 制备去甲斑蝥素肝动脉栓塞缓释微球,并进行体外释放性评价

称取适量去甲斑蝥素(NCTD),溶于定量氢氧化钠溶液中,加入一定浓度海藻酸钠溶液,再加入纳米级碳酸钙,混匀,形成水混悬液;以加入定量司盘-80的液体石蜡为油相。将

水油两相按照一定比例混合后,搅拌成乳,再向其中滴加冰醋酸引发凝胶化反应,直至反应完全,用1%的吐温-80水溶液清洗,收集海藻酸钙凝胶珠,再将其浸入0.5%~2%的壳聚糖溶液中反应0.5小时,分别用吐温-80水溶液及蒸馏水洗净,烘干得含药微球。同法不加药可制备空白微球。本例中模型药物NCTD的水溶液呈酸性,无法直接制备微球,故使其与氢氧化钠反应呈中性后再分散入水相,制得的微球包封率和载药量较佳,且处理对药物的检测及治疗活性没有影响。最终制得的微球形态圆整,粒径范围在300μm左右,分布均匀,包封率、载药量较高。体外释放结果显示与原料药相比,微球缓释效果明显,适于原发性肝癌的栓塞治疗。

(龚慕辛)

第七节　微乳化技术

一、概述

(一)微乳化技术的含义

微乳(microemulsion)系由表面活性剂、助表面活性剂、油相和水相在适当比例条件下自发形成的一种均匀(各向同性)、低黏度、热力学稳定的透明或半透明分散体系,粒径为10~100nm,介于乳状液和胶体溶液之间,具有极高的稳定性和对溶质的高度分散性及吸附能力。制备微乳类制剂的技术称为微乳化技术。微乳的商品早在1928年就已出现,用于保护汽车表面光泽。1943年英国化学家Hoar和Schulman首次提出微乳并进行系统的研究。自20世纪70年代起,人们对微乳的微观结构、形成理论、理化性质等进行了深入的研究。1994年5月,环孢素A自微乳软胶囊在德国成功问世,提高了生物利用度,使患者肾移植排斥反应发生率降低,随后微乳制剂技术的研究越来越受到重视,是目前广泛应用于农药、医药、化妆品的剂型。目前正处于研究中的中药有榄香烯、丹酚酸B、灯盏花素、紫草素以及舒胸片、醒脑静等复方。

根据处方中各组成成分本身的性质和比例的不同,微乳可分为水包油型(O/W,a)、油包水型(W/O,b)及双连续型(bicontinous,c)三种,结构模式如图8-3所示。

自微乳释药系统(self-microemulsifying drug delivery system, SMEDDS)也称浓缩微乳,系由表面活性剂、助表面活性剂、油相形成的均一透明的溶液。口服后遇体液,在胃肠道蠕动下自发形成粒径为10~100nm的O/W型微乳,多分装于软胶囊中或充液硬胶囊中,也可除去水分制得固体自微乳。SMEDDS体积小、稳定,易于携带、服用,适于亲脂性、溶解度低或不稳定的药物(如需避光、易氧化的药物),为蛋白质、肽类口服给药开辟了新途径。目前正处于研究中的中药有丹参酮ⅡA、葛根素、紫杉醇以及玳玳黄酮、交泰丸等。

(二)微乳化的目的与原理

脂溶性和水溶性药物制备成微乳后,热力学稳定,可滤过、灭菌,易于制备和保存;可同时增溶不同的难溶性药物,制成复方制剂;黏度低,注射时不会引起疼痛;药物分散程度高,利于吸收,可提高药物生物利用度;O/W型微乳可保护易水解的药物,W/O型微乳可使水溶

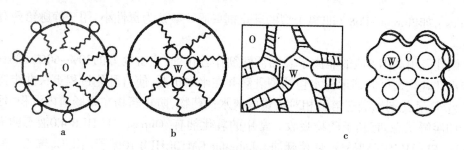

图8-3　微乳结构模式图

a. O/W型　b. W/O型　c. 双连续型

性药物持续释放；可改善药物对黏膜、皮肤的渗透性并减少对组织的刺激性；具有淋巴亲和性。

有关微乳形成的理论主要为以下两种。

1. 混合膜理论　认为微乳形成是界面增加的过程，油水两相分布在表面活性剂和助表面活性剂所构成的界面膜的两侧，形成油膜、水膜，称作双层膜。微乳的形成条件为：

$$\gamma_t=(\gamma_{o/w})_a-\pi_f<0 \qquad\qquad (式8-7-1)$$

式中，γ_t为暂时界面张力。$\gamma_{o/w}$为未加表面活性剂时的表面张力。$(\gamma_{o/w})_a$的下标a为助表面活性剂在油中部分溶解后总的油-水界面张力。π_f为平板膜（未弯曲）的界面压，为界面膜上定向排列的表面活性分子热运动产生的侧向扩散力，以及对界面膜的渗透压。

$\gamma_t<0$时，微乳可自发产生；γ_t逐渐上升至$\gamma_t=0$时，可形成微乳。因此微乳为热力学稳定体系。界面膜最初为平板状，由于膜两侧压力不同，向膜压高的一侧弯曲形成O/W或W/O的微乳。两侧膜压相等时形成层状液晶态。

2. 增溶理论　认为高浓度的表面活性剂形成大量的胶束对油相或水相产生增溶作用。油相或水相进入胶束内部，胶束发生"肿胀"，微乳是特殊条件下溶胀了的胶束。胶束是热力学稳定体系，故微乳也是热力学稳定体系。该理论认为混合膜并非微乳形成的必要条件，只要选用合适的非离子型表面活性剂和一定的温度，不加入助表面活性剂也能形成微乳。但不能解释表面活性剂浓度只要大于临界胶束浓度就可产生增溶作用，而不一定能形成微乳的现象。

目前多数学者在制备微乳时，都利用伪三元相图筛选组分，认为表面活性剂和助表面活性剂在微乳形成中起到了降低界面张力、形成界面膜的作用；并将药物溶解于油相和助乳化剂中，然后增溶于乳化剂的胶束溶液中。所以两种理论结合说明微乳的形成机制更具说服力。

（三）微乳常用辅料

作为药物的载体，微乳、自微乳处方中的辅料应符合作为药物载体的一般要求：无毒、无刺激性、具有良好的生物相容性，不影响药物的药效及稳定性。

1. 表面活性剂　是微乳形成所必需的物质，主要降低界面张力形成界面膜，促使微乳形成。常用的表面活性剂包括：①天然卵磷脂类，毒性低，生物相容性好，适用于口服、注射；②聚氧乙烯脂肪醇醚和聚氧乙烯脂肪酚醚，如聚氧乙烯蓖麻油Cremophor EL（HLB12~14），氢化聚氧乙烯蓖麻油Cremophor RH，乳化剂OP；③聚山梨酯类（Tweens）和脂肪酸山梨坦类（Spans），单独或者两者复配有很好的乳化效果，刺激性小；④聚氧乙烯-聚氧丙烯共聚物类

（Pluronics），如Pluronic-F68。非离子型的乳化剂口服一般认为毒性小，用于静脉给药有一定的毒性。

自微乳需用高HLB值的非离子表面活性剂作乳化剂，应占处方的30%~60%。高HLB值的强亲水性乳化剂可立即形成水包油型乳滴并在水中扩散，使自乳化过程更快并维持乳剂状态。另外，乳化剂本身能溶解相对大量的疏水性药物，防止药物在胃肠道内沉积，延长药物分子的溶解状态，有利于药物吸收。常用的乳化剂有：Ohpase 31（HLB 4.0液态卵磷脂），Cremophor EL（HLB13.5聚氧乙烯蓖麻油），Labrafac CM10（HLB 10椰子油C_8/C_{10}聚乙二醇甘油酯），Labrafil M 1944（HLB 3~4，杏仁油油酸聚乙二醇甘油酯），Labrafil M 2152（HLB 3~4，杏仁油油酸聚乙二醇酯），Target[HLB 11.3，聚氧乙烯（25）甘油三油酸酯]，Tween80（HLB 15.0，聚氧乙烯失水山梨醇单油酸酯），Labrasol（HLB 14，聚乙二醇-8-甘油辛酸/癸酸酯）。

2. 助表面活性剂　微乳的形成要求有短暂的负表面张力，单一乳化剂不易达到，大部分微乳的形成需要助表面活性剂。其在微乳中主要起以下作用：①协助表面活性剂降低界面张力；②增加界面流动性、弹性，减少微乳形成时的界面弯曲能，使微乳自发形成；③调节表面活性剂的HLB值，使表面活性剂在油-水界面上有较大的吸附。这些要求决定了助表面活性剂必须在油相与水相界面上都达到一定浓度，且分子链较短。目前采用的助乳化剂多为中、短链醇，如乙醇、甘油、丙二醇、正丁醇、二甘醇单乙醚（Transcutol）、分子量小的PEG、聚甘油酯等。启用无毒的1,2-二脂肪醇作为助乳化剂是研究方向之一。碳链较短的助乳化剂被吸附于乳化剂极性端，碳链较长的嵌入乳化剂碳链中间，有人认为较好的助表面活性剂为短链分子接一个大的亲水基，也有人认为直链优于支链，长链优于短链，接近乳化剂链长或乳化剂链长等于助乳化剂与油链长之和时效果较好。

3. 油相　制备微乳类制剂，要求油相安全与稳定，可与多种成分在不同的温度下形成乳剂，溶解处方量的药物用量较少。油相可影响药物的溶解度，决定微乳、自微乳的形成。油相分子体积越小，溶解药物的能力越强，油相分子体积太大，则不能形成微乳。原因是大分子油相不易嵌入表面活性剂中，而小分子油相可以像助表面活性剂一样容易渗透进表面活性剂中形成界面膜。为了提高药物的溶解度，增大微乳形成区域，常选用中短链油相。

常用的油相有：①植物油类：如豆油、花生油、橄榄油，对药物的溶解和自乳化能力较弱；②脂肪酸酯类：如肉豆蔻酸异丙酯、月桂酸异丙酯、油酸正丁酯、亚油酸乙酯、中等脂肪链长度（C_8/C_{10}）的甘油三酯类。后者常用的如椰子油C_8/C_{10}甘油三酯（Miglyol 812）、椰子油C_8/C_{10}甘油单酯或双酯（Campul MCM）、油酸山梨醇酯（Arlacel 80）、油酸甘油酯-丙二醇（Arlacel 86）、油酸甘油酯（Peceol）、丙二醇单辛酸酯（Capmul PG8）、三丁酸甘油酯（Tributyrin）和纯化乙酰化单甘油酯（myvacet）等。

（四）微乳的质量检查与评价

1. 粒径及分布　乳滴的粒径大小是判断微乳是否形成的客观标准，粒径分布是判断体系稳定性的重要性质之一。粒径越小，油水界面积越大，粒径分布越窄，越有利于微乳类制剂的稳定性。在长期留样观察或加速实验中可通过测定乳滴粒径及粒径分布的变化来反映稳定性的变化。微乳、自微乳粒径的测定常用电子显微镜法和激光散射法。自微乳需加分散相自乳化后测定。

2. 稳定性

（1）恒温加速试验法：取样品适量，于40℃、60℃及相对湿度75%的条件下保存，分别于

5天、10天后,考察微乳的外观、粒径及含量。本法用于微乳、自微乳的处方研究,观察样品的透明度变化,是否有分层、絮凝、破坏,测定主药含量及粒径是否有明显变化。采用上市包装,于40℃及60℃两种温度,相对湿度75%,分别贮放3个月。观察指标同上。如制剂不够稳定,可分别降低温度和湿度继续试验,同时可考虑改进包装。本法用于制剂的稳定性研究。

（2）离心法:微乳、自微乳可用离心加速法测定稳定性。用4000r/min,离心15分钟,如不分层或药物不析出,可认为稳定。将乳剂置10cm离心机中,以3750r/min,离心5小时,如不分层或药物不析出,则相当于放置1年自然分层情况的考察。自微乳稳定性的测定方法:取自微乳适量加人工胃液稀释,振摇,使成澄清的微乳,自然放置,自微乳应在4~8小时内稳定,药物不析出。

3.Zeta电位　Zeta电位表示带电微粒之间相互作用力(排斥力和吸引力)大小的重要特性参数,是评价微粒分散体系物理稳定性的重要指标。Zeta电位过高或过低均不利于微粒的物理稳定性。因此,微乳、自微乳均需测Zeta电位,评价其物理稳定性。微乳、自微乳油相中含有游离脂肪酸,经水稀释后带有负电性,Zeta电位的大小取决于油水界面的游离脂肪酸的浓度。

4.自乳化效率　指自微乳加分散介质后自发形成稳定微乳的能力,专用于评价自微乳,通过自乳化时间、成微乳后粒径大小、分布及稳定程度评价。

5.释药特性

（1）体外释药:药物从微粒型给药系统中释放是药物传递系统的重要特征。研究药物从乳滴中的释放应尽量接近体内条件,释放介质常用水、人工胃液或人工肠液。在释放介质中加入有机溶剂或表面活性剂虽可提高药物的溶解度,但与体内条件不同。由于血清蛋白与亲脂性药物结合力强,常用作释药介质的潜溶剂,研究亲脂性药物的释药特性。

目前测定乳滴中药物释放特性的方法有:①透析袋扩散法:将样品置于透析袋内,放入37℃恒温的释放介质中,保持连续电磁搅拌,定时从释放介质中取样,分析药物含量。由于药物从乳滴中进入透析袋内溶液的速率往往小于从透析袋内透析出来的速率。透析袋内外药物浓度差较小,测得的释药速率偏小,不能代表真实的释放速率。②离心超滤法:将被测样品直接加入37℃一定体积的释放介质中,搅拌,于不同时间取样,离心超滤,取超滤液测定药物含量。本法给药体系直接与释放介质接触,较好地模拟了体内给药后的状况,方便快速,但较强的离心力可能会使乳滴发生变化,改变药物的释放。在低压下超滤可能会克服此缺点。③平衡反向乳析法:先将大小形状相同,内含2ml释放介质的透析袋若干个,浸入37℃一定体积的释放介质中,平衡一定时间。将样品直接放入释放介质中,搅拌。分别于不同时间各取出一个透析袋,测定袋内介质中的药物浓度。按8-7-2式计算药物释放百分率:

$$Y=C_t/C_\infty \qquad\qquad (式8-7-2)$$

式中,Y为t时间的药物累积释放率,C_t为各时间点药物浓度,C_∞为介质中药物总浓度(包括乳滴内的药物)。

（2）体内吸收试验:分为在体法和体内法。在体法常用大鼠在体肠灌流法。本法的缺点是实验需要一定的动物数量,以减少个体差异。体内法通常是在口服或静脉注射给药后测定体内血药浓度,求算药物动力学参数C_{max}、T_{max}、$AUC_{0-\infty}$,以评价药物的吸收程度和吸收速度。

二、微乳的制备方法

微乳、自微乳和亚微乳中均含有油相、表面活性剂（助表面活性剂）。在处方设计中应根据油的性质选择合适的乳化剂。一般体系的HLB值在4~7间可形成W/O型乳剂，14~20间可形成O/W型乳剂。微乳、自微乳对处方组成还有特殊要求，如对药物有较强的增溶能力，在较大范围内形成稳定的微乳区。Schulman曾给出形成微乳的3个基本条件：①油水界面上短暂的负表面张力；②高度流动性的界面膜；③油相与界面膜上表面活性剂分子之间的渗透与联系。微乳、自微乳设计关键是选择合适的组分，确定各组分的适当比例。自微乳是微乳的前体，因此其研究、制备与微乳相似。

（一）微乳的制备方法

目前制备微乳的方法主要有盐度扫描法、相变温度法和HLB值法，其中盐度扫描法主要是研究离子型乳化剂形成微乳的条件。相变温度法是研究在某温度下乳化剂、助乳化剂及相应的油相形成微乳的相行为，以及温度改变对其相行为的影响。梅凌采用伪三元相图法，研究莪术微乳的配比及其稳定性，并考察了莪术微乳的相转变温度。结果表明，制备的莪术微乳性质稳定，相转变温度为88℃，莪术微乳的电导率随温度的变化而发生变化。HLB值法在药剂学中应用最多，一般首先是根据乳化剂HLB值来研究微乳的相态。

微乳主要由油相、水、表面活性剂及助表面活性剂组成。在工艺研究中首先应根据油的性质和欲构成微乳的类型选择合适的表面活性剂。其次选择合适的助表面活性剂。助表面活性剂的作用可能是和表面活性剂形成复合界面膜，同时还可调节表面活性剂的HLB值。

（二）微乳的处方设计

相图是研究微乳形成区域和结构类型的基础工具，微乳处方中有油、水、乳化剂和助乳化剂4个组分，应使用正四面体相图研究。如固定某几个组分的配比，使实际独立变量不超过3个，仍可用三元相图表示，即伪三元相图（pseudo-ternphasediagrams）。经典的伪三元相图先固定表面活性剂和助表面活性剂的比值（K_m值），将其作为等边三角形的一个顶点，油相和水相为其余的两个顶点。也有将乳化剂及其用量固定，水、油、助乳化剂3个组分占正三角形的3个顶点，在恒温制作相图。药用微乳的处方设计常选用非离子型表面活性剂，因此要考虑非离子型表面活性剂的昙点（cloud point）。制备时要控制温度在昙点以下，以免干扰判断。

在伪三元相图绘制中，以一定比例的乳化剂/助乳化剂为一个顶点，油相和水相作为另两个顶点，常以水相来滴定油相、表面活性剂和助表面活性剂的混合物，滴加过程中观察混合物的变化、体系的澄清度和流动性，判断形成的是凝胶、微乳还是普通乳剂，计算油、水、混合表面活性剂溶液在临界点的各自百分数，确定该点在相图中的位置，将每个临界点连成曲线，得到该组分在一定K_m值（乳化剂和助乳化剂的质量比）下的伪三元相图。伪三元相图的制备方法除以水相来滴定油相的加水滴定法外，还有加油滴定法、加乳化剂滴定法和交替加入法。潘国梁等研究比较了微乳伪三元相图几种制备方法的不同，以相图中数据点的准确性和可靠性等为指标，评价不同方法所得微乳相图的差异。发现不同方法得到的水包油型乳化剂伪三元相图微乳区面积差异不大，但图中不同区域数据点的准确性和可靠性差异较大；不同方法得到的油包水型乳化剂伪三元相图的各相以及相区的面积差异均较大，认为制备准确可靠的伪三元相图，应根据组分的性质及所制备的微乳类型来选择方法，并综合利用某几种方法来判断滴定终点。

制备伪三元相图可了解该体系的微乳相及其他状态的存在区域,不同组分配比时体系的性状变化,通过微乳区域的大小判定微乳体系的相对稳定程度。微乳处方在初步筛选时多采用伪三元相图法,但由于伪三元相图得到的微乳相是一个区域,要确定微乳的最佳配比,还需结合其他试验来辅助优化微乳处方,目前实验设计方法主要有单纯形格子法、Box-Behnken法以及遗传算法。考察指标有处方对主药的增溶性、形成乳滴粒径的大小、乳滴的稳定程度,对自微乳还需考察自乳化效率等。

微乳作为药物载体的最大问题是表面活性剂和助表面活性剂用量较大,增加了药用微乳特别是注射用微乳的毒性。陆彬等采用改良伪三元相图法即固定水相和助乳化剂的比值(W/A)或油相和助表面活性剂的比值(O/A)来制备微乳,表面活性剂和助表面活性剂的用量及比值与经典法(即固定K_m值)相比,用量较少,对寻找低毒微乳有一定的指导意义。

(三)微乳的制备流程

确定微乳、自微乳处方后,将油相、表面活性剂、助表面活性剂及药物按比例混合均匀,即得自微乳。在自微乳基础上按比例加水混匀形成澄清透明液体即得微乳。一般各组分的加入顺序不影响微乳的形成。制备时,药物是固体,可溶解在对其溶解度大的赋形剂中,也可加在油相、表面活性剂、助表面活性剂的混合物中,药物是油状液体,可溶于油相,或作为油相,使微乳更易形成。

三、制备中药微乳有关问题的讨论

微乳、自微乳作为新型药物载体,吸收完全迅速,能增强疗效,降低毒副作用,提高生物利用度。目前这类新型药物载体在中药制剂研究中有较多的应用,但应看到,在目前中药微乳类制剂的研究中还存在一些问题,在研究中应予以关注。

(一)中药成分复杂性影响微乳制备的问题

中药作用的物质基础源自于中药中的活性成分,这些活性成分可以是单一的有效成分或是有效部位及有效部位群。目前研究的中药微乳制剂以单一成分居多。中药是多成分、多靶点、多途径在机体发挥整体作用,单一成分的微乳类制剂容易脱离中药作用的特点。因此,研究以中药有效部位配方的微乳载药系统更具有现实意义。中药有效部位组成的多样性,使其微乳类制剂的制备更复杂,难度更大,存在巨大挑战的同时也存在很大的机遇。例如,处方中若既有脂溶性有效部位,又有水溶性有效部位,可把前者溶于油相或直接作为油相,后者溶于水相。挥发油直接作为油相时,可以减少表面活性剂的用量。但是,有效部位往往含有多种成分,理化性质的差异和对于油相、表面活性剂、助表面活性剂溶解性方面的差异,又给处方优选带来更多困难,需要考虑更多因素对溶解度、稳定性等方面的影响。有效部位中往往含有未知成分或杂质,可能会与油、乳化剂及助乳化剂产生复杂的相互作用,影响微粒结构、微粒表面电荷等,从而影响系统的载药量、粒径及稳定性,给制备带来困难。

(二)表面活性剂的毒性问题

微乳制备中需要使用高浓度的乳化剂,用量一般为油量的20%~30%。在自微乳中一般占体系的10%~30%,有的可高达60%~70%。表面活性剂可溶解上消化道上皮细胞膜脂质,改变上皮细胞的通透性,高浓度乳化剂口服对胃肠黏膜的刺激性、对全身的急性和慢性毒性较为明显。微乳中的助乳化剂低级醇有一定的药理活性。因此要重视混合表面活性剂的毒性问题,可通过两个途径解决:①寻找高效低毒的乳化剂和助乳化剂。可使用天然、安全性高的表面活性剂和助表面活性剂如磷脂、胆酸盐、胆固醇为乳化剂,氨基酸为助乳化剂。②降低体系中乳化剂和助乳化剂的用量。一方面可采用改良的三角相图法研究微乳形成的条件,通过优化微乳的工艺条件,用最少的表面活性剂和助表面活性剂制备微乳。另一方面采用新型乳化设备,制备乳化剂含量少、稳定的微乳。目前比较有效的乳化设备是高压均化器和微射流乳化器。使用高压均化器可提高微乳制备的可能性,并大幅度减少表面活性剂的用量。微射流乳化器采用连续式混合、分散、乳化的办法,可制得相体稳定、粒子均一的精细微乳。同常规乳化技术相比,可以大大降低乳化剂用量,只需最低限度加热。

(三)微乳类制剂的稀释稳定性

微乳类制剂稀释时会由于原各相比例改变,不再处于微乳区而被破坏。因此,口服或静脉注射后,微乳类制剂被大量的胃液和血液稀释,能否保持微乳的乳滴形态完整和性质稳定,是研究的关键问题。如稀释后微乳不稳定,药物析出沉淀,则会影响药物吸收及生物利用度。因此在自微乳研究中,需研究自微乳的稀释稳定性。一般自微乳加人工胃液稀释使其形成微乳,放置,观察其稀释稳定性,要求能稳定4~8小时。在以伪三元相图研究形成微乳区域的处方优选中,若微乳区域能被无限稀释,则微乳的稀释稳定性较好。

总之,由于微乳体系的稳定性对药物的理化性质、各组成成分的种类及比例极为敏感,目前微乳体系的组方很难用某一标准化的程式来进行研究。

四、微乳化技术在中药制剂中的应用实例

薏苡仁油亚微乳注射剂已用于临床对肝癌等具有较好的疗效。药动学研究发现其组织分布支持临床对肝癌、肺癌有显著疗效的结果,生物利用度较高,有临床实用价值。榄香烯亚微乳注射剂是我国自行开发研制的二类抗肿瘤新药,对人肺腺癌细胞株A549细胞体外增殖有显著抑制作用,呈现时间剂量依赖关系,无骨髓抑制及心肝肾损害,为具有广泛应用前景的抗癌新药。水飞蓟宾的自微乳化制剂大鼠体内药动学实验表明,其C_{max}、AUC_{0-12}显著高于原料药,上述成功的案例说明中药微乳制剂在口服和注射剂等方面有很大的开发应用潜力。

(一)口服给药

实例1

冀虎圣等比较丹参复合微乳(Co-ME)和空白微乳、丹参酮微乳、丹酚酸微乳、丹参酮混悬液对高脂血症大鼠血液流变学的影响,探讨丹参复合微乳中丹参酮与丹酚酸类成分的协同作用。结果表明,Co-ME能明显降低ADP诱导的血小板最大聚集率,且呈现Co-ME优于丹参酮微乳的趋势,丹参酮混悬液和丹酚酸微乳亦表现出降低血小板最大聚集率的趋势,但组间差异无显著性意义;与模型组相比丹酚酸微乳和Co-ME均能明显降低高脂血症大鼠的全血黏度,且呈现Co-ME优于丹酚酸微乳组的趋势,丹参酮混悬液和丹参酮微乳亦表现出降低全血黏度的趋势,但组间差异无统计学意义。空白微乳对大鼠全血黏度、血小板最大聚集率的影响均无统计学意义。推测微乳载药体系可明显促进丹参酮的吸收,提高生物利用度,并且可发挥丹参酮和丹酚酸的协同作用,增加疗效。

实例2

柚皮素(naringenin)是一种二氢黄酮类化合物,具有抗肿瘤、抗氧化、抗炎、镇咳等多方面药理作用,但柚皮素水溶性和脂溶性均较差、口服生物利用度较低,故其口服制剂在临床

上应用受到了限制。将其制成自微乳给药系统,可增加药物的表面积和溶解度,使药物易于通过胃肠壁水化层传递到吸收部位,从而提高药物溶解度和肠渗透性。通过测定柚皮素在各辅料中的溶解度,利用伪三元相图初步筛选柚皮素自微乳给药系统组分,结果最佳处方是选择油酸乙酯为油相,聚山梨酯80为乳化剂,PEG 400为助乳化剂,比例为14.02∶44.36∶30。然后选取油相(A)、乳化剂(B)、助乳化剂(C)为考察因素,以载药量、粒径为评价指标,采用Box-Behnken效应面法进一步对工艺进行优化。按照得到优化的最佳处方,精密称取各组分置具塞三角锥形瓶中,混匀后加入柚皮素,将三角锥形瓶置于60℃水浴中缓慢振摇使药物完全溶解,直至形成均一、澄明溶液,制备3批柚皮素自微乳样品,并对载药量和粒径进行测定。载药量(mg/g)预测值为347.167,实测值为343.283±0.24,粒径(nm)预测值为38.21,实测值为39.87±0.13,说明应用Box-Behnken效应面法优化柚皮素自微乳给药系统是有效可行的。

(二)注射给药

张莉等制备了去甲斑蝥素(NCTD)的微乳注射液,用于抑制肝脏肿瘤细胞。在相同剂量下,NCTD微乳与普通注射液相比,延长了体内循环时间,其消除半衰期$t_{1/2}$和平均驻留时间MRT分别增加了2.48倍和1.27倍,AUC增加了3.21倍。NCTD微乳在肝、肾中的靶向指数分别为0.43和0.12,说明对肝脏肿瘤细胞具有较强的亲和性和趋靶性。可见,微乳作为药物释放体系能改变药物的体内分布,从而减少对正常组织的毒副作用。

(三)黏膜给药

Ceschel等研究制备了丹参精油的口腔黏膜微乳,猪口腔黏膜实验结果表明,与丹参水凝胶和纯精油相比,微乳制剂具有更好的口腔黏膜渗透能力。

(四)微乳透皮给药

刘继勇等研究制备了丹皮酚微乳和微乳凝胶剂,并对其透皮吸收进行了研究,结果表明,丹皮酚微乳、微乳凝胶的12小时累积渗透量和渗透速率均优于丹皮酚饱和水溶液,可为丹皮酚经皮给药提供一种新的剂型。

(龚慕辛)

第八节　脂质体制备技术

一、概述

(一)脂质体的含义与分类

1965年英国学者Bangham等用电镜观察发现,当将磷脂分散在水中时可形成多层类似洋葱结构的封闭囊泡,这种由脂质双分子层定向排列所形成的超微球形载体制剂被称为脂质体。脂质体为具有水性核心的微球,核心外包裹一层或多层双分子类脂层外壳,如图8-4。

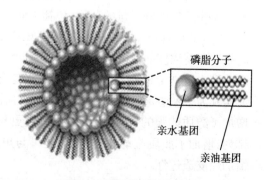

磷脂分子
亲水基团
亲油基团

图8-4　脂质体结构示意图

自1971年英国学者Gregoriadis和Rymen等人将脂质体用作药物载体以来,脂质体作为一种新型药物载体在医药领域的研究得到了迅速的发展。但其早期研究遇到一些问题,如未充分了解脂质体体内分布和清除的机制,脂质体制剂在体内不稳定以及循环时间不够等。20世纪90年代初期,脂质体研究取得一些进展,如深入了解了脂质多型性、脂质体体内分布的生理学机制、脂质-药物和脂质-蛋白质相互作用,设计了可提高体内外稳定性、改善生物分布和优化系统循环滞留时间的脂质体。1988年载益康唑的脂质体凝胶(Pevaryl Lipogel)上市销售,1990年注射型两性霉素B脂质体在欧洲上市,随后美国FDA批准阿霉素长循环脂质体(Doxil,都可喜)上市。目前,已有多个脂质体制剂上市并在临床中得到广泛使用,脂质体作为药物载体,常见的给药方式是静脉注射,还有肺部给药、口服、皮下注射、肌内注射、眼内给药、皮肤给药及其他给药途径,可用于治疗肿瘤、感染性疾病、心血管疾病和皮肤病等。近年来脂质体的研究主要集中在脂质体载体表面及结构修饰的一系列功能化脂质体,脂质体作为药物载体的多种潜能也在不断地发现。

(二)新型脂质体

传统未加修饰的脂质体通过被动靶向过程只能达到系统水平的靶向,没有达到器官或细胞水平的精确靶向,且脂质体作为药物载体仍存在体内稳定性和贮存稳定性欠佳、体内循环时间不长、药效不持久等缺点,限制了脂质体的临床应用和工业化生产。近年来为了改善脂质体的靶向性和体内外稳定性,人们研究了多种新型的脂质体,使脂质体的一些缺点得到了改善。新型脂质体分为改良脂质体和修饰脂质体两大类。

1. 改良脂质体　改良脂质体使用与脂质体不相同的材料,但具有与脂质体相近或类似的结构。改良脂质体的制法与脂质体相似。

(1)囊泡(niosomes):亦称类脂质体,是指由非离子表面活性剂(加或不加胆固醇)组成的、体内外性质与脂质体极其相似的一类载药系统。囊泡作为药物载体具有许多优点,它在生产和贮存中都不需要特殊条件,生产工艺简便,成本低廉,而且避免了因采用磷脂的脂质体需要纯化、易氧化降解等不足。囊泡与生物膜结构类似,细胞亲和性和透过性好,体内易降解,具有缓释作用,可减少给药频率,作为药物载体可以提高治疗指数,降低药物剂量和毒副作用。加入胆固醇可以提高包封率和载药量。表面活性剂的亲水亲油平衡值(HLB)越低,囊泡粒径越小,这与疏水性增加,表面自由能降低有关。

(2)传递体(transfersomes):亦称弹性脂质体或变形脂质体,由磷脂和表面活性剂(如胆酸钠、去氧胆酸钠)组成的自聚集囊泡,具有很强的变形性,其变形能力比普通脂质体大5个数量级,可穿过自身大小1/5的小孔,而且由于高度亲水性,可水化穿透皮肤。传递体可转运不同极性及各种分子量的药物,包括多肽及蛋白质。

(3)醇质体(ethosomes):用较高浓度的乙醇(20%~50%)代替脂质体中的胆固醇制备而成。含高浓度的乙醇曾被认为不利于形成脂质双分子层,但后来研究表明,卵磷脂在高浓度乙醇中也能形成脂质囊泡,只需将水与含卵磷脂的乙醇溶液逐步混合即可。电子显微镜证实其为多室囊泡,大小随着乙醇浓度的增加而减小,而随卵磷脂浓度的增加而增加。乙醇增加了醇质体膜的柔性和流动性,使之更易于变形;同时,乙醇改变角质层脂质分子的紧密排列,增加了脂质流动性;醇质体还可与角质层脂质甚至细胞膜发生融合而释放药物,从而增加经皮透过性。

(4)甘油脂质体(glycerosomes):由脂质体发展而来,一般加入高浓度甘油(10%~30%,

v/v），从而提高了双分子层的流动性，使之更容易渗透进入皮肤。

（5）前体脂质体（proliposomes）：是指将类脂和脂溶性药物溶于有机溶剂中再加入适当水溶性支持剂（如氯化钠、山梨醇等），类脂质在载体中高度分散后经适当方法干燥后得到前体脂质体。在临用前水合分散成等张的脂质体溶液可解决脂质体液体状态的诸多问题，如药物渗漏、离子聚集、易氧化水解等，适合于工业化生产。

2. 修饰脂质体 修饰脂质体具有更强的靶向性，保证药物在病变部位充分释药。修饰用物质主要有胆固醇、聚乙二醇、抗体、壳聚糖及其衍生物、胶原蛋白、半乳糖、聚乙烯醇、转铁蛋白、吐温80等。

（1）长循环脂质体：也称隐形脂质体或空间稳定脂质体，是指用神经节苷脂（GM1）、聚乙二醇（PEG）及其衍生物、磷脂酰肌醇、聚丙烯酰胺或聚乙烯吡咯烷酮等修饰脂质体表面，形成立体的柔性亲水表面，使脂质体不易被血液中的调理素识别，可降低网状内皮系统对其的清除率，延长在血液中循环时间，减少药物在肝、脾中的分布。以GM1或PEG及其衍生物修饰的脂质体研究尤为深入。GM1长循环脂质体在血液中的滞留量与被单核巨噬细胞吞噬系统（mononuclear phagocyte system, MPS）摄取量的比值高于传统脂质体几十倍。但GM1难以大量获得，且有一定免疫毒性。含有PEG的类脂衍生物在脂质体表面具有高度修饰的作用，能形成空间位阻层，这种立体位阻能够保护脂质体不被识别、摄取，使其消除减慢，作用时间延长。目前，该类脂质体已被成功用于临床，如盐酸多柔比星脂质体。长循环脂质体近10年来的研究已从单纯的长循环脂质体向多功能长循环脂质体发展。

（2）热敏脂质体：又称温度敏感脂质体，是指在高于生理温度的条件下有效地释放药物到靶部位的脂质体。选择Tm（相变温度）高的磷脂即可构建热敏脂质体，使其对于肿瘤等疾病的治疗效果显著增强。热敏脂质体已被尝试用于大分子物质、抗生素以及抗肿瘤药物的载体，其中作为抗肿瘤药物载体的研究较为深入，以热敏脂质体为载体包埋化疗药物，可以提高靶向性、降低全身毒性、增强抗肿瘤疗效。

（3）pH敏感脂质体：是基于肿瘤间质处pH值比正常组织低的特点而设计的一种具有细胞内靶向和控制包封药物释放的功能性脂质体。其原理是pH值低时可导致脂肪酸羧基的质子化而引起六方晶相的形成，致使脂质体膜融合而加速药物释放。要形成稳定的脂质体，还要加入含有滴定酸性基团的物质，最常见的是含有羧基的脂质，如油酸、半琥珀酸胆固醇、棕榈酰同型半胱氨酸等。采用不同的膜材或调节脂质组成比例，可获得具有不同pH敏感性的脂质体。

（4）光敏脂质体：是使用光敏材料包裹药物在脂质体内，用适当波长的光照射时，光敏材料吸收光能，致使脂质体膜融合，流动性增加，光敏材料易透过膜，而使药物起治疗作用。研究对人体正常组织伤害较小的光敏机制或材料是光敏脂质体的未来发展方向。

（5）磁性脂质体：是由磁性材料、抗癌药物及脂质体组成。磁性脂质体通过外部磁场导向使脂质体选择性地到达并定位于靶部位，药物以受控方式从载体中释放，然后在靶组织的细胞或亚细胞水平上发挥药效作用。磁性纳米粒子直径小于30nm时，具有超顺磁性，即在较弱磁场中也可以产生较强的磁性，而外磁场消失后，磁性很快消失，不会被永久磁化。同时采用交变磁场进行局部加热，可以增强药物释放的可控性以及疗效。

（6）阳离子脂质体：又称阳性脂质体、正电荷脂质体，是一种表面带有正电荷的脂质囊泡，制备时多用合成的双链季铵盐型表面活性剂。特别适用于蛋白质、多肽和寡核苷酸类物质、脱氧核糖核酸(DNA)、核糖核酸(RNA)等,在基因治疗方面有独特应用,具有下列优点:①可防止核酸被体内物质降解,可将其特异性传递到靶细胞中;②无毒、无免疫性,具有生物惰性,可生物降解;③易于制备,使用方便,可将大的DNA片断转运到细胞中;④基因转染率高,10%的离体细胞可以瞬间表达外源基因。此外在囊性纤维化、肺炎、肾炎等的基因治疗中也具有可行性。体内外实验均已证实,阳离子脂质体可用于介导许多组织细胞的基因转移,是一种有发展潜力的基因运载系统。但如何更有效地利用基因导向治疗恶性肿瘤和其他疾病,还要通过合成更好的阳离子脂质,寻找适宜的附加成分,改进制备方法等途径实现。

(7)免疫脂质体:是指将抗体或受体连接到脂质体表面,利用抗原抗体特异性结合反应,将脂质体靶向到特异性细胞和器官,从而大大提高药物的作用。分为抗体介导的免疫脂质体和受体介导的免疫脂质体两大类,将单克隆抗体联接到脂质体表面即可实现免疫性能。具有靶向性强、毒副作用小、半衰期长、运载量大等优点,可用于化疗药物的载体、放射性核素的载体、基因治疗的载体、透过血脑屏障药物的载体、疫苗载体等,但研究最多的还是用于肿瘤导向治疗。

(8)膜融合脂质体:是一种低毒高效的新型基因导入载体,可与特定病毒如人免疫缺陷病毒Ⅰ型、流感病毒、仙台病毒等融合,继而将这些病毒特异性地导入到靶细胞内。目前主要应用于介导蛋白质类药物、基因药物及作为疫苗载体,快速、高效地介导基因进入宿主细胞,降低药物毒性,提高靶向性。

(9)包覆脂质体:是一种新型的膜修饰脂质体,可增加脂质体双层膜的稳定性,提高其体内外稳定性,延缓药物释放,并给脂质体外层提供一个亲水性屏障,阻止血浆蛋白对脂质体表面的吸附。静注给药可延长脂质体在体内的循环时间,增加药物的靶向性。常用的包覆材料有多糖(如壳聚糖、藻酸盐)及其衍生物、胶原蛋白、右旋糖酐衍生物等。如将壳聚糖未完全脱乙酰化的酰基插入脂质体的脂膜中,形成壳聚糖脂质体复合物,增加了脂质体的稳定性和药物的靶向性;利用胶原蛋白提供亲水性屏障,阻止血浆蛋白对脂质体的吸附,从而延长脂质体的半衰期;采用支链淀粉等多种多糖修饰脂质体表面以增加脂质体在肺部的分布,增强疗效。

(10)其他配体靶向脂质体:在脂质双层膜中加入对特异细胞具有选择性和亲和性的配体,利用细胞对配体的识别可以得到专一性作用于靶细胞的靶向脂质体。常用的配体有叶酸、转铁蛋白、糖脂、糖蛋白、缩氨酸、精-甘-天-丝氨酸四肽(RGDS)、表皮生长因子(EGFR)、血管内皮生长因子(VEGF)和纤溶酶原等等。这些配体的受体一般均在肿瘤细胞中过度表达,将与其互补的配体分子偶联到脂质体表面可使药物浓集于指定靶细胞内,为选择性药物传递系统提供了依据。

(三)制备脂质体的目的与原理

脂质体作为药物载体具有以下优点:

1. 靶向性　脂质体的靶向性主要由网状内皮系统(reticular epithelial system, RES)决定。脂质体首先具有被动靶向性,药物脂质体以各种途径进入体内后,通过内吞作用被网状内皮系统的吞噬细胞作为异物吞噬,大部分浓集于巨噬细胞丰富的肝、脾和骨髓中,提高了药物在肝、脾、骨髓、肺等网状内皮丰富的靶部位的治疗浓度;因实质性肿瘤、炎症组织及高血压血管损伤等部位的毛细血管比正常血管通透性高,脂质体还可进入这些部位;肿瘤细胞中含较高浓度的磷酸酶及酰胺酶,将抗癌药物制成脂质体,被酶解后可使药物容易释出而在肿瘤细胞部位特异蓄积,因而脂质体有"药物导弹"之称,可发挥"靶向抗癌"。脂质体经修饰还可发挥主动靶向作用。

2. 降低药物毒性　药物被脂质体包封后主要被网状内皮系统的吞噬细胞所摄取,而在心脏和肾脏中的累积量比游离药物低得多,因此对正常细胞有毒性的药物包封成脂质体可以明显降低药物的毒性。

3. 细胞亲和性与组织亲和性　脂质体泡囊壁的组成与结构类似生物膜,可长时间吸附于靶细胞使药物能够透过,也可通过内吞作用被细胞吞噬,或通过膜材与细胞膜的融合将药物携带进入细胞,经溶酶体消化释放药物。可增加药物透过细胞膜的能力,起到增强治疗的作用。

4. 缓释性和长效性　许多药物易在体内迅速代谢或排泄而失效,制成脂质体可延长药物在血液中的滞留时间从而延长药物发挥作用的时间。药物从多室脂质体释放比相同组分的单室脂质体慢,可以有效地延长药物在体内的半衰期。利用这种长效作用和缓释特点可将脂质体作为药物储库。

5. 提高药物的稳定性　不稳定的药物被脂质体包封后可受到脂质体双层膜的保护,使药物在进入靶区前免受机体酶和免疫系统的分解;进入靶区后脂质体和细胞相互作用或被细胞内吞,经溶酶体作用而使脂质体解体并释放出药物,从而提高了药物的体内外稳定性。

（四）脂质体的组成材料

脂质体主要由药物、磷脂类及附加剂三者共同组成。

1. 磷脂类（lecithin）　磷脂构成脂质体双分子层,是脂质体的主要组成成分,其毒性低,生物相容性好,为两性离子型表面活性剂。由一个头部和两个尾部组成,头部是磷酸与水溶性分子（R_3）如胆碱等酯化而成,再与甘油的一个羟基酯化;尾部是两条脂肪酸链（R_1,R_2为脂肪酸的烃链）与甘油剩下的两个羟基酯化,如图8-5。常用的磷脂材料可分为中性磷脂(如磷脂酰胆碱)、负电荷磷脂(如磷脂酸)及正电荷磷脂(如硬脂酰胺)。

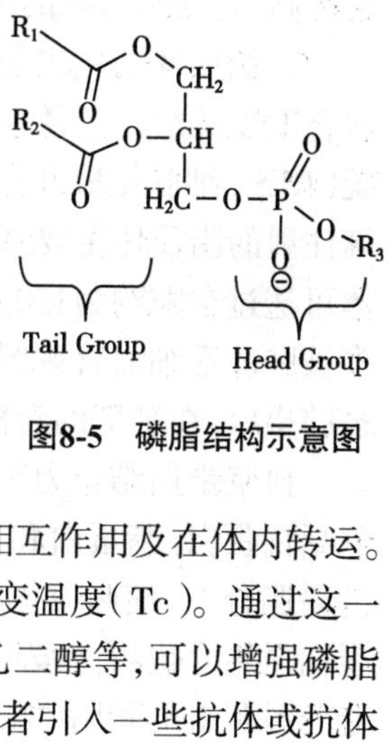

图8-5　磷脂结构示意图

磷脂的主要成分是磷脂酰胆碱、磷脂酰乙醇胺、磷脂酰丝氨酸、磷脂酰甘油、磷脂酸等,其中最具代表性的是磷脂酰胆碱（PC）,亦称卵磷脂。磷脂的性质决定脂质体物理稳定性、与药物的相互作用及在体内转运。调节磷脂脂肪酸链的长度和不饱和度,可以调节脂质双层膜的相转变温度（Tc）。通过这一原理可制得热敏感脂质体;若将R_3基团换成亲水性的高分子,如聚乙二醇等,可以增强磷脂亲水端的亲水性以得到长循环脂质体。通过使用不同类型的磷脂或者引入一些抗体或抗体片断,可以使脂质体具表面电荷或免疫特性。

2. 附加剂

（1）胆固醇（Cholesterol, Ch）:是构成脂质体的另一类重要物质,为中性脂质,可以阻止磷脂凝聚成晶体结构,并削弱膜中类脂与蛋白质复合体之间的连接作用,从而调节双分子层的流动性和通透性。有研究表明,脂质体在体内外的稳定性随胆固醇含量的增加而提高。其机制可能是胆固醇使磷脂在膜中排列更紧密,防止磷脂丢失。

（2）抗氧化剂:在脂质体中可选择性添加合适的抗氧化剂(如维生素E、丁基化羟基甲苯等)以防止磷脂分子中含有的不饱和脂肪酰链被氧化降解,从而增加脂质体的稳定性。

（3）调节脂质体表面电荷的材料：脂质体中常含有一些其他附加剂以提高脂质体的稳定性或提高脂质体的靶向性。如磷脂酸、磷脂酰甘油使脂质体带负电，十八胺使脂质体带正电，能提高脂质体的稳定性，而脂质体表面经单克隆抗体修饰后，能提高脂质体的特异靶向性。对于各种功能化的脂质体，膜材料可根据研究设计或治疗用途添加一些亲脂性或两亲性药用辅料。

（五）脂质体性质与体内过程

1. 脂质体的理化性质　脂质体的理化性质直接影响脂质体在机体组织的行为和处置，相变温度、荷电性等主要理化性质也会对脂质体的体内外稳定性产生较大的影响。

（1）相变温度：每种磷脂都有一个从有序的胶态（固态）转变为液晶相的相变温度（phase transition temperature，Tm）。温度超过Tm，磷脂脂肪酰链伸缩、弯曲、弯扭和侧向运动加速，酰基侧链从有序排列变成无序排列，膜结构由胶晶态变成液晶态，双分子膜从原来的紧密排列状态开始紊乱，膜刚性和膜厚度降低，膜流动性增加，包封内容物渗漏加剧。影响Tm的因素一般认为是磷脂分子的链长、减饱和作用、头部基团和一些二价离子。胆固醇在膜中主要起着改变磷脂层性质的作用，在一定比例范围内，随着胆固醇浓度的升高，Tm随之升高。

（2）荷电性：含磷脂酸（PA）和磷脂酰丝氨酸（PS）的脂质体荷负电，含碱基（胺基）磷脂的脂质体荷正电，不含离子的脂质体电中性。脂质体的表面电性与其包封率、稳定性和靶器官分布作用有关，脂质体一些性状的改变有时也会表现在其所带电荷的改变上，如脂质体的聚集度与其Zeta电位和电阻有关。一般来说，阳离子脂质体作为药物的载体比传统脂质体更有利，它与带负电的细胞表面有很强的亲合作用，有利于药物的被吸收。

2. 脂质体的体内分布与消除　脂质体的体内分布取决于其组成、大小、表面电荷和表面水合度以及给药途径等。静脉给药后，脂质体通常会被血清蛋白所包裹，然后被网状内皮系统（RES）细胞摄取并消除，其清除率大小与脂质体粒径、表面电荷和膜流动性有关。一般静脉注射的脂质体主要被肝、脾中的巨噬细胞所吞噬，小脂质体和一些含磷脂酰丝氨酸的脂质体可透过空隙约为150nm的窦状小管内皮层从而被肝实质细胞摄取，而大于1μm的脂质体大多被肺部毛细血管截留而集中于肺部，如平均粒径为6.582μm的阿奇霉素阳离子脂质体主要被肺摄取，在肺部的滞留时间明显延长，*AUC*值约为阿奇霉素溶液的8.4倍。

血浆蛋白结合力是体内细胞摄取的重要影响因素。可能与脂质体相互作用的血浆蛋白包括白蛋白、脂蛋白和其他细胞相关蛋白。高密度脂蛋白（HDL）能清除脂质体双分子层上的磷脂分子，使脂质体不稳定，并可能导致药物从脂质体中过早渗漏或药物与脂质体解离。蛋白质结合也可能破坏pH敏感脂质体的pH敏感性。此外，血浆蛋白结合也能改变带有饱和脂肪酰基链的磷脂（如二棕榈酰磷脂酰胆碱）从凝胶到液相的相转变。为了减少血浆蛋白的结合作用，延长脂质体在血液中的循环时间，常常将亲水性聚合物如聚乙二醇（PEG）掺入脂质体的脂膜中，利用其长循环特性使之在血管通透性增强的感染和肿瘤增长部位蓄积，降低RES对脂质体的清除作用，但所有的脂质体最终被RES清除到肝和脾，只有小部分可能聚集在感染部位或肿瘤快速增长部位，少量分布在皮肤和末端部位，且从这些组织中的清除相对较慢。

皮下和肌肉给药，大脂质体将停留在注射部位，成为药物储库。而小脂质体（50~80nm）皮下给药后，将保留在汇入的淋巴结。研究显示，淋巴结汇入粒子的上限是20~30nm，大于40~50nm的脂质体将保留在淋巴结中。在癌症转移期，脂质体在淋巴结中聚集可增强对在此部位快速增长的肿瘤的给药。

3. 脂质体与细胞的作用机制　脂质体作为药物载体在细胞水平上的作用机制主要有脂质交换、吸附、膜间转运、胞吞、接触释放、融合和扩散作用,如图8-6。具体作用方式主要由以下因素决定:脂质体的物理化学性质、脂质体的生物学性能、脂质体的配方、脂质体大小、包裹率、稳定性和脂质体与细胞之间的作用方式。①脂质交换是一种远程作用方式,主要受脂质体机械稳定性的影响,脂质体中的类脂通过这种作用可以取代各种细胞中的类脂。②吸附发生在脂质体与细胞之间的吸引力大于排斥力时,主要与脂质体的表面性质有关。体外细胞实验发现在接近或低于脂质体相变温度时,流动性低的脂质体可与细胞实现稳定地吸附。③膜间转运和接触释放发生在吸附之后,脂溶性药物会选择性从脂质体膜转运至细胞膜,水溶性药物会以游离形式释放出来。④胞吞指脂质体与细胞结合后细胞膜内陷,脂质体被胞吞入细胞内形成内涵体腔,将脂质体转运至特定细胞房室内,溶酶体破坏脂质体后释放药物,使不能通过浆膜的药物到达溶酶体内再缓慢渗出进入细胞质。⑤融合则是指脂质体外壳与细胞膜融合。细胞的胞吞和融合均可将脂质体输送到细胞内部,但胞吞后只有通过溶酶体破坏才能将包裹的药物输送到细胞内部,而融合可直接将脂质体内药物输送到细胞内部。阳离子脂质体的磷脂膜与细胞膜融合程度较大,因此常用阳离子脂质体进行基因传递。脂质体用作经皮给药载体时,主要通过增加角质层湿化和水合作用或与表皮脂质屏障中的脂质层融合,使角质细胞间结构或角质层脂质组成和结构改变促进药物透皮吸收。

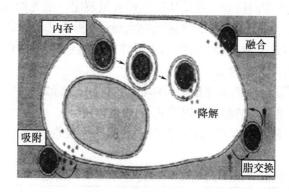

图8-6　脂质体在体内细胞水平上的作用机制

(六)脂质体的质量检查与评价

脂质体的主要质量评价指标有粒径、形态、包封率、载药量、释放率、稳定性等,需按照2015年版《中国药典》四部9014微粒制剂指导原则进行。

1. 形态、粒径及其分布的检查　脂质体的形态一般用透射电子显微镜观察,其外形一般为封闭的多层囊形或球形。脂质体的粒径对其性质影响很大,常用测定方法包括:激光衍射法、核磁共振(NMR)、超速离心和光密度法。激光衍射法采用热力学光散射原理,较为方便和准确,方法为先取制备的脂质体,用适量纯水稀释,再用激光粒度分析仪测定脂质体粒径大小和分布。

2. 载药量和包封率的检查　载药量的大小直接影响临床应用剂量,计算公式如8-7-1式所示。

$$载药量 = \frac{脂质体中药物量}{脂质体中药物量 + 载体总量} \times 100\% \qquad (式8-8-1)$$

包封率是评价脂质体质量好坏的一个重要指标。若得到的是分散在液体介质中的微粒制剂,应通过适当方法(如凝胶柱色谱法、离心法或透析法)进行分离后测定,按式8-8-2所示计算包封率,包封率不得小于80%。此包封率通常称为重量包封率。此外,还可用容积包封率和药脂包封比或磁脂包封比表示。

$$包封率(\%) = \frac{系统中包封的药量}{系统中包封与未包封的总药量} \times 100\%$$

$$= \frac{(系统中包封与未包封的总药量 - 液体介质中未包封的药量)}{系统中包封与未包封的总药量} \times 100\%$$

$$(式8-8-2)$$

常用的包封率测定方法有鱼精蛋白沉淀法、微柱离心法、葡聚糖凝胶滤过法、超滤膜滤过法、超速离心法、透析法等。脂质体的包封率与药物性质相关,一般而言,脂溶性或水溶性好的两类药物为脂质体包裹的最佳药物,而脂溶性与水溶性均不好的药物,也不易包于脂质体内。此外,改变脂质体表面电荷,如加入负电荷的磷脂酰丝氨酸、磷脂酸,或加入正电荷的磷脂酰胺、十八胺等,均可显著增加磷脂双分子层的平均距离,从而改善对水溶性药物的包封率。

3. 药物含量和释放度的检查 脂质体中主药含量测定一般先加入表面活性剂或有机溶剂破坏脂质双分子层,然后采用HPLC测定药物含量;透析管法和试管离心法等可用来测定释放度,前者将脂质体置于透析袋中37℃水浴搅拌并于适当时间取样测定含量,后者用试管振荡,每隔一定时间取样测定含量。

4. 稳定性检查 稳定性也是衡量脂质体特性的主要指标之一,它反映了脂质体溶液包封率随时间变化的情况。归纳起来有以下几种:

(1)渗漏率考察: 精密量取存放了一段时间的脂质体混悬液,按式8-8-3计算贮存过程中的渗漏率:

$$渗漏率 = \frac{(放置前介质中药物量 - 放置后介质中药物量)}{制剂中药量} \times 100\% \qquad (式8-8-3)$$

(2)在血浆中的稳定性: 脂质体样品加入人的血浆,于透析管中37℃孵育,测定不同时间从脂质体中泄漏出的药物,并在显微镜下观察脂质体形态变化。

5. 磷脂氧化程度的检查 将脂质体用无水乙醇溶解成澄清液体,使磷脂含量为0.53mg/ml,分别测定在波长233nm及215nm的吸光度,按式8-8-4计算氧化指数,氧化指数应≤0.2。

$$氧化指数 = \frac{A_{223nm}}{A_{215nm}} \qquad (式8-8-4)$$

卵磷脂最终会氧化形成丙二醛(MDA)及溶血磷脂等,利用丙二醛在酸性条件下与硫巴比妥酸(TBA)反应生成红色染料TBA-pigment的原理,可于535nm下检测其吸收值大小,以反映卵磷脂的氧化程度。

6. 其他指标 脂质体质量评价的其他指标还有靶向性、有机溶剂残留量和安全性等。

二、脂质体的制备方法

在制备含药脂质体时,根据装载药物的方式和机制不同,可分为被动载药法(passive loading)与主动载药法(active loading)两大类。

(一)被动载药法

先将药物溶于水相或有机相中,然后按合适的方法制备含药脂质体,被动载药法适于脂溶性的药物,所制备的脂质体包封率高且不易泄漏。常用制备方法主要有薄膜分散法、注入法、超临界法、反相蒸发法、超声波分散法等。

1. 薄膜分散法 该法将脂质及药物溶于有机溶剂后置于圆底烧瓶中旋转减压蒸干,磷脂在烧瓶内壁上会形成一层很薄的膜,然后加入一定量的缓冲溶液,充分振荡烧瓶使脂质膜水化脱落,即可制得脂质体。尽管该法使用最广泛,但存在较多缺点,如得到的脂质体粒径较大且不均匀,需要通过超声波仪、微射流、高压均质、加压挤出等手段处理,在一定程度上降低脂质体的粒径,提高包封率。如制备盐酸青藤碱脂质体时,水化干膜完全后要在冰水浴中用高剪切分散仪进行处理(9500r/min),每次剪切持续30秒,间隔1分钟,重复6次,即得脂质体混悬液。

2. 注入法 将脂质和药物溶于有机溶剂,而后用微量注射器把有机相均速注射到匀速搅拌的缓冲液(水相)中,制备过程中通入氮气除去有机溶剂,并控制有机溶剂残留量(8%以内)。此法根据溶剂的不同可分为乙醇注入法和乙醚注入法。乙醇注入法制备时若放慢注入速度可制得具有较高包封率的脂质体;乙醚注入法制备的脂质体大多为单层脂质体,粒径大多在2μm以下,该方法适用于在乙醚中有较好溶解度和对热不稳定的药物,通过调节乙醚中不同磷脂的浓度,可得到不同粒径且粒径分布均匀的脂质体混悬液。如制备莪术醇脂质体时,将磷脂、胆固醇按适当比例混合,溶于无水乙醇中,加入适量莪术醇,缓慢注入60℃的PBS(磷酸缓冲盐溶液)缓冲液中,搅拌挥除乙醇,超声,经过微射流仪,整粒,得到莪术醇脂质体。

3. 超临界二氧化碳法 传统脂质体制备方法一般使用对人体有害的氯仿、乙醚、甲醇等有机溶剂,制得的脂质体的粒径较大,而且制备中有机试剂不易除尽,残留溶剂过多会造成药物渗漏。超临界二氧化碳是一种无毒、惰性且对环境无害的介质,较注入法安全,且包封率较高。该法中影响脂质体包封率和粒径的因素有压力(脂质体的包封率、载药量均随着压力的升高而增大)、温度(当温度高于磷脂Tm时,包封率、载药量随温度增加而增大,再继续增高就会下降)、共溶剂等。

4. 逆向蒸发法 是将磷脂等膜材溶于有机溶剂中,将药物溶解在缓冲液中,再倒入膜材的有机相进行短时超声,直至形成稳定的W/O型乳剂,减压蒸发除去有机溶剂,形成脂质体。因该法可裹较大容积的水,所以一般适用于包封水溶性药物、大分子生物活性物质如各种抗生素、胰岛素免疫球蛋白、碱性磷脂酶、核酸等。

5. 复乳法(二次乳化法) 先将脂质溶于有机溶剂,加入待包封药物的溶液乳化得到W/O初乳,其次将初乳加入到10倍体积的水相中混合,进一步乳化得到W/O/W乳液,然后在一定温度下去除有机溶剂即可得到脂质体。该法制得的脂质体包封容积、粒径均较大。在第二步乳化过程和有机溶剂的去除过程中,较低的温度有利于减小脂质体的粒径。

6. 冷冻干燥法 脂质体混悬液在贮存期间易发生聚集、融合及药物渗漏,且磷脂易氧化、水解,难以满足药物制剂稳定性的要求。而采用冷冻干燥法可以提高脂质体的贮存稳定性。将磷脂以及药物分散于与水互溶的有机相,与水相形成单一的溶液,加入冻干保护剂冷冻干燥即得。冻干脂质体可直接作为固体剂型,如喷雾剂使用,也可用水或其他溶剂化重建成脂质体混悬液使用。Wang N等用该方法制备了包载口腔黏膜疫苗的阳离子脂质体。目前该法已成为较有效地改善脂质体制剂长期稳定性的方法之一。

7. 熔融法　将磷脂加入少量水相溶解,胆固醇熔融后与之混合,然后滴入65℃左右的水相溶液中保温即得。常明向等采用熔融法制备的脂质体外观圆整,粒径分布均匀,包封率理想,稳定性良好。

8. 冻融法　首先制备包封药物的脂质体,然后快速冷冻,由于冰晶的形成,使形成的脂质体膜破裂,冰晶的片层与破碎的膜同时存在,此状态不稳定,在缓慢融化过程中,暴露出的脂膜互相融合重新形成脂质体。反复冻融可以提高脂质体的包封率。该制备方法适于较大量的生产,尤其适合不稳定的药物。Gupta N等将制备好的脂质体在-196℃和70℃条件下反复冻融,保持了药物原有的生物活性。

9. 喷雾干燥法　采用薄膜分散等方法制备脂质体混悬液后,再通过喷雾干燥能得到流动性良好的脂质体粉末,在临用前水合分散成等张的脂质体溶液可解决液体状态脂质体的诸多问题,适合于工业化生产。

10. 超声分散法　超声分散可获得分布窄且分散稳定性较高的脂质体。上述各种制法的初乳液均可采用超声分散法获得理想的粒径和包封率。但应注意超声波易引起药物的降解。

11. 法兰西加压法　用非常高的压力将大的类脂球(MLV)过膜以避免超声波法引起的降解和不均匀的问题。该方法制备的脂质体的粒径在30~80nm。

12. 膜挤压法　在低压下(小于7个大气压)通过一个滤膜以减小脂质体的粒径。此法优点是可选择膜的孔径决定颗粒的大小,经过几次挤压后脂质体也较均匀。

(二)主动载药法

由于两亲性药物的油水分配系数容易受到介质pH和离子强度的影响,导致包封条件的变化较大且不稳定,因此被动载药不适用于制备两亲性药物脂质体。而主动载药法对两亲性药物均适合,其包封率一般大于80%。该法是利用一些两亲性弱酸、弱碱可以电中性的形式跨越脂质体磷脂双分子层,但跨进后变为电离形式而不能跨出,使脂质体外水中的药物自发向脂质体内部聚集。

1. pH梯度法　通常用脂质体包裹酸性缓冲盐,然后用碱把外水相调成中性,建立脂质体内外的pH梯度。药物在外水相的pH环境下以亲脂性的中性形式存在,能够透过脂质双层膜。而在脂质体内水相中药物被质子化转为离子形式,不能再通过脂质双层回到外水相,因而被包封在脂质体中。脂质体在高于相变温度孵育时处于液晶态双分子,膜流动性增加,通透性增大,有利于分子型药物透过脂质双分子膜。该方法从根本上解决了难以制备高包封率的一些水溶性药物的脂质体的问题,但由于其应用与药物的结构密切相关,不能任意推广到其他药物,因而受到了限制。如采用pH梯度法制备槐定碱脂质体,制备磷脂膜后加入柠檬酸缓冲液,水化得空白脂质体。将空白脂质体置于超声波细胞粉碎机减小粒径,加入NaOH溶液调外水相pH值,加入槐定碱溶液,水浴孵化,得到槐定碱脂质体。

2. 硫酸铵梯度法　该法类似于pH梯度法,由于离子对双分子层渗透系数的不同,脂质体内外的硫酸铵梯度迫使游离氨被动扩散到脂质体外,并与外部的质子结合成胺离子,胺离子带正电,跨膜通透性差,不会再返回脂质体内。硫酸铵梯度法不需要改变外水相的pH值,比较容易控制梯度,也不需要缓冲液和pH滴定,内水相只有很短的时间出现较低的pH值,所以较pH梯度法更有利于脂质体的稳定,脂质体的包封率也比较高。如硫酸铵梯度法制备盐酸川芎嗪脂质体,磷脂膜加入适宜浓度的硫酸铵溶液水化、超声形成空白脂质体。脂质体装入透析袋中,置于100倍体积的0.9%NaCl溶液中透析24小时,透析后的空白脂质体中加入溶有盐酸川芎嗪的PBS溶液水浴孵化即得。

此外,还有醋酸钙梯度法等。随着研究的深入发展,人们并不局限于已有的梯度法,改用其他离子,如Shaikh等用锰离子梯度($MnSO_4$或$MnCl_2$)制备脂质体包载阿霉素和伊立替康,以发挥协同抗肿瘤作用。

三、脂质体技术在制剂中的应用

(一)脂质体在中药制剂中的应用

中药脂质体的研究已成为中药研究领域的热点之一,在肿瘤化疗、肝保护、免疫调节等方面具有十分广阔的应用前景和研究价值,尤其是用具有抗癌活性的中药活性成分制成的长循环脂质体在抗癌方面有其独特的应用前景。如对马钱子碱及其脂质体在荷瘤小鼠中抗肿瘤作用的对比研究表明,马钱子碱脂质体抗肿瘤作用明显强于游离马钱子碱;喜树碱经脂质体包裹后在荷瘤小鼠体内具有更长的循环时间;人参皂苷Rh_3脂质体相较于其溶液组能产生更强的抗肿瘤效果;紫杉醇脂质体经多肽配体修饰后能产生更为显著的抗神经胶质瘤的作用。此外,中药脂质体在肝保护、变态反应性疾病、糖尿病的防治上也有很大进展,迄今文献报道至少有70多种中草药活性成分及提取物已制成脂质体,其中以生物碱类、挥发油最多,其次是苷类和黄酮类成分等,见表8-8-1。虽然中药脂质体的研发已有很大进展,但目前的研究大多数还处于实验研究阶段,中药脂质体产业化率依然很低。此外,如何提高中药脂质体的载药量、包封率、稳定性以及质量控制也是今后需要解决的关键问题。

表8-8-1 中药脂质体研究概况

中草药活性成分	实例
生物碱类	长春新碱、苦参碱、盐酸小檗碱、去氢骆驼蓬碱、马钱子碱、异钩藤碱、乌头碱、荷叶碱、羟基喜树碱、毛果芸香碱、青藤碱、粉防己碱、千里光碱等
黄酮类	丹参酮、葛根素、竹叶黄酮、灯盏花素、异甘草素、水飞蓟素等
苷类	黄芩苷、刺五加皂苷、人参皂苷、红景天苷、三七总皂苷、天麻素等
萜类	紫杉醇、青蒿素、穿心莲内酯、白藜芦醇等
多糖	猪苓多糖、黄芪多糖、虫草多糖等
蒽醌类	芦荟大黄素、紫草素等
酚类	表没食子儿茶素没食子酸酯、丹皮酚、和厚朴酚等
有机酸	松萝酸、甘草酸单铵盐等
蛋白多肽	重组水蛭素、天花粉蛋白、仙人掌SOD、蓖麻毒蛋白等

续表

中草药活性成分	实例
其他	雷公藤内酯醇、大蒜素、蒺藜素、冬凌草甲素、鬼臼毒素、辣椒素、榄香烯、麝香酮、姜黄素、8-甲氧补骨脂素等
中药挥发油	当归、白术、细辛、川芎、乳香、鱼腥草、柴胡、辛夷、砂仁挥发油、鸦胆子油、薏苡仁油等
中药提取物	茶多酚、威灵仙氯仿提取物
单味中药	蜂胶、蝎毒、雄黄

(二)经静脉给药的载药脂质体

静脉注射脂质体后会优先被肝、脾摄取,治疗网状内皮系统疾病尤为有效。米伐木肽(mifamurtide)是一种治疗骨肉瘤的脂质体注射剂,患者接受化疗的同时注射米伐木肽可起到清除肿瘤残留的作用,使得骨肉瘤患者死亡率降低30%,大部分患者的存活时间超过6年。Ueoka等发现了混合脂质体,Hideaki等通过静脉注射混合脂质体来观察其对结肠癌肝转移的疗效,发现可以诱导癌细胞的凋亡,延长动物存活时间。临床上,混合脂质体联合化疗已成功运用于淋巴瘤的治疗。近年来,抗体或配体修饰的靶向脂质体与肿瘤细胞过度表达的抗原或受体的相互作用,使脂质体携载的药物进入肿瘤细胞或细胞核、线粒体等亚细胞结构,大大提高了药物的疗效。Myhren等制备了表面修饰叶酸的蒽环霉素隐形脂质体,减少了蒽环霉素的耐药性和不良反应。此外,载基因脂质体亦应用于肿瘤治疗研究中,如脂质体包载小干扰核苷酸(siRNA)可以抑制肿瘤特异性基因的表达。

目前,一些静脉给药的抗肿瘤的药物脂质体已经被开发成产品,一些正处于临床研究阶段,见表8-8-2。除了抗肿瘤药物的靶向递送,FDA也批准了一些其他治疗作用的注射给药载药脂质体,见表8-8-3。

表8-8-2　国内外开发的抗肿瘤脂质体药物状况

脂质体药物	主要材料	疾病	研发单位	目前状态
阿霉素长循环脂质体(Doxil)	PEG-DSP/磷脂	各种癌症	Ortho Biotech; ZeneusPharm	1995年在美国上市
柔红霉素脂质体(DaunoXome)	磷脂	多种癌症	Gilead	1996年在美国上市
阿糖胞苷脂质体(Depocyt)	磷脂	脑膜淋巴瘤	Enzon	1999年在美国、加拿大上市
紫杉醇脂质体(力扑素)	磷脂	卵巢癌	南京绿叶思科药业	2004年在国内上市
阿霉素长循环脂质体(里葆多)	PEG-DSPE/磷脂	各种癌症	复旦张江生物医药	2009年在国内上市
硫酸长春新碱脂质体(Marqibo)	磷脂	霍奇金淋巴瘤,白血病	Talon	2012年在美国上市

续表

脂质体药物	主要材料	疾病	研发单位	目前状态
阿霉素脂质体（Myocet）	磷脂	转移性乳腺癌	Sopherion Therapeutics	美国，Ⅲ期临床
阿霉素脂质体（ThermoDox）	磷脂	转移性恶性黑色素瘤、肝癌	军事医学科学院/Celsion	美国，Ⅲ期临床
顺铂脂质体（SPI-77）	PEG-DSPE/磷脂	头颈癌、非小细胞肺癌	ALZA	美国，Ⅱ期临床
长春新碱脂质体（OncoTCS）	磷脂	霍奇金淋巴瘤	INEX	美国，Ⅱ期临床
奥沙利铂脂质体（Aroplatin）	磷脂	肝癌	ARONEX	美国，Ⅱ期临床
勒托替康脂质体（Liposomal lurtotecan）	磷脂	各类癌症	OSI	美国，Ⅱ期临床
奥沙利铂脂质体（MBP-426）	转铁蛋白-磷脂	各类癌症	Mebiopharm	美国，Ⅱ期临床
Annamycin脂质体（L-Annamycin）	磷脂	急性淋巴细胞白血病	Callisto	美国，Ⅰ/Ⅱ期临床
c-Raf AON阳离子脂质体（LErafAON-ETU）	磷脂	前列腺癌	INSYS Therapeutics Inc	美国，Ⅰ期临床
siRNA脂质体（CALAA-01）	转铁蛋白-磷脂	实体肿瘤	Calando Pharmaceuticals	美国，Ⅰ期临床
阿霉素脂质体（MCC-465）	单抗GAH-磷脂	胃癌	Mitsubishi	日本，Ⅰ期临床
P53基因质粒DNA脂质体（SGT-53）	转铁蛋白受体抗体-磷脂	实体肿瘤	Mitsubishi	美国，Ⅰ期临床

表8-8-3　一些注射给药用于其他治疗用途的脂质体药物

脂质体药物	主要材料	疾病	研发单位	目前状态
维替泊芬脂质体（Visudyne）	磷脂	视网膜黄斑性变性	NOVARTIS	2000年在美国上市
重组凝血因子Ⅷ脂质体（Octocogalfa）	磷脂	血友病	Bayer	2009年在美国上市
流行性感冒亚单位疫苗（因福舒，Inflexal.V）	磷脂	预防流感	BernaBiotech	2006年在美国上市
硫酸吗啡脂质体缓释注射剂（Depomorphine）	磷脂	缓释镇痛	Skyepharma	2004年在美国上市

（三）经肺部给药的载药脂质体

脂质体经肺部递药可以靶向性治疗呼吸系统疾病,特别是使用磷脂及肺源性脂质如二棕榈酰磷脂酰胆碱制备的脂质体效果更佳。表现出较好的应用前景。脂质体雾化给药,可使药物在肺部均匀沉积,增加药物在肺部的滞留时间,延长释药速率,防止局部刺激,从而增加疗效,减少肺外副作用。吸入脂质体的适用性,取决于待递送的药物、脂质的组成、脂质成分的大小或电荷、药/脂比以及递送方法。一般脂质体越小滞留时间越长,且与大粒子相比受调理素作用较慢。因此,直径在200nm以下的脂质体最适用于肺部给药。雾滴直径小于5μm,分布在下呼吸道;更小的颗粒(如直径3μm左右)可以到达肺泡系统。目前已有多种肺部给药脂质体,包载的药物有抗生素、支气管扩张剂、免疫抑制剂、抗癌药物、性激素、多肽、蛋白以及寡核苷酸等。混悬型载药脂质体也可通过雾化器实现肺部递药;干粉(或冻干粉型)载药脂质体可通过干粉吸入器实现肺部递药。雾化吸入给药可能导致脂质体结构破坏、引起包封药物的非预期释放,干粉吸入给药则避免了这一问题。脂质体干粉可通过喷雾干燥、冷冻干燥等方法制备。目前FDA批准的肺部给药用的辅料较少,只有糖类、氨基酸类、脂类等少数几种辅料。国外开发的旨在用于肺部吸入给药的载药脂质体见表8-8-4。

表8-8-4　肺部吸入用载药脂质体的研发状况

脂质体药物	主要材料	疾病	研发单位	目前状态
阿米卡星脂质体（Arikace）	磷脂	囊性纤维化患者绿脓杆菌感染及非结核分枝杆菌患者肺部感染	Insmed	美国,Ⅱ/Ⅲ期临床
环丙沙星脂质体（Pulmaquin）	磷脂	慢性肺部感染铜绿假单胞菌兼有非囊性纤维化支气管扩张	Aradigm	美国,Ⅲ期临床
环丙沙星脂质体（Lipoquin）	磷脂	肺囊性纤维化有关疾病	Aradigm	美国,Ⅱ期临床
两性霉素B脂质体（Ambisome）	磷脂	肺移植受者真菌感染	Gilead	美国,Ⅲ期临床
两性霉素B脂质体（Ambisome）	磷脂	中性粒细胞减少的血液肿瘤患者的侵袭性肺曲霉病的预防	Gilead	美国,Ⅱ/Ⅲ期临床
芬太尼脂质体（AeroLef）	磷脂	成人中度/重度急性术后疼痛	YM BioSciences	美国,Ⅱ期临床
硝基喜树碱脂质体	磷脂	非小细胞肺癌	University of New Mexico	美国,Ⅱ期临床
环孢素脂质体	磷脂	肺移植患者的慢性排斥反应	University of Maryland	美国,Ⅰ期临床

（四）经皮给药的载药脂质体

脂质体由于能减弱或消除表皮屏障作用,因此作为经皮给药载体已成为一个研究热点。1988年瑞士Cilag公司成功上市益康唑脂质体凝胶(Pevaryllipogel),日本绿十字公司和吉富公司也上市地塞米松脂质体(Limethasone)。目前用于经皮给药的新型脂质体主要有传递体、醇脂体、非离子表面活性剂囊泡等。以脂质体作为经皮给药载体可以在真皮形成药物贮库,缓释药物,持久对病变部位起作用。柔性脂质体与柔性囊泡还具备皮肤靶向的特点。

脂质体作为经皮局部给药载体的作用机制尚不明确,目前公认的促透作用机制可归纳为水合作用、穿透机制、融合机制等。脂质体经皮给药系统一类是通过皮肤吸收入全身循环发挥治疗作用,如一些抗肿瘤药物、疫苗、胰岛素等;另一类是在皮肤局部发挥治疗作用,如目前应用较多的皮质类固醇类、维生素A类外用药物、局部麻醉药等。

(五)口服给药的载药脂质体

口服给药时某些药物如青霉素、胰岛素等以其游离形式通过胃肠道及肝脏时,不能吸收或容易发生转化,如被肠液或肠菌酶破坏或肝药酶代谢等。脂质体可以用来包裹这些药物,起到缓释和保护药物的作用。

脂质体口服给药主要有片剂和口服液两种剂型。载药脂质体制备成片剂后能有效改善药物生物利用度及溶出度差的问题。杨明贵按照苯磺酸左旋氨氯地平∶蛋黄卵磷脂∶胆固醇∶泊洛沙姆∶其他药用赋形剂=1∶4~10∶0.5~5∶1~3∶35~50制成了苯磺酸左旋氨氯地平脂质体片剂,极大提高了苯磺酸左旋氨氯地平的稳定性和溶出度,副作用更小,治疗原发性高血压效果更显著,并具有利用度高,污染小,经济价值高等优点。脂质体作为口腔给药的药物载体,对口腔组织的吸附作用非常重要。Sanko等以羟基磷灰石(HA)为模型,发现由DPPC带正电荷脂质组成的脂质体能更好地吸附在HA上,且在磷酸盐缓冲液中具有很好的稳定性。

(六)眼部给药的载药脂质体

脂质体具有生物可降解及生物相容性,可广泛应用于眼部给药系统中。如包裹亲水性或疏水性药物分子的脂质体,粘连在角膜表面以增强难溶性药物的渗透性,延长药物的停留时间,改善药物代谢动力学,提高治疗效果,降低高剂量药物的毒副作用。目前,用于眼前段给药的脂质体主要改善角膜附着,提高聚合物渗透性;用于眼后段给药的脂质体主要是保证药物能在视网膜中靶向释放,达到改善药物在玻璃体内半衰期的作用。眼部给药的脂质体主要制成滴眼剂、玻璃体内注射给药及眼用喷雾剂等,作用机制为与生物膜融合、实现跨角膜转运和吸附。马来酸噻吗洛尔脂质体较传统滴眼剂治疗效果明显增强。新型免疫抑制剂FK506(环孢菌素A类似物)脂质体给药2小时后,较油溶液更易使FK506透入眼部组织。目前,脂质体眼部给药系统研究的热点主要集中在提高角膜对药物的穿透率,增大脂质体在角膜上的靶向性及黏着力,结膜下或眼球内注射治疗眼内疾患,以及携带单克隆抗体的靶向系统和基因眼内传递

(冯年平)

第九章 中药制剂口服给药合理性研究与评价专论

中药制剂口服给药合理性研究与评价系在中医药理论指导下,研究中药制剂活性成分生物药剂学与药代动力学特征,构建其生物有效性评价体系,以正确指导剂型与工艺选择。主要包括中药制剂活性成分体内过程、药代动力学特征及相互影响研究以及不同给药剂型生物等效性评价等。

第一节 口服中药制剂的体内过程

中药制剂活性成分口服给药主要经小肠黏膜吸收,活性成分经胃肠道上皮细胞膜转运途径主要有:①细胞通道转运,即药物借助其脂溶性或膜内蛋白的载体作用,穿过细胞而被吸收的过程,这是脂溶性药物和一些经主动吸收机制药物的吸收途径,也是大多数中药制剂活性成分吸收的主要途径;②细胞旁路通道转运,即一些小分子活性成分通过细胞间连接处的微孔进入体循环的过程,这是小分子水溶性药物的可能吸收途径。

药物经胃肠道上皮细胞膜转运机制主要有被动扩散、载体转运以及主动转运。被动扩散系指依赖于膜两侧中药制剂活性成分的浓度梯度进行扩散的方式,分为单纯扩散和膜孔转运两种形式。其特点是:①顺浓度梯度扩散;②不需要载体,膜对药物没有选择性;③不消耗能量;④不存在转运饱和现象和同类药物竞争抑制现象。大多数中药成分的转运方式为被动转运。载体转运系指借助生物膜上载体蛋白作用,使药物透过生物膜而吸收的过程,分为促进扩散和主动转运两种形式。主动转运系借助载体或酶促系统的作用,使药物从膜低浓度侧向膜高浓度侧转运的过程,是人体重要的转运方式。

一、吸收

(一)药物吸收特征研究方法
药物口服吸收的研究模型主要有体外法、在体法、体内法等。

1. 体外法　常用组织流动室法、外翻环法、外翻肠囊法和Caco-2细胞模型法等。其中,Caco-2细胞模型常用于药物的跨膜转运特征研究。

Caco-2细胞系应用源于人类结肠癌细胞的Caco-2细胞系,在常规细胞培养条件下,即可自发进行上皮样分化并可形成紧密联结,其形态学、标志酶的功能表达及渗透特征与小肠类似。Caco-2细胞培养时置于37℃、5%CO_2、相对湿度90%的环境下,培养基为改良Eagle培养基,其中含有10%的牛胎血清、1%的非必需氨基酸、1%的L-谷氨胺、85mg/L的硫酸庆大霉素。当Caco-2细胞传至20~30代时,将其接种于Transwell的多聚碳酸酯多孔膜上,生长至第21天时,细胞形成具有生物屏障性质的融合层,即可作为研究药物吸收的模型,如图9-1。

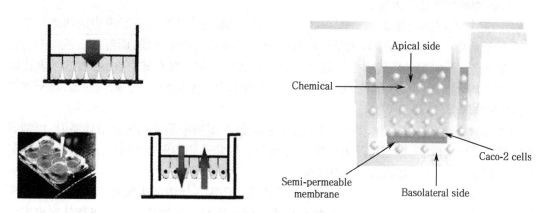

图9-1　Caco-2细胞模型示意图

2.在体法　常用肠道灌流、肠道的血管灌流等方法。其中肠道灌流法更为常用图9-2,该法系将麻醉动物打开腹腔,量取一定长度的肠节段,两端插管,用等渗生理盐水冲洗肠内容物后换灌流液,用一恒流泵灌流肠腔,收集灌流液,测定不同时间灌流液药物浓度。实验时用等渗生理盐水浸渍的纱布覆盖于肠组织表面以保湿。灌流方式具体可细分为:振动灌流、循环灌流和单向灌流。原位小肠灌流渗透率通常是由分析单向灌流后肠腔出口处的药物浓度而计算得出。由于出口处药物浓度会受到肠组织对水分吸收或分泌的影响,通常在灌流液中加入不可吸收的标记物(如放射性标记的聚乙二醇4000),以评价肠道水转运对出口药物浓度的影响。目前也有用改良重量法进行水分校正的。

另外,近几年还出现了肝肠血管灌流和慢性在体肠道分离环法等新技术,但其技术难度较大,干扰因素较多,应用受到一定限制。

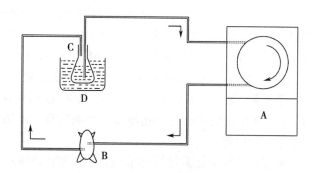

图9-2　肠道灌流法装置示意图

A.蠕动泵　B.大鼠　C.贮液瓶　D.恒温水浴锅

3. 体内法　通常是在口服给药后,测定体内药量(或血药浓度)及尿中原形药物排泄总量,求算C_{max}、t_{max}等药物动力学参数来评价药物的吸收速率和程度。该法虽然可获知药物吸收的有关信息,但不能特异性地反映肠道的吸收作用。另外,计算机模拟方法可以根据药物的亲脂性、氢键结合能力、分子大小等性质预测药物透过细胞膜的能力,研究膜载体和转运机制。

(二)口服吸收影响因素

1. 药物的物理化学因素

(1)药物的解离度与油/水分配系数:药物的吸收取决于药物在胃肠道中的解离状态和油/水分配系数。通常脂溶性较大的未解离型分子容易通过类脂质膜,而解离后的离子型药物难以吸收。弱酸弱碱性药物在胃肠道中以未解离型和解离型形式存在,两者的浓度比取决于药物本身的pK_a和吸收部位的pH值。药物的油/水分配系数愈大,亲脂性愈强,易于透过类脂质生物膜屏障,利于吸收。

(2)药物的溶解:当药物以分子或离子状态分散于溶剂中形成均匀分散体系时,可制成溶液剂。药物溶解、分散于胃肠液中方可被吸收。影响药物溶解度的主要因素有:①温度;②药物粒径大小;③药物晶型;④pH值等。

(3)药物的溶出:当药物的溶出速率等于或低于药物在体内的吸收速率时,溶出速率成为药物吸收的限速因素,溶出度与生物利用度之间可能有一定的相关性。当体外溶出度与体内生物利用度具有良好相关性时,体外溶出度可作为评价不同给药剂型生物等效性的替代方法,即当两个制剂溶出曲线具有足够的相似度,则认为它们是生物等效的。

2. 剂型因素　广义的剂型因素主要包括:

(1)药物剂型:药物的吸收与生物利用度取决于剂型释放药物的速度和程度。通常认为,口服剂型生物利用度高低的顺序为:溶液剂>混悬剂>颗粒剂>胶囊剂>片剂>包衣片剂。

(2)辅料:不同性质的辅料如增溶剂、润湿剂、稀释剂、黏合剂、崩解剂、润滑剂、表面活性剂等可能影响药物的溶解与溶出或释放,进而影响药物的吸收及生物利用度。

(3)制备工艺:液体制剂的溶解、乳化、混悬等分散程度,固体制剂的混合、制粒、制丸、压片、包衣等工艺均可能影响药物的溶出、吸收与生物利用度。

3. 胃肠道的生理因素

(1)胃肠液的成分及性质:酸性胃液有利于弱酸性药物的吸收。碱性肠液有利于弱碱性药物的吸收。主动转运的药物有其特定部位,受载体或酶系统作用而不受pH的影响。胃肠液中胃蛋白酶可分解多肽与蛋白质类药物而使该类药物口服易分解失效。胆汁中胆酸盐能增加难溶性药物的溶解度,提高其生物利用度。黏液中的黏蛋白可能与药物结合而干扰药物吸收。胃肠道黏膜表面覆盖一层黏性多糖-蛋白质复合物,具有保护胃黏膜作用,有利于药物的吸附吸收,但某些药物可与其结合而不能吸收或吸收不完全。

(2)胃排空和胃排空速率:通常胃排空速率慢,有利于弱酸性药物在胃中吸收。胃排空速率快,有利于大多数在小肠吸收的药物的快速吸收。影响胃排空的因素有胃内容物的体积、食物类型、药物以及身体位置等。

(3)肠内运行:小肠的固有运动有节律性分节运动、蠕动运动和黏膜与绒毛运动三种形式。小肠的固有运动可促进固体制剂的崩解、分散,使之与肠分泌液充分混合,药物与肠表面的接触面积增加,有利于难溶性药物的吸收。内容物自小肠、空肠至回肠,其通过速度依次减慢。结肠也具有将内容物向下推进与混合运动,由于水分少于小肠,因而吸收不完全。

（4）食物影响:食物不仅能够改变胃排空速率,也可能影响药物的吸收。其影响表现为:①延缓或减少药物的吸收:食物消耗胃肠内水分,使胃肠黏液减少,固体制剂崩解、溶出速率减慢,从而延缓药物的吸收。食物可增加胃肠道内容物的黏度,减慢药物的扩散速度而影响吸收。②促进药物的吸收:脂肪类食物具有促进胆汁分泌的作用,从而增加难溶性药物的溶解度,促进吸收。

（5）胃肠血流速度与淋巴循环:胃肠道的血流速度大于药物的跨膜转运速度才能形成较好的漏槽状态,从而有利于吸收。淋巴系统吸收转运通常可以忽略,但对大分子药物的吸收起着重要作用。经淋巴吸收的药物无肝脏的首过作用。

4. 药物的肠内代谢与生物转化　中药制剂活性成分在胃肠道中可能发生以下过程:①活性成分在胃肠道内分解;②活性成分经肠内细菌发生生物转化或结构修饰;③原形化学成分或其转化产物刺激肠系膜产生生物效应(如免疫应答、生物电级联效应、影响肠系膜结构及其物理、化学性质等);④调节肠内微生态平衡;⑤不被吸收而随粪便排出体外。因此,中药成分的肠道代谢可能是有益的,但也可能是有害的。另外,口服中药对肠道微生态系统平衡的维持也可能发挥作用。

（1）肠道微生态系统对中药制剂成分及其活性的影响:人体肠道中寄居着大量的微生物,在胃中,链球菌和乳杆菌为优势菌群;在十二指肠,韦荣球菌、乳杆菌和链球菌为优势菌群;在回肠,韦荣球菌、乳杆菌、链球菌、双歧杆菌和消化链球菌为优势菌群;在盲肠和直肠,拟杆菌科细菌、链条杆菌、双歧杆菌和消化链球菌为优势菌群。肠道菌群与人体相互依存,构成了肠道的微生态系统。肠道菌群在其生长代谢过程中会产生许多酶,参与很多的机体反应,包括参与药物的代谢。

肠道菌群能产生大量酶系,主要有β-葡萄糖醛酸酶、β-葡萄糖苷酶、β-半乳糖酶、硝基还原酶、偶氮还原酶、7-α羟基酶、蛋白酶、各种碳水化合物酶等,能对植物中的多种成分进行代谢处置。一般来说,不同的细菌产生不同的代谢酶,分别对不同的药物进行代谢。如配糖体在水解酶的作用下生成配基;偶氮染剂和硝基衍生物在偶氮还原酶的作用下被还原成氨基衍生物等。肠道微生物不仅可以产生多种代谢酶,而且还可以为宿主提供多种维生素、氨基酸、泛酸、烟酸、脂类等物质,肠道菌群合成作为维持机体正常功能的营养素,最终还会被宿主消化、吸收和利用。当然,肠道菌群除了产生对宿主有益的代谢酶以外,还会产生一些酶,代谢药物后会产生对机体有毒的物质而危害宿主健康。

（2）肠道酶系统对中药制剂成分及其活性的影响:药物代谢的主要场所是肝脏,肝脏进行生物转化则依赖于微粒体中的多种酶系,其中最重要的是细胞色素P450混合功能氧化酶(简称CYP450),而在CYP450中最重要的是CYP3A4亚族,参与代谢的药物约占该酶系中全部药物的50%。虽然小肠内CYP3A4的量只有肝脏的1%,但是肠道内CYP3A4对一些药物产生较大首过效应,甚至与肝脏相当。因此,肠道酶系统对中药成分及其活性具有重要影响。

药物在小肠内被酶代谢会导致药物的生物利用度受到影响。小肠黏膜上皮细胞是口服药物的第一个代谢地点,是药物肝外代谢的主要部位之一,通过自身所表达的药物代谢 I 相酶(主要是CYP)氧化代谢多种药物,由此影响药物的首过代谢和生物利用度,对口服药物的毒性和疗效,以及药物与药物、药物与食物的相互作用均有潜在的影响。上皮细胞内具有众多的代谢酶,主要包括多种类型的细胞色素P450酶、水解酶、脱氢酶等Ⅰ相代谢酶和葡萄糖醛酸转移酶(UDPGT)、硫酸转移酶(ST)、甲基转移酶(MT)等Ⅱ相代谢酶。Ⅰ相代谢酶主要参与药物的氧化、水解、还原等过程,其中CYP酶主要负责内源性和外源性化合物的氧化代谢;Ⅱ相代谢酶主要参与药物的结合过程,且Ⅱ相代谢酶中葡糖醛酸转移酶和硫酸转移酶在机体解毒过程中起着重要的作用。

细胞色素P450(CYP$_s$)是肠微粒体混合功能氧化酶系的主要成分,是一组由许多同工酶组成的超基因大家族,涉及大多数药物代谢的P450酶系主要有CYP1、CYP2、CYP3 3个家族,根据代谢转化的特点,可有目的地进行诱导,影响其酶的亚型,使其对底物的代谢选择性更强及转化率更高。不同诱导剂及抑制剂可诱导或抑制不同P450酶亚型,见表9-1-1。

表9-1-1 人体肠中P450酶亚型对应的诱导剂、抑制剂及代谢特点比较

酶亚型	诱导剂	抑制剂	代谢特点
CYP1A1	β-萘黄酮、3-甲基胆蒽	α-萘黄酮	肠道内含量较少
CYP2C9	利福平	磺胺吡唑、甲苯磺丁脲、氟康唑	可代谢底物:双氯芬酸、甲苯磺丁脲
CYP2C19	利福平	奥美拉唑	可代谢底物:美酚妥英
CYP2D6	巴比妥类	奎尼丁、奎宁	可代谢底物:阿米替林、丁呋洛尔、氯丙咪嗪、氟哌啶醇、苯乙双胍、文法拉辛等
CYP2E1	异烟肼、乙醇	双硫仑、咪达唑仑	可代谢底物:氯唑沙宗、对乙酰氨基酚
CYP3A4	利福平、地塞米松、苯妥英类	葡萄柚汁、17-α-炔雌二醇	可代谢底物:38个类别,共150多种药物,如红霉素、睾酮、环孢霉素、咪达唑仑、硝苯地平等

(3)中药制剂活性组分对肠道微生态的影响:中药多成分体系中,除含有大量药效活性成分外,还含有蛋白质、多糖、脂类、微量元素、维生素等营养成分,对肠道微生态系统的平衡具有很好的维持作用,能在一定程度上调整肠道菌群失调。但是,中药对于肠道菌群的数量和种类也有一定的影响。

(4)中药制剂活性成分肠内生物转化试验方法:将人肠内细菌菌丛或单菌株及其酶与中药制剂活性成分在37℃、厌氧条件下共温孵,转化产物用溶剂法提取、柱色谱分离、谱学方法鉴定化学结构。根据转化产物与原形药物和化合物的结构特点,并结合酶促催化反应推断转化机制。其试验方法的关键步骤如下:①取少量药物用混合菌株初筛转化能力、检测方法;②确定转化产物;③取少量药物用混合菌株和单菌株复筛转化能力、检测方法;④筛选出最佳转化菌株;⑤取多量药物用转化能力强的菌株扩大培养、分离制备和鉴定转化产物结构;⑥对比研究原形药物与转化产物的活性。由此获得中药成分经过肠道菌群生物转化机制及其对制剂生物有效性的影响信息。

二、分布

中药制剂活性成分口服吸收进入血液后,由循环系统运送至体内各脏器、组织、体液和

细胞,这种药物在血液和组织之间的转运过程,称为药物的分布。药物分布主要与药物的理化性质和机体各部位的生理特性有关。影响中药制剂活性成分分布的因素有血液循环与血管通透性、活性成分与血浆蛋白结合率等。

(一)血液循环与血管通透性的影响

血液循环对分布的影响主要取决于组织的血流速率,又称灌注速率。通常血流量大、血液循环好的器官和组织,活性成分的转运速度和转运量相应较大。毛细血管的通透性是影响分布的另一影响因素,其大小主要取决于管壁的类脂质屏障和管壁上的微孔。大多数中药制剂活性成分以被动方式透过毛细血管壁,小分子的水溶性活性成分可透过微孔转运。

(二)活性成分与血浆蛋白结合率的影响

进入血液的中药制剂活性成分,一部分与血浆蛋白结合成为结合型,一部分在血液中呈非结合的游离型状态。通常只有游离型药物才能透过毛细血管向各组织器官分布。药物与血浆蛋白的结合是一种可逆过程,具有饱和现象,血浆中药物的游离型与结合型之间保持着动态平衡,当游离型药物浓度随转运与消除而降低时,一部分结合型药物则转变成游离型,使血浆及作用部位在一定时间内保持一定的血药浓度。影响中药制剂活性成分与血浆蛋白结合的因素如下:①活性成分的性质。其影响与口服吸收跨膜转运时的影响相同。②活性成分与组织亲和力。在体内与活性成分结合的物质中,除血浆蛋白外,其他组织细胞内存在的蛋白、脂肪、DNA、酶以及黏多糖类等高分子物质也能与药物发生非特异性结合,导致药物的贮存与蓄积。③活性成分间相互作用。活性成分间相互作用主要影响蛋白结合率高的活性成分。一些蛋白结合率高的药物与另一种药物竞争结合蛋白位点,使游离型药物大量增加,引起该药物的分布容积、半衰期、肾清除率、受体结合量等一系列改变,最终影响药效及安全性。此外,人的种族、性别、生理和病理状态(如年龄、肝脏功能与肾脏功能等)对中药制剂活性成分与血浆蛋白结合也有重要影响。另外,药物的淋巴系统转运分布、脑内转运分布、红细胞内分布、胎儿内分布以及脂肪组织分布尚有其特殊性。

三、代谢

药物代谢过程系指中药制剂活性成分被机体吸收后,在体内各种酶以及体液环境作用下发生一系列化学反应,使药物结构发生改变的过程。通常大多数药物经代谢成为极性较原形大的代谢产物而利于排出体外。药物代谢可能使活性降低或失去,也可能使活性激活或增强,甚至产生毒性。因此,药物代谢不仅直接影响其作用强弱和持续时间,还会影响药物的安全性。

(一)药物代谢酶系统

有些药物在体内可以直接发生水解等反应自发进行代谢而不需要酶的参与,但绝大多数药物的体内代谢是在细胞内特异酶的催化作用下,发生一系列代谢反应而导致结构变化。这些药物代谢酶通常位于细胞内质网、微粒体、细胞液、溶酶体以及核膜和浆膜中。药物代谢酶又分为微粒体酶系和非微粒体酶系两大类。

1. 微粒体酶系　微粒体酶系主要存在于肝细胞及小肠黏膜、肾、肾上腺皮质等细胞内质网的亲脂性膜上,其中最重要的一族氧化酶被称为肝微粒体混合功能氧化酶系统,或称单加氧酶。该酶系催化氧化反应是药物体内代谢的主要途径,在催化氧化反应过程中需要细胞色素P450、还原型烟酰胺嘌呤二核苷酸磷酸酯(又称辅酶Ⅱ,NADPH)、分子氧、Mg^{2+}、黄素蛋白、非血红素铁蛋白等重要物质参与才能完成。

混合功能氧化酶系统催化氧化的机制是药物先与氧化型细胞色素$P450^{3+}$结合成细胞色素$P450^{3+}$-药物复合物，然后接受由NADPH传递给还原型黄素蛋白上的电子，形成还原型细胞色素$P450^{2+}$-药物复合物。氧气经活化产生的一原子氧引入与细胞色素P450-药物复合物中氧化药物，另一氧原子和两个质子氢生成水。此时还原性细胞色素$P450^{2+}$-药物复合物失去一个电子成氧化型细胞色素$P450^{3+}$，如此反复发挥催化氧化作用。该酶系的氧化反应特异性不强，可催化多种氧化反应，催化作用主要需要分子氧和NADPH，酶的活性可受多种药物诱导或抑制。

2.非微粒体酶系　非微粒体酶系存在于肝脏和血浆、胎盘、肾、肠黏膜以及其他组织中，参与体内除与葡萄糖醛酸结合以外的其他缩合以及某些氧化、还原及水解(酰胺键除外)反应。尽管只有少数药物是由该类酶系代谢，但也非常重要。通常结构类似于体内正常物质、脂溶性较小、水溶性较大的药物都由该组酶系代谢。

(二)药物代谢的部位

药物代谢部位与药物代谢酶存在部位及该部位的血流量有关。体内常见代谢酶的存在部位有以下几种：①混合功能氧化酶系主要存在于肝内质网，可催化氧化和还原药物；②葡萄糖醛酸转移酶主要存在于肝质网，可与药物发生结合反应形成葡萄糖酸苷；③醇脱氢酶主要存在于肝细胞液中，可催化醇氧化反应；④单胺氧化酶主要存在于肝、肾、肠和神经组织细胞中的线粒体，能使各种内源性胺类如儿茶酚胺、5-羟色胺等以及外源性胺氧化脱胺生成醛，继而再氧化灭活；⑤羧酸酯酶和酰胺酶主要存在于肝、血浆以及其他组织中，主要催化酯、硫酯和酰胺的水解；⑥各种功能基的转移酶广泛存在于肝细胞浆、内质网、线粒体以及许多器官组织的细胞浆中。

(三)药物代谢反应的类型

药物代谢反应通常分为一相代谢和二相代谢，一相代谢反应，包括氧化、还原、水解反应，通常是脂溶性药物分子结构上产生极性基团使代谢产物极性增加；二相代谢反应，即结合反应，通常是药物或一相代谢反应产物中的极性基团与机体内源性物质反应生成结合物。

1.氧化反应　①微粒体酶系的氧化反应，主要包括侧链烷基、连接在杂原子上的烷基、杂原子本身氧化等以及羟化、脱胺和脱硫作用等；②非微粒体酶系氧化，主要包括醇羟基和醛、胺以及嘌呤类的氧化等。

2.还原反应　主要针对药物结构中的羰基、羟基和偶氮基等功能基团进行反应。微粒体酶系与非微粒体酶系均可催化此反应。

3.水解反应　主要将含有酯、酰胺和酰肼等结构的药物水解成羧酸，或将杂环化合物水解开环。

4.结合反应　系指原形药物或经过一相代谢反应的产物含有某些极性功能团，如羟基、氨基、硝基和羧基等，与体内一些内源性物质发生偶联或结合反应生成各种结合物的过程。生成的结合物通常没有活性，极性较大，易于排出体外。常见的结合反应类型有葡萄糖醛酸结合、硫酸结合、甘氨酸结合、乙酰化结合和甲基结合等。

(四)影响药物代谢的因素

1.给药途径　给药途径和方法所产生的代谢过程差异主要与代谢酶在体内的分布以及局部器官和组织的血流量有关。由于肝脏和胃肠道存在众多药物代谢酶，因此，口服药物的首过效应,是导致药物体内代谢差异的主要原因。

2. 给药剂量和剂型　机体对药物的代谢能力主要取决于相关代谢酶的活力与数量,通常药物代谢速度与体内药量成正比,但当体内药量增加至超出代谢酶能力时即出现饱和现象,继而引起中毒反应。不同剂型的药物释放速率与部位不同,同样影响药物的代谢。

3. 酶抑制和诱导作用　一些药物重复应用或与其他药物合并使用后可促进酶的合成、抑制酶的降解,或合并用药后竞争结合代谢酶。通常药物代谢被减慢的现象,称为酶抑制,能使代谢减慢的物质称为酶抑制剂。药物代谢被促进的现象,称为酶诱导,能使代谢加快的物质称为酶诱导剂。有些药物是自身的酶诱导剂,有的药物对一种药物是酶诱导剂,而对另一药物则是酶抑制剂。①酶抑制作用。许多药物能对肝微粒体中酶产生抑制作用,从而使其他药物的代谢减慢,活性增强,甚至产生毒性。临床常见的代谢酶抑制剂有氯霉素、双香豆素、异烟肼、对氨基水杨酸、西咪替丁、保泰松以及乙酰苯胺等。②酶诱导作用。酶诱导可促进其他药物乃至自身代谢,通常是降低药物活性,但对于一些代谢产物有活性的前体药物来说,酶诱导可增强其活性。许多药物可诱导多种形式具有不同分子量的细胞色素P450。研究最多的两种同工酶是细胞色素P450和细胞色素P448。常见的代谢酶诱导剂有乙醇、巴比妥类、灰黄霉素、保泰松、利福平等。

4. 生理因素　影响药物代谢的生理因素主要包括年龄、性别、种族及个体差异以及饮食和疾病状态等,尤其是肝脏疾病对药物代谢影响更大。

5. 药物代谢的研究方法

(1)体外法:系指利用离体生物组织样本如肝脏,直接处理药物,分析药物代谢能力的方法。常用方法有以下几种:

肝灌流法:取离体肝脏组织,将含有药物的灌流液经门静脉入肝脏,出肝静脉流出,进行循环。在一定时间取样测定药物及其代谢产物的浓度,并进行代谢产物结构分析。

肝微粒体法:取肝脏组织匀浆,离心抽提制备肝微粒体。将药物与肝微粒体悬浮于适宜缓冲液中适当时间,取样测定药物及代谢产物浓度,并进行代谢产物结构分析。

肝细胞培养法:分离、培养肝细胞后进行药物代谢实验。需要注意的是肝细胞培养过程中可能导致部分细胞色素P450难以表达,某些药物代谢酶活性可能丧失。

(2)在体法:受试者(人或动物)给药后,测定血浆、尿液、粪便、胆汁等中的药物及其代谢产物的浓度,计算清除率、生物半衰期等。分离鉴定可能的代谢产物,解析药物代谢途径及机制。其方法主要有:①药物探针法,系将探针药物用于研究参与药物代谢酶的种类及活性的方法。②体内指标法,系利用某些内源性物质及其代谢产物的水平变化,来反应某些药物代谢酶或代谢途径变化的方法。常选用的内源性物质是血浆中的胆红素和尿中的6β-羟基可的松。胆红素在肝脏中与葡萄糖苷酸结合而从血浆中消除,可作为肝葡萄糖醛酸苷转移酶活性的指标。可的松由肝微粒体CYP3A催化生成6β-羟基可的松经尿排出,因此,6β-羟基可的松可作为CYP3A活性表达指标。

四、排泄

排泄是指药物或其代谢产物排出体外的过程,它与生物转化统称为生物消除。肾排泄与胆汁排泄是最主要的途径。

（一）肾排泄

多数药物经肾脏排泄，水溶性药物、分子量小的药物以及肝脏生物转化慢的药物均由肾排泄消除。常采用肾清除率定量描述药物通过肾的排泄效率。肾清除率是指肾脏在单位时间内能将多少容量血浆中所含有的某物质完全清除出去，这个被完全清除了某物质的血浆容积称为该物质的血浆清除率。影响肾清除率的因素有血浆药物浓度、药物血浆蛋白结合率、尿液的酸碱度和体积等。

（二）胆汁排泄

胆汁排泄是主动分泌过程，能够从胆汁中分泌的药物需具备的几个条件是：①极性药物且相对分子质量大于300，但小于5000；②能够主动分泌。从胆汁排泄出的药物先贮藏在胆囊中，然后释放进入十二指肠。有些药物可由小肠上皮细胞吸收，有些药物在肝脏与葡萄糖醛酸结合成代谢产物，在肠道被菌丛水解成母体药物而被重吸收，这些直接或间接在小肠和肝脏中的血液循环称为肝肠循环。肝肠循环与药物疗效持续时间以及药物不良反应密切相关。

某些药物因肝肠循环可出现两个血药浓度峰，称为双峰现象。这可能受到酶解过程的影响，也可能是受胆汁间歇性排泄的影响，在肠道重吸收后产生第二个血药浓度峰。

第二节　中药制剂的生物有效性与生物等效性

中药制剂的生物有效性常通过生物利用度进行评价，生物利用度是指剂型中的药物被吸收进入血液的速率和程度，是评价药物吸收速率与程度的重要指标，通过生物利用度的测定可以表征给药途径、剂型、辅料选择、工艺优选以及药物配伍等的合理性。

生物等效性是指一种药物的不同制剂在相同的试验条件下，给以相同的剂量，反映其吸收速率和程度的主要动力学参数间的差异没有统计学意义。

一、生物样品分析方法的建立

生物样品中药物及其代谢产物定量分析方法的选择性和灵敏度，是生物利用度和生物等效性试验成功的关键。首选色谱法，如HPLC、GC以及GC-MS、LC-MS、LC-MS-MS联用技术，一般应采用内标法定量。必要时也可采用生物学方法或生物化学方法。由于生物样品取样量少、药物浓度低、内源性物质干扰及个体差异等多种因素影响生物样品含量测定，所以必须根据待测物的结构、生物介质和预期的浓度范围，建立适宜的生物样品分析方法，并对方法进行验证。方法学验证及样品测定要求如下：

（一）特异性

必须证明所测定的物质是原形药物或特定的活性代谢产物，内源性物质和相应的代谢物不得干扰样品的测定。对于色谱法至少要提供空白生物样品色谱图、空白生物样品外加对照物质色谱图（注明浓度）及用药后的生物样品色谱图。对于复方制剂应特别加强特异性研究，以排除可能的干扰。

（二）标准曲线与线性范围

根据所测定物质的浓度与响应的相关性，用回归分析方法获得标准曲线。标准曲线高低浓度范围为线性范围,在线性范围内浓度测定结果应达到试验要求的精密度和准确度。

必须用至少6个浓度建立标准曲线,应使用与待测样品相同的生物介质,线性范围要能覆盖全部待测浓度,不允许将线性范围外推求算未知样品的浓度。标准曲线不包括零点。

(三)精密度与准确度

要求选择3个浓度的质控样品同时进行方法的精密度和准确度考察。低浓度选择接近定量下限(LLOQ),在LLOQ的3倍以内;高浓度接近于标准曲线的上限;中间选一个浓度。每一浓度至少测定5个样品。

精密度用质控样品的批内和批间相对标准差(RSD)表示,RSD一般应小于15%,在LLOQ附近RSD应小于20%。

准确度是指用特定方法测得的生物样品浓度与真实浓度的接近程度,可用相对回收率表示,一般应在85%~115%范围内,在LLOQ附近应在80%~120%范围内。

(四)定量下限

定量下限是标准曲线上的最低浓度点,要求至少能满足测定3~5个半衰期时样品中的药物浓度,或C_{max}的1/10~1/20时的药物浓度,其准确度应在真实浓度的80%~120%范围内,RSD应小于20%,信噪比应大于10。

(五)样品稳定性

根据具体情况,对含药生物样品在室温、冰冻和冻融条件下以及不同存放时间进行稳定性考察,以确定生物样品的存放条件和时间。

(六)提取回收率

应考察高、中、低3个浓度的提取回收率,其结果应一致、精密和可重现。

(七)质控样品

质控样品系将已知量的待测药物加入到生物介质中配制的样品,用于质量控制。

(八)质量控制

应在生物样品分析方法验证完成之后开始测试未知样品。每个未知样品一般测定一次,必要时可进行复测。生物样品每天测定时应建立新的标准曲线,并随行测定高、中、低3个浓度的质控样品。每批分析质控样品数不得少于未知样品数的5%,且不得少于6个。质控样品测定结果的偏差一般应小于15%,低浓度点偏差一般应小于20%。最多允许33%的质控样品结果超限,且不得均在同一浓度。如不合格,则该分析批样品测试结果作废。

(九)测试结果

应详细描述所用的分析方法,引用已有的参考文献,提供每天的标准曲线、质控样品及未知样品的结果计算过程。还应提供全部未知样品分析的色谱图,包括全部相关的标准曲线和质控样品的色谱图,以供审查。

二、普通制剂生物利用度和生物等效性研究

(一)受试者的选择

1.受试者条件　一般情况选健康男性,特殊情况说明原因,如妇科用药。儿童用药应在成人中进行。具体要求如下:①性别为男性;②年龄一般要求18~40岁,同一批试验受试者年龄不宜相差10岁或以上;③体重与标准体重相差±10%,同一批试验受试者体重应相近,体重单位以千克(kg)计;④身体健康,无心、肝、肾、消化道、代谢异常、神经系统疾病等病

史,并进行健康体检(如检查心电图、血压、心率、肝功能、肾功能、肺功能和血常规等),应无异常。特殊药物还需要检查相应的其他指标,如降血糖药物应检查血糖水平;⑤无过敏史,无体位性低血压史;⑥两周前至试验期间不服用其他任何药物,试验期间禁烟、酒及含咖啡因的饮料;⑦试验单位应与志愿受试者签署知情同意书。

2.受试者的例数　受试者必须具有足够的例数,按有关规定要求18~24例,必要时可增加受试者人数。

(二)参比制剂

生物利用度和生物等效性研究,必须有参比制剂作对照。参比制剂的安全性和有效性应该合格,参比制剂选择的原则如下:进行绝对生物利用度研究时应选用上市的静脉注射剂为参比制剂。进行相对生物利用度或生物等效性研究时,应选择国内外同类上市主导产品作为参比制剂。

(三)受试制剂

受试制剂应为符合临床应用质量标准的放大试验产品,应提供受试制剂和参比制剂的体外溶出度比较(n≥12)数据,以及稳定性、含量或效价等数据。个别药物尚需提供多晶型及光学异构体资料。受试制剂和参比制剂实测含量差异应在5%之内。

(四)试验设计

对于两个制剂,即一个为受试制剂,另一个为参比制剂,通常采用双周期两制剂交叉试验设计,以抵消试验周期和个体差异对试验结果的影响。即将受试者随机分成两组,一组先服用受试制剂,后服用参比制剂;另一组先服用参比制剂,后服用受试制剂。两个试验周期之间为洗净期,洗净期应不少于药物的10个半衰期,通常为1周或2周。

对于3个制剂,即两个受试制剂和一个参比制剂,此时宜采用3制剂、3周期的二重3×3拉丁方式试验设计。每个周期之间的洗净期通常为1周或2周。

取样点对试验的可靠性起着重要作用。服药前取空白血样。一个完整的血药浓度-时间曲线应包括吸收相、分布相和消除相,总采样(不包括空白)不少于12个点。取样一般持续到3~5个半衰期或血药浓度为C_{max}的1/10~1/20。

在不能用血药浓度测定时,可采用其他生物样品进行测定,如尿液,但试验药品与试验方案应符合生物利用度测定要求。

(五)服药剂量确定

进行生物利用度与生物等效性研究时,药物剂量一般应与临床用药剂量一致。受试制剂和参比制剂最好应用等剂量。如需使用不相等剂量时,应说明原因,若药物在此剂量范围内符合线性动力学规律,则计算生物利用度时应以剂量校正。

(六)研究过程

受试者禁食过夜(10小时以上),于次日早晨空腹服用受试制剂或参比制剂,用250ml温开水送服。服药2小时后方可饮水,4小时后进统一标准餐。受试者于服药后,按要求在不同时间取静脉血。根据需要取血样(血浆、血清或全血),并冷冻贮存,备测。受试者服药后应避免剧烈活动。取血样在临床监护室中进行。如受试者有不良反应时应有应急措施,必要时应停止试验。

生物等效性首选在禁食状态下进行,但对于空腹给药生物利用度非常低或易出现胃肠功能紊乱等强烈副作用的药物,可改为餐后给药进行生物等效性试验。

（七）药物动力学分析

将所得的各受试者不同时间样品的血药浓度数据及平均值与标准差列表并作图,然后分别对各受试者进行有关药物动力学参数求算,并求出参数的平均值和标准差。主要的药物动力学参数为消除半衰期($t_{1/2}$)、峰浓度(C_{max})、峰时间(t_{max})和血药浓度-时间曲线下面积AUC。C_{max}、t_{max}用实测值表示,不得内推。$AUC_{0\to tn}$(零到t时间的血药浓度-时间曲线下面积)用梯形法或对数梯形法计算,t_n是最后一次可测浓度的取样时间。$AUC_{0\to\infty}$(零到无限大时间的血药浓度-时间曲线下面积)按下式计算,$AUC_{0\to\infty}=AUC_{0\to tn}+Ct_n/\lambda_z$。$C_{tn}$是最后一点的血药浓度,$\lambda_z$是末端消除速率常数。$\lambda_z$由对数血药浓度-时间曲线末端直线部分的斜率求得,由$t_{1/2}=0.693/\lambda_z$可求出。

对于人体生物利用度试验,要求从零时间至最终采血点($AUC_{0\to tn}/AUC_{0\to\infty}$)×100%＞80%。

（八）生物利用度计算

1. 单次给药　生物利用度F应用各个受试者的$AUC_{0\to tn}$和$AUC_{0\to\infty}$分别计算,并求其均值与标准差。受试制剂(T)和参比制剂(R)剂量相同时,可按下式计算:

$$F=(AUC_{0\to tn})_T/(AUC_{0\to tn})_R \times 100\% \tag{式9-1}$$

$$F=(AUC_{0\to\infty})_T/(AUC_{0\to\infty})_R \times 100\% \tag{式9-2}$$

若受试药物具有线性药物动力学特征时,受试制剂和参比制剂也可采用不同剂量,并按下式予以校正:

$$F=(AUC_{0\to tn})_T \times D_R/(AUC_{0\to tn})_R \times D_T \times 100\% \tag{式9-3}$$

$$F=(AUC_{0\to\infty})_T \times D_R/(AUC_{0\to\infty})_R \times D_T \times 100\% \tag{式9-4}$$

式中,D_R为参比制剂的给药剂量;D_T为受试制剂的给药剂量。受试制剂和参比制剂中药物的剂量,应按实测含量计算。

代谢产物数据:对于前体药物,或由于药物在体内代谢极快,无法测定血中原形药物,此时可采用相应的活性代谢物进行生物利用度研究。

生物利用度计算以$AUC_{0\to tn}$为主,参考$AUC_{0\to\infty}$。

2. 多次给药　下列情况可考虑多次给药达稳态后,用稳态血药浓度估算生物利用度:①药物吸收程度相差不大,但吸收速率有较大差异;②生物利用度个体差异大;③缓释、控释制剂;④当单次给药后原药或代谢产物浓度很低,不能用相应的分析方法准确测得。

多次给药,经等间隔给药至稳态后,在某一给药间隔时间内,多次采集样品,分析药物浓度,计算在稳态剂量间隔期间从0~τ时间的血药浓度-时间曲线下的面积(AUC_{SS})。当受试制剂和参比制剂剂量相等时,即可用下式求得相对生物利用度

$$F=(AUC_{SS})_T/(AUC_{SS})_R \times 100\% \tag{式9-5}$$

式中,$(AUC_{SS})_T$和$(AUC_{SS})_R$分别代表受试制剂与参比制剂稳态条件下的AUC。

（九）生物等效性评价（药物动力学数据统计分析）

应对药物动力学主要参数(如AUC、C_{max})进行统计分析,作出生物等效性评价。统计分析应先将AUC和C_{max}数据进行对数转换,然后进行方差分析与双单侧t检验处理,若受试制剂和参比制剂AUC几何均值比的90%置信区间在80%~125%范围内,且C_{max}几何均值比的90%置信区间在75%~133%范围内,则判定受试制剂与参比制剂生物等效。t_{max}可用非参数法进行检验。

为了便于生物等效性比较,每一受试者服用不同制剂的药物动力学参数(AUC和$C_{\max}$)应平行列表,还要列出受试制剂(T)和参比制剂(R)参数之间的比例(T/R)和比值的对数。除了计算它们的算术均值外,还应该计算几何均值,都应该包括在报告中。

(十)临床报告、副作用和不良反应

受试者病史、身体检查和化验结果以及与研究相关的可能副作用和不良反应均应报告。

三、缓释、控释制剂生物利用度与生物等效性试验

缓释、控释制剂的生物利用度与生物等效性试验应在单次给药与多次给药两种条件下进行。进行该类制剂生物等效性试验的前提是应进行至少3种溶出介质的两者体外溶出行为等同性研究。

(一)单次给药双周期交叉试验

本试验的目的是在受试者空腹条件下,比较受试制剂与参比制剂的吸收速率和吸收程度,确认受试缓释、控释制剂与参比制剂是否为生物等效,并具有缓释、控释特征。

1. 受试者要求与选择标准　与前述普通制剂相同。

2. 参比制剂　一般应选用国内外同类上市的缓释、控释制剂主导产品为参比制剂。若系创新的缓释、控释制剂,则应选择国内外上市的同类普通制剂主导产品为参比制剂。

3. 试验过程　同普通制剂单次给药。

4. 提供数据　①列出各受试者的血药浓度-时间数据、血药浓度平均值与标准差,列表并作图;②计算各受试者药物动力学参数并求平均值与标准差。$C_{\max}$、$t_{\max}$、$AUC_{0\to tn}$、$AUC_{0\to\infty}$和F,尽可能提供其他参数如平均滞留时间(MRT)等;③临床报告、副作用和不良反应与普通制剂的要求相同。

5. 生物等效性评价　若受试缓释、控释制剂与参比缓释、控释制剂比较,AUC、$C_{\max}$符合生物等效性要求,$t_{\max}$统计上应无显著差异,则认为两种制剂生物等效。若受试缓释、控释制剂与普通制剂比较,AUC符合生物等效性要求(同普通制剂AUC生物等效性评价),则认为吸收程度生物等效;若$C_{\max}$有所降低,$t_{\max}$有所延长,并按前述普通制剂项下"生物等效性评价(药物动力学数据统计分析)"进行统计分析,其结果至少有一项指标不符合生物等效时,则表明受试制剂有缓释或控释特征。

(二)多次给药双周期交叉试验

本试验目的是研究受试缓释、控释制剂与参比制剂多次给药达稳态的速率与程度以及稳态血药浓度的波动情况。

1. 受试者要求及选择标准　同单剂量项下,可继续用单剂量的受试者。受试者至少为18~24例,必要时可以适当增加。参比制剂同单次给药。

2. 试验设计及过程　采用随机交叉试验设计方法,多次服用受试制剂与参比制剂。对于受试制剂,用拟定的用药剂量和方案。每日1次用药的制剂,受试者应在空腹10小时以后晨间服药,服药后继续禁食2~4小时;每日2次的制剂,首剂应空腹10小时以后服药,服药后继续禁食2~4小时,第二次应在餐前或餐后2小时服药,服药后继续禁食2小时。每次用250ml温开水送服,一般要求服药1~2小时后,方可再饮水。以普通制剂为参比制剂时,按常规用药剂量与方法,但应与缓释、控释受试制剂每日总剂量相等。

3. 取样点的设计　连续服药时间至少经过7个消除半衰期后,连续测定3天的谷浓度

（C_{min}），以确定血药浓度是否达稳态。取样点最好安排在不同天的同一时间（一般清晨），以抵消时辰对药代动力学的影响，且便于比较。达稳态后，在最后一剂量间隔内，参照单次给药采样时间点设计，采取足够血样点，测定该间隔内稳态血药浓度-时间数据，计算有关的药物动力学参数如峰浓度、峰时间、稳态平均血药浓度（C_{av}）和AUC_{SS}等。

　　4. 药物动力学数据处理

　　（1）列出各受试者的血药浓度-时间数据、血药浓度平均值与标准差，列表并作图。

　　（2）求出各受试者的C_{max}、C_{min}、t_{max}、C_{av}、AUC_{SS}及各参数的平均值与标准差。C_{max}、t_{max}按实测值，C_{min}一般按最后一剂量间隔服药前与τ时间实测谷浓度的平均值计算，AUC_{SS}按梯形法计算。稳态平均血药浓度可用下式求出：

$$C_{av}=AUC_{SS}/\tau \qquad\qquad （式9-6）$$

式中，AUC_{SS}是在稳态剂量间隔期间从0~τ时间的血药浓度-时间曲线下的面积；τ是服药间隔时间。

　　（3）计算稳态时的生物利用度。

$$F=(AUC_{SS})_T/(AUC_{SS})_R \times 100\% \qquad\qquad （式9-7）$$

$$F=(AUC_{SS})_T \times D_R/[(AUC_{SS})_R \times D_T] \times 100\% \qquad\qquad （式9-8）$$

　　（4）血药浓度的波动度DF（%）可用下式计算：

$$DF=(C_{max}-C_{min})/C_{av} \times 100\% \qquad\qquad （式9-9）$$

式中，C_{max}是稳态给药期间最后一个给药剂量的实测药物峰浓度值；C_{min}是稳态给药期间最后一个给药剂量实测的谷浓度。当参比制剂亦为相同剂型的缓释制剂时，则受试制剂的DF/τ值应不大于参比制剂DF/τ值的143%，当参比制剂为普通制剂时，受试制剂的DF/τ值应显著小于普通制剂。

　　（5）统计学分析和生物等效性评价。与缓释、控释制剂单次给药的方法和要求相同。

　　（6）临床报告、副作用和不良反应。与普通制剂的要求相同。

四、口服给药生物利用度的预测

　　药物体内性质的预测研究主要包含油水分配系数、水溶性、小肠吸收、血脑屏障穿透、生物利用度、药物相互作用、主动扩散和外源性物质代谢等方面。其中水溶性、油水分配系数、小肠吸收和代谢、生物利用度是体内性质预测研究的重要组成部分。

　　口服药物生物利用度预测综合反映了药物的溶解、胃肠道吸收、代谢及排泄等重要因素的影响。采用大鼠、猴、犬作为实验动物预测口服药物吸收速率时，试验结果通常与人体具有较好的相关性。而在口服生物利用度测定中，动物与人之间缺乏种属间的相关性。其原因是生物利用度受吸收、肠道代谢、肝首过效应等影响，不同种属动物因代谢方面的差异性而导致生物利用度预测结果存在较大的差异。研究表明，药物代谢酶特别是CYP450酶的活性与表达水平在动物和人体间较大的差异是导致种属间生物利用度相关性差的主要原因之一。

　　当前生物利用度预测研究的主要方法为in silico模型预测人体生物利用度。其方法如下：

　　1. 药物数据库的建立　分别建立类药分子集和非药分子集。为了确定类药分子性质的结构因素，通常从已知药物着手并与非药分子比较，以已知药物集为模型化合物（训练集），建立模型，检验模型区分类药分子和非药分子的能力。

2. 定性结构-生物利用度关系   应用in silico模型预测人体生物利用度起源于lipinski的"无规则",即药物的相对分子质量≤500; 正辛醇-水中分配系数计算值≤5; 氢键供体处≤5; 氢键受体处(分子中含有N、O原子的总数)≤10的化合物有良好的口服吸收,不符合上述两项或两项以上的化合物的生物利用度往往较差。

3. 定量结构-生物利用度关系   定量构效关系法是利用理论计算和统计分析方法研究一系列化合物的生物效应(如药物的药效、毒性、药代动力学参数、生物利用度等)与化合物结构参数之间的相互关系。其中获得化合物分子结构与药物生物利用度之间的定量构效关系称为"定量结构-生物利用度关系"。

(狄留庆)

第十章 中药注射剂的发展现状与思考

中药注射剂系指在中医药理论指导下,饮片经提取、纯化后制成的供注入人体内的溶液、乳状液及供临床前配制成溶液的粉末或浓溶液的无菌制剂。包括肌肉、穴位、静脉注射和静脉滴注使用的灭菌溶液、乳状液或混悬液,以及供临床使用前配成溶液的无菌粉末或浓溶液等注入人体的制剂。中药注射剂是在传统中药制剂基础上发展起来的现代中药制剂,改变了传统的给药方式。20世纪30年代末,柴胡注射液的问世,不仅为中医临床提供了一种有效的药品,而且标志着中药注射剂时代的开端。

20世纪70年代,中药注射剂的研制掀起一个高潮,中药注射剂进入了蓬勃发展时期,到了80年代其品种已达到1000多种,中药注射液在治疗急、重症以及心脑血管系统疾病等方面的优势明显。由于中药材、中药复方化学成分复杂,制备工艺相对落后,质量标准可控性差等不足,尤其是临床不良反应的不断报道,使得中药注射剂的安全性引起了业内外广泛讨论和争议。

目前,我国有300多家生产企业,生产具有生产批准文号的中药注射剂132种,其中48种中药注射剂进入医保目录,年均销售额超过200亿元,使用人数超过4亿。中药复方注射液已经形成了"理论可靠,制剂有道,临床显效"的科学体系,即使中药现代化面临种种发展瓶颈,中药注射液依然在现代中医药领域具有无可替代的地位。

第一节 中药注射剂概述

中药注射剂应根据处方药物中君臣佐使的配伍关系,药物所含化学成分的物理化学特性等情况,遵循制备工艺的特点与要求,在保证制剂安全、有效、稳定的条件下制备。20世纪90年代以来,中医药工作者针对中药注射剂在生产和使用过程中出现的问题,完善中药注射剂的制备工艺,提高中药注射剂的质量标准,确保中药注射剂的安全、稳定、有效、可控,已取得较大成果。其中,参麦注射液、参附注射液、生脉注射液等已成为临床上治疗急重病的常用制剂。鉴于目前的生产和临床使用现状,中药注射剂的研究开发,其立题依据可从以下几个方面进行考虑。

(一)中药注射剂应主要用于临床急症,且比非注射给药有明显的疗效优势

注射剂与普通剂型相比最大的优势在于起效迅速,主要用于危急重症的治疗。《中药注射剂研究技术要求》中也规定注射剂应以临床急、重症等用药需要为指导。中药传统给药途径在抢救危急重症时有着明显的不足,而注射剂恰恰弥补了这一点,也正是因为给药途径的特殊,一旦发生不良反应,其严重程度和对患者生命的危害程度远远高于其他剂型。因此,中药注射剂的研究开发应权衡利弊,选择临床急重症为研发方向,满足临床需求。一般情况下,中药注射剂的安全性较非注射剂差,只有当药物经口服和其他途径给药无效或效果差时,开发中药注射剂才有临床价值。在立题时应对注射给药与非注射给药途径进行药效学和安全性比较研究,以判断和说明选择注射给药的合理性。药品开发的最终目标是服务于临床,方便于患者,如果主要药效学未显示出注射剂较其他剂型有明显的优点,则从安全性角度出发,应选择非注射给药途径。为了提高中药注射剂的疗效及其稳定性,降低毒副作用,近年来国内研制了静脉注射的脂质体、乳剂、毫微球和粉针剂等。如静脉注射用油酸、喜树碱、高三尖杉酯碱、薏苡仁油等脂质体注射剂,通过发挥淋巴系统靶向性,具有对癌细胞的亲和性和延长药物半衰期等特点,达到提高疗效、降低毒副作用的目的。肝靶向羟喜树碱缓释毫微囊注射剂的研究表明,动物静脉注射给药后,肝中药物富集量占体内分布的64.5%,有效血药浓度的维持时间显著延长。

(二)中药注射剂处方成分应基本清楚

为了控制中药注射剂的质量,保证临床用药的安全,《药品注册管理办法》规定:中药注射剂的处方成分应基本清楚。为了尽量减少无效成分或有害成分进入血液,中药注射剂特别是静脉给药注射剂,应对处方中各成分与疗效的关系进行深入的研究,明确药效物质基础。中药复方谱效学、中药有效成分群、中药方剂组分配伍等中药研究新模式,也为中药注射剂的研究提供了新思路。2007年12月6日颁布的《中药、天然药物注射剂基本技术要求》中明确"注射剂中所含成分应基本清楚,应对注射剂总固体中所含成分进行系统的化学研究"。

中药复方注射液需在传统中医药理论指导组方的前提下,进行"去杂存精"的制剂过程。在保留中药原方所具有的组方功能主治特色之余,一方面剔除方药中无效的成分,另一方面对有效成分进行富集。如安宫牛黄大蜜丸,单粒重3g,日服量大,在原方的基础上,进行药物提取纯化和剂型改造,制成的清开灵注射液,活性成分富集,保持疗效的前提下减小了日用量。中药复方注射液活性成分群之"精",绝不等同于单纯的成分分离,而是在保证药效的前提下,注重药物与药物的配伍,组分与组分之间的比例,力争在提取、纯化的制备过程中保存中药原方所具有的能体现功能与主治的物质基础,是其制剂特征的首要体现。

总之,中药注射剂的研究开发应顺应临床,选准病症,挖掘传统中医药宝库,重视中药化学成分及药理药效研究,采用新技术与新方法,充分利用多种分析手段进行质量控制,开发出疗效确切、物质基础清楚、机制明确、体现中医药特色、安全可控的中药注射剂,使其以崭新的面貌屹立于世界医药之林,进而促进中药现代化的发展。

第二节 中药注射剂制备的工艺流程与技术关键

一、中药注射剂制备的工艺流程及关键环节

中药注射剂的生产工艺流程较普通剂型复杂,同时由于中药注射剂给药途径的特殊性,

合理可行的制备工艺流程对保证临床用药的有效性与安全性显得尤为重要。中药注射剂产品的质量是生产出来的,而不是检验出来的,它受各个环节的影响,每个环节均应进行严格的质量监控,实现动态质量管理体系。中药注射剂由药物、附加剂、溶剂及特制的容器组成,其生产过程包括原辅料的制备与处理、配制、灌封、灭菌、质量检查和包装等步骤。

(一)中药材品种与质量鉴定的技术关键

我国中药材种类繁多,本草记载近3000种药物,但由于历史等诸多因素,出现了同物异名、同名异物、一药多源等现象,使中药材品种极其混乱;其次,中药材的有效成分及其含量,与药材采收季节、产地、加工方法、用药部位等因素相关。因此,中药材来源要求应达到"五固定",中药材的种植按照中药材生产质量管理规范(GAP)进行管理。中药材品种与质量鉴定的技术关键是在应用前首先了解药材的来源并鉴定品种,建立能反映药材安全与有效的质量标准,如药材指纹图谱、有效成分(或有效部位)含量测定方法及限度,杂质限度检查等,以保证原药材质量稳定。

(二)中药材提取与精制的技术关键

提取与精制是影响中药注射剂安全与有效的关键环节。经提取、精制得到的半成品应严格规定总提取物中相关指标成分的含量。以有效成分制成的注射剂,其单一成分的含量应不少于90%;多成分制成的注射剂,总固体中结构明确成分的含量应不少于60%。以中药饮片投料的中药注射液,应制定中间体的质量标准,总固体的成分明确,应不低于25%。目前,中药注射剂提取与精制方法大多为水提醇沉法、醇提水沉法、蒸馏法等。已列入国家药品标准的109种中药注射剂,其制备工艺采用水提醇沉者36种(32.11%),醇提水沉者9种(8.26%),水蒸汽蒸馏者11种(10.09%),综合法19种(17.34%)。但是常用的提取精制方法(如水醇法、醇水法等),通常存在有效成分损耗大、杂质不易除尽等缺点,由此引发的疗效和安全问题严重影响了中药注射剂的开发和临床应用,如何尽可能地获取药效成分,去除非药效成分是中药注射剂研发过程中的关键问题。

中药注射剂常用的提取、精制方法在有效成分的富集和杂质的去除方面各具特色,其中:

1. 水醇法　水醇法制备的优点是保留了较多的综合性有效成分,但多种杂质不易彻底除尽,质量不易控制。

2. 醇水法　其原理与水醇法相同,先用适宜浓度的乙醇提取相关成分,可显著降低蛋白质、黏液质、淀粉等在醇中溶解度小的杂质,有利于提取液的进一步纯化与精制,但也存在与水醇法类似的不易彻底除尽杂质、质量不易控制等缺点。但醇提水沉法操作相对简单,受热程度较低,并且对含黏液质、淀粉、蛋白质较多的药材比水提醇沉法容易处理。因此,在保证注射剂质量的情况下,可考虑优先采用醇提水沉法。

3. 水蒸汽蒸馏法　该法适用于处方组分中含有挥发油或其他挥发性成分的药物。但是通常成品中挥发性成分的含量差异较大,可考虑将馏出液中的挥发油分离出来,再用挥发油配制注射液。

4. 超滤法　此法制备中药注射剂是目前值得研究者探索的一条新途径,能有效除去中药材成分中所含蛋白质、树脂、淀粉等高分子物质(分子量在50 000以上),同时对热原有滤除作用。

目前,有效成分或有效部位的富集方法是中药注射剂提取与精制的主要方法,此类方法制备的中药注射剂纯度高、杂质少、体内靶向性好、作用机制清楚、质量易于控制、安全性相对较高。采用超声提取技术、微波提取技术、超临界流体萃取技术、分子蒸馏技术、大孔吸附树脂技术、膜分离技术等新技术，能够减少无效成分或有害成分进入体内，使中药注射剂成分基本清楚，在积累工业生产和临床应用经验的基础上不断完善。

（三）中药注射剂配液的技术关键

澄明度不合格、微粒限度超标是中药注射剂的主要质量问题，合理配液是解决此问题的关键，直接关系到中药注射剂成品的质量。配液方法通常包括两种：稀配法，适宜于原料质量好、小容量注射剂的配制；浓配法，适宜于原料质量一般、大容量注射剂的配制，特别是以药材提取物为原料的中药注射剂多采用。一般浓配法配成的药物浓溶液可用热处理冷藏法处理（即先加热至100℃，再慢慢冷却至0~4℃，静置），经处理后的浓溶液过滤后，再加入全部溶剂量。在配制过程中，应注意各种因素对其质量的影响，如加热温度和时间、冷藏时间等。某些注射液在配制时需用针用活性炭处理，以达到吸附热源、脱色、助滤等作用，提高药液澄明度和改善色泽，但应注意活性炭的用量，避免其吸附有效成分，影响药物含量。使用时，一般与药液一起加热沸腾，稍冷或趁热滤过，其用量为溶液总量的0.1%~1.0%。为使活性炭吸附作用充分发挥，常将活性炭150℃活化3~4小时。除此之外，应对配液前的半成品（中间提取物）、有效成分或有效部位进行有关的理化性质与生物学性质的研究，了解其溶解性、药物的稳定性（包括物理稳定性和生物学稳定性）、配伍特性、生理适应性等。为了保证制剂的稳定性，还可根据药物的性质加入适宜的附加剂，如增溶剂、抗氧剂、止痛剂、pH调节剂、等渗调节剂等，但必须慎用，配制前应进行配伍试验和安全性试验。

（四）中药注射剂灭菌的技术关键

中药注射剂的灭菌是关乎药品质量、保证用药安全的重要工艺之一。灭菌方法不可靠，灭菌条件不合格都可能导致严重的安全事故。例如，震惊全国的"欣弗"事件，某药厂生产的克林霉素磷酸酯葡萄糖注射液，在病人输液过程中引发肾区疼痛、腹泻、呕吐、过敏性休克、肝功能损害等严重的输液反应，甚至造成病人死亡，主要原因是其无菌检查和热原检测均不符合规定。目前，已发现灭菌工艺存在的问题主要包括：灭菌方法选择不当，采用的灭菌温度偏低，灭菌时间偏短等。为保证中药注射剂的疗效和安全性，灭菌工艺应重视以下环节和问题：

1. 无菌保证水平和无菌检查　中药注射剂的无菌保证水平（sterility assurance level，SAL）是指灭菌后制剂中微生物的残存率。为保证用药安全，中药注射剂中微生物的存活概率（SAL）一般不得高于10^{-6}（即每一百万注射剂终产品中存活微生物的量不得多于1个）。中药注射剂的无菌保证水平可通过验证确定，其中无菌检查是反映灭菌保证水平的一项重要指标，也是中药注射剂质量控制标准关键环节。但无菌检查是抽样检查，微生物污染属非均匀污染，由于抽样的概率问题，无菌检查结果往往无法真实反映中药注射剂的无菌保证水平。因此，灭菌制剂的无菌保证不能依赖终产品的无菌检查结果，而是取决于生产过程中采用合格的灭菌工艺、严格的GMP管理和良好的无菌保证体系。

2. 常用灭菌方式的选择　常用的灭菌方法有湿热灭菌法、干热灭菌法、辐射灭菌法、气体灭菌法和过滤除菌法。2015年版《中国药典》规定，只要物品允许，应尽可能选用最终灭菌法灭菌。不同灭菌方式的无菌保证水平不同，以下为常用的灭菌方式及无菌保证水平：

（1）过度灭杀法：适用于稳定性好，能经受苛刻灭菌条件的产品，无需控制产品灭菌前的微生物污染水平。过度灭杀法的$F_0 \geqslant 12$，$SAL \leqslant 10^{-12}$。

（2）残存概率法：是以生物负荷（控制产品灭菌前的微生物污染水平）为基础的方法，用于生产过程中很少检出芽孢，产品稳定性较差，只能适度灭菌的产品。生产工艺过程应当将防治产品被耐热菌污染放在首位，而不是依赖最终灭菌消除污染。残存概率法的$F_0 \geqslant 8$，$SAL \leqslant 10^{-6}$。

（3）滤过除菌法：用于不能加热的产品，过滤器的除菌效率通常用滤过对数下降值（log reduction value，LRV）表示，LRV系指规定条件下，被滤过液体滤过前的微生物数量与滤过后微生物数量比的常用对数值。滤过除菌本身的除菌率可以达到10^{-7}水平，但是，由于人员操作及环境因素的影响，产品最终的无菌环境保证一般只能达到10^{-3}水平，远远低于除菌滤过本身的水平，对于除菌滤过法，其生产系统的要求应严格符合无菌生产的GMP要求。

2015年版《中国药典》指出：热不稳定性物品F_0值一般不低于8分钟，但应在生产全过程中，对产品中污染的微生物严加监控，并采取各种措施防止耐热菌污染及降低微生物的污染水平确保被灭菌产品达到无菌要求。

3. 中药输液剂灭菌需要关注的问题　中药输液剂（大容量注射剂）由于体积较大，热穿透性差，为保证灭菌效果，不宜采用流通蒸汽灭菌法。输液剂灭菌通常采用热压灭菌法，同时热压灭菌的温度和时间应保证达到无菌的要求，其$F_0 \geqslant 8$。目前，某企业在剂改品种的研发过程中，将一些对热不稳定的中药改为输液剂申报药品注册，由于该输液剂不能耐受常规热压灭菌，因而采用流通蒸汽灭菌，或者降低热压灭菌的温度和时间，这样做不能保证达到无菌的要求，若用于临床会存在严重的安全性风险。因此，对于热不稳定的中药，若要制成注射剂，应首先考虑选择粉针剂，也可以选择小水针剂，不宜制成中药输液剂。

二、中药注射剂的质量控制问题

中药成分复杂，且受生产工艺的影响较大，其纯度的确定、杂质的控制，以及保证质量和稳定性方面的工作难度较大。目前，对中药复方注射液的制剂研究，仍多停留在"唯成分"论之上，即以某个或某几个化学成分为指标，对注射液的活性成分进行界定；以某个或某几个化学成分对应的药效机制，对注射液的临床应用加以概括：目前《中国药典》、部颁标准等收录的百余种经国家正式批准且仍在生产使用的中药注射剂中，以采用单指标成分作为衡量制剂质量的占58.88%，2个指标（含2个指标）以上的占16.67%。

"唯成分"论研究中药复方注射液有片面性：一方面，"唯成分"不能体现中药复方注射液组方中"药有个性之特长，方有合群之妙用"的物质基础之"精"，有学者采用"谱-效结合"方法研究参附注射液的化学成分，分离出与抗溶血作用有关的20种人参皂苷和6种乌头类生物碱，而目前多以人参皂苷Rb_1作为衡量制剂质量的指标；另一方面，"唯成分"不能体现注射液特殊代谢途径和功能主治的作用机制之"有效"：以单一成分对应单一药效的研究模式，忽视了中药复方"多成分，多靶点，整体施治"的用药特点，不能全面反应药效和临床应用，如射干抗病毒注射液是由8味中药组成的复方注射液，功效为抗病毒，多选择并无抗病毒作用的绿原酸作为唯成分研究指标，与药效相距甚远；有学者在研究复方丹参注射液中，对只以原儿茶醛作为活性指标成分提出质疑，认为降香具有行气活血，止痛止血之功，与制剂整体功效一致，应纳入指标范畴，并运用GC-MS法对制剂中降香挥发油成分进行研究，发现了新的制剂活性成分指标。

因此,现行"唯成分"论无法准确阐释中药复方注射液的有效性,临床应用的功能与主治以及制备过程中的制剂特征,科学合理的研究新模式亟待建立。

第三节 中药注射剂目前存在的"瓶颈"问题与对策

中药注射剂是传统中药与现代制剂技术有机结合发展起来的现代中药剂型,满足了中医临床急救用药的需要,不仅改变了治疗急重病症"西医打头阵,中医当陪衬"的局面,而且在医疗实践中,发挥了无可替代的作用。但是由于中药及其复方的化学成分复杂,质量可控性难,不良反应时有发生,使其发展陷入了一定的困境。因此,应就当前中药注射剂发展存在的"瓶颈"问题进行分析,并探讨其解决的对策,使中药注射剂更好地发展,造福人类。

一、中药注射剂的中医药理论与物质基础问题

(一)中药注射剂的理论指导

中药注射剂如何体现中医药理论指导是一个值得探讨的问题。以总提取物或有效部位为原料配制中药注射剂,可以代表或基本代表原中药或复方的整体效能,适应于辨证审因、辨证用药的需要,能体现中医药防病治病的特色。例如,止喘灵注射剂由麻黄、洋金花、苦杏仁、连翘组成,采用水提醇沉法,以提取物为原料配制注射剂,其功能为宣肺平喘、祛痰止咳。主治痰浊阻肺、肺失肃降所致的哮喘、咳嗽、胸闷、痰多;支气管哮喘、喘息性支气管炎见上述证候者。中药注射剂的研制过程中,如何体现中医药理论指导,使制成的注射剂有效、安全、稳定、可控是一个关键且很困难的问题。应从课题的处方选择,提取、分离、精制工艺路线的设计,质量控制等方面全面考虑。

1. 中药注射剂的处方 其选择应遵循方剂的君、臣、佐、使配伍理论合理组分;在传统"经方""验方"中选择药味组成少、有效成分明确,且含量高、质量可控、安全性好、治疗急重病症的方,进行研究。如清开灵注射液是由传统名方"安宫牛黄丸"改制而成;生脉注射液、复方红参注射液来源于"生脉饮";脉络宁注射液是由"四妙勇安汤"改制而成的。

2. 中药注射剂的原料 注射剂处方药物经过提取、分离、精制得到的半成品,它是决定注射剂安全与有效的关键,因此为中药注射剂的半成品制定相应的半成品质量标准尤为重要。中药注射剂的原料应反映原处方的功能与主治,代表或基本代表其活性物质基础,应在中医药理论指导下,分析处方组成、各药味所含成分的理化性质和药理作用的基础上,以与临床"证"相关的有效成分或有效部位含量作为工艺筛选研究的评价指标,进行原料制备工艺的研究,以体现中医药的特色。

(二)中药注射剂的物质基础

中药注射剂的配制原料可分为3种类型:有效成分、有效部位、总提取物。目前,中药注射剂的配制原料仍以总提取物为主。以有效成分或有效部位为原料的中药注射剂,其化学成分和纯度比较容易控制,质量也较稳定,但仅为中药注射剂的18%,且多为单方注射剂。由于中药的化学成分十分复杂,而其基础研究相对薄弱,有效成分往往不明确,或者其含量极低;其作用的发挥常常是多成分、多靶点综合效应,这些都给中药注射剂的研究与质量控制增加了难度。据统计,目前国家正式批准的中药注射剂组方中,单味药的品种占54.13%,

2味药的品种占14.68%,3味药的品种占10.09%,即由1~3味药组成的合计占78.90%。由此可见,中药注射剂的组方以单味药或2~3味药组成的小复方为主。

随着现代药理药效和化学分析技术的发展,探讨中药及其复方的药效物质基础和作用机制,已成为当今中药现代化瞩目的焦点问题。针对部分疗效确切的中药或小复方,从临床疗效和主治病证角度为切入点,经离体和在体的动物药效学研究,以及临床的人体验证,探讨其药效物质基础及可能的作用原理,可为中药注射剂的制备工艺和质量控制提供科学依据。双黄连注射剂、生脉注射液等中药注射剂的拆方分析与药理学研究,均取得了较好的研究结果,这说明改进中药及其复方的提取分离方法、加强药效学与方药配伍规律的研究,阐明其药效物质基础是提升中药注射剂水平的关键。

二、临床疗效与安全性问题

(一)中药注射剂的临床疗效问题

中药注射剂改变了中药传统的给药方式,为中药救治危重病人和提高中药疗效提供了新的途径,我国中药注射剂的临床应用日益广泛,主要集中在心脑血管类、抗肿瘤类、清热解毒类、活血化瘀类,尤以心脑血管类中药注射剂的应用较多,截至2011年,市场份额最大的中成药是心脑血管中成药(37.12%)。同时中药注射剂在临床上具有顽强的生命力,出现了一批经受时间和临床考验的产品。如参附注射液,临床急救必备中成药,在古验方"参附汤"的基础上由人参、附子两味药配伍改制剂型而成,能振奋心肾之阳气,驱阴寒之水气,临床应用剂量安全范围宽、毒副作用小,尤其是对心力衰竭、休克等危急重症,肿瘤及创伤性全身反应综合证有着广阔的应用前景。但中药注射剂的疗效往往不稳定,从而使临床应用受到了限制。影响中药注射剂疗效的因素很多,除原药材的质量差异,注射剂的流通、储藏、使用环节中各因素外,还主要包括以下3个方面:

1. 制备工艺问题　中药注射剂制备工艺各环节的标准操作规程实施尚不完善,有效成分含量控制范围不明确、产品稳定性较差、质量不易控制。不同厂家生产的同一品种,即使是同一厂家生产的不同批次的中药注射剂,有时也存在较大的批间差异。

2. 有效成分溶解度问题　有些中药的有效成分在水中溶解度较小,不能保证注射剂有足够的浓度,从而影响疗效的发挥。可通过加入增溶剂、助溶剂、混合溶剂以及改变有效成分的分子结构等方法,提高相关成分的溶解度,以满足临床治疗的需要。如穿心莲内酯在水中不溶解,制备穿心莲注射液时,是通过加成反应将其制成亚硫酸氢钠穿心莲内酯,以增大其溶解度。

3. 剂量问题　中药注射剂的给药途径与非注射剂不同,生物利用度存在差异,其剂量与传统经典方规定的剂量应不相同。此外,中药注射剂,经提取、浓缩、纯化、精制等多道工序处理,有效成分保存率较低,因而大多数中药注射剂的药材当量剂量较小,这可能是某些中药注射剂疗效不显著的主要原因。因此,中药注射剂应该对量-效关系进行考察,确定其剂量。

(二)中药注射剂的安全性问题

中药注射剂是中医药精髓的延续和创新,经过六十多年的应用,已成为中医药在临床应用中具有压倒性优势的剂型,但近年来不良反应(adverse drug reaction, ADR)的报道数量增多,其临床安全性问题已引起了国内外医药界的广泛关注。因此,中药注射剂的安全性一直是药品安全性评价中的一个热点问题。中药注射剂的安全性问题产生的主要原因是药物自身因素、患者因素和临床使用不当等问题，这些问题从一定程度上限制了中药注射剂应用范围的扩大。

（1）澄明度检查不合格：澄明度是中药注射剂稳定性考核项目之一，也是评价其质量的重要指标。其产生原因较多，主要是由于中药成分复杂，生产过程中的杂质未除净，而使中药注射剂在灭菌后或在贮藏过程中易产生浑浊或沉淀。

（2）鞣质检查不合格：鞣质的去除对于提高中药注射剂质量具有重要意义，也是中药注射剂临床应用安全有效的保证。鞣质是一类复杂的多元酚类化合物，其水溶液在放置后会发生氧化、聚合等反应而生成沉淀；并且能与蛋白质结合形成硬结，导致注射剂疼痛部位坏死。

（3）注射剂药用辅料标准有待完善：中药注射剂中往往需要加入一定的辅料作为增溶剂，如pH调节剂、等渗调节剂、抗氧剂等。由于直接注射进入血液循环系统，中药注射剂中采用的辅料应具有高的安全性，辅料的规范使用显得尤为重要。然而我国的注射用辅料，缺乏科学合理的选用原则与评价模式，其质量指标未能体现注射用要求，这给注射剂的质量和安全带来很大隐患，因辅料选用不当而引起的临床不良反应频繁发生。

聚山梨酯-80（吐温-80）是中药注射剂中常用的增溶剂，大量中药注射剂品种中都加入吐温-80，主要用于增加脂溶性成分的溶解度，以改善澄明度，增加药液中的含药量。目前，吐温-80在中药注射剂中的使用仍存在一些问题，尤其是对中药注射剂安全性的影响，已引起了人们的广泛关注。有研究报道，静脉给药时不同品系犬对含吐温-80的注射制剂均异常敏感，即使较低剂量也可致犬出现严重的过敏反应，临床上也有吐温-80肌注出现过敏现象的报道。

（4）溶血与过敏反应：中药注射剂由于所含成分较复杂，未知成分较多，临床使用有时会产生溶血、过敏、刺激性等安全性问题。

引起溶血现象的原因较多，主要有两方面：①含皂苷类成分浓度过高，使细胞膜通透性改变，降低了膜表面张力而大量破裂，产生溶血现象，因此中药注射剂，尤其是供静脉注射用的中药注射剂，必须做溶血实验；②渗透压过低，导致进入红细胞内的水分增多，致使红细胞膨胀，膜破裂，血红蛋白逸出而出现溶血。解决措施：含皂苷类成分的注射剂，尤其是供静脉注射用中药注射剂，必须做溶血实验；渗透压过低的中药注射剂，可通过加入渗透压调节剂解决。过敏现象产生的原因主要是有些中药含有抗原或半抗原物质，如天花粉注射液中的天花粉蛋白；以动物药材为原料的中药注射剂中，含有蛋白质、生物高分子物质等。

（5）致热原样反应：中药注射剂致热原样反应的因素包括生产储存条件、配制环境、药物溶媒、药物配伍、配制后放置时间、输液器、滴注速度等。不溶性微粒所致热原样反应是中药注射剂常见不良反应，但临床往往将其误认为热原反应。

（三）科学指导中药注射剂的临床使用

中药注射剂必须在中医药理论指导下，方证相应、辨证施药，严格掌握用法、用量及疗程，不超剂量、不过快滴注和避免长期连续用药，谨慎联合用药，若必须同时使用2种或2种以上注射剂，在安全的前提下，应遵循主治功效互补及增效减毒原则，符合中医传统配伍理论的要求。

中药注射剂的不良反应问题，导致在个别医院出现了尽量不使用中药注射剂的导向和个别医生抵制使用中药注射剂的不良情绪。对此，无论是业内人士还是国家相关部门都提倡科学对待中药注射剂的临床应用,以实事求是的循证医学态度开展系统的中药注射剂上市后再评价工作。对不同剂型中药功效的界定需要进一步从化学成分、药理作用和临床应用等多方面进行论证和再评价,特别是中药注射剂有别于传统口服制剂,其功能主治需要重新研究和评定,以保证用药的有效性和安全性。

(四)中药注射剂质量标准现状和展望

中药注射剂的质量标准应根据制剂本身的特点,制定科学、合理、可控的质量标准。随着现代科学技术的发展,中药注射剂的质量控制逐渐完善,各版《中国药典》对中药注射剂的质量要求逐渐提高。

由于药品标准颁布的时间不同,中药注射剂的质量标准中不可避免地留下当年技术发展水平和管理水平的烙印,除少数中药注射剂质量标准相对较完善外,大多数中药注射剂的质量标准可考虑从以下方面进一步提高:

1. 制定合理的含量测定方法与标准　测定中药注射剂中主要有效成分、有效部位含量,是中药注射剂质量的重要保证,不但能反映其制备工艺的稳定性和原料、辅料的真伪优劣,也为确保药品的有效性安全性起监控作用。目前,中药注射剂质量控制标准的含量测定还存在很多问题,最主要表现为:

(1)指标成分选择不当:某些中药注射剂,原料来源和功能主治均不相同,但含量测定的成分却相同。《中药成方制剂》收载的注射剂中,有9种注射剂都规定测定总黄酮成分,以芦丁计算含量,这些品种的总黄酮成分中不一定都含有芦丁,结构不同,分子量不同,最大吸收波长也不尽相同,难以体现中药注射液的功能与主治,达到真正控制产品质量的目的,应采用该品种本身含有的黄酮成分作为对照品并计算含量。

(2)指标成分种类少或含量甚微:中药注射剂含量测定的指标成分或有效成分较少,有75种注射剂只测1种成分,占58.81%,其中包括30种复方注射剂。如退热解毒注射剂是由8种中药组成的复方,只测定绿原酸含量。中药单方或复方注射剂化学成分组成复杂,产生的疗效往往不是单一成分的作用结果,检测任何一种活性成分均不能体现其整体疗效。有的中药注射剂所测得的指标成分含量甚微,对药品质量控制的意义不大,如规定鱼腥草注射液中甲基正壬酮含量为每毫升不得少于0.8μg,含量甚微。

中药注射剂在确定含量测定成分的药味时,要以中医药理论为指导,根据方中功能主治,选择多指标、多成分制定含量测定项目(首选处方中的主药、贵重药、毒剧药),采用科学的方法建立主要有效成分的含量测定项目,并制定出合理的含量限度指标,以保证临床用药的有效性和安全性。

2. 加强中药注射剂指纹图谱的研究　中药注射剂指纹图谱首先是指通过对原药材、中间体及注射剂的指纹图谱研究,建立系统的指纹图谱检验方法和相应的指纹控制参数,达到指纹图谱的可操作、可控、稳定和量化的目的,同时力求阐明中药注射剂的基础成分。在得到相对完备的中药指纹图谱后,应进行指纹图谱特征和药效相关性的研究,指纹图谱既要体现出化学成分的变化(种类、个数和含量),又要体现药效的变化(药效试验或临床效果),并建立量-效相关性。

2007年8月颁布的《中药、天然药物注射剂基本技术要求》中规定,原料(药材、饮片、提取物、有效部位等)、中间体、制剂均应分别研究建立指纹图谱。且应进行原料、中间体、制剂指纹图谱的相关性研究,指纹图谱的研究应全面反映注射剂所含成分的信息,必要时应建立多张指纹图谱。经质量研究明确结构的成分,应当在指纹图谱中得到体现,一般不低于已明确成分的90%,对于不能体现的成分应有充分合理的理由。指纹图谱的评价可采用相对峰面积、相对保留时间、非共有峰面积或者相似度等指标进行评价。同时,也可根据产品特点增加特征峰比例等指标及指纹特征描述,并规定非共有峰数及相对峰面积。

实例　清开灵注射液

【处方】胆酸　　　　　珍珠母(粉)
　　　　猪去氧胆酸　　　栀子
　　　　水牛角(粉)　　　板蓝根
　　　　黄芩苷　　　　　金银花

【制法】以上八味。板蓝根加水煎煮二次,每次1小时,合并煎液,滤过,滤液浓缩至200ml,加乙醇使含醇量达60%,冷藏,滤过,滤液回收乙醇,加水,冷藏备用。栀子加水煎煮二次,第一次1小时,第二次0.5小时,合并煎液,滤过,滤液浓缩至25ml,加乙醇使含醇量达60%,冷藏,滤过,滤液回收乙醇,加水,冷藏备用。金银花加水煎煮二次,每次0.5小时,合并煎液,滤过,滤液浓缩至60ml,加乙醇使含醇量达75%,滤过,滤液调节pH值至8.0,冷藏,回收乙醇,再加乙醇使含醇量达85%,冷藏,滤过,滤液回收乙醇,加水,冷藏备用。水牛角粉用氢氧化钡溶液、珍珠母粉用硫酸分别水解7~9小时,滤过,合并滤液,调节pH值至3.5~10.0,滤过,滤液加乙醇使含醇量达60%,冷藏,滤过,滤液回收乙醇,加水,冷藏备用。将栀子液、板蓝根液和水牛角、珍珠母水解混合液合并后,加到胆酸、猪去氧胆酸的75%乙醇溶液中,混匀,加乙醇使含醇量达75%,调节pH值至7.0,冷藏,滤过,滤液回收乙醇,加水,冷藏备用。黄芩苷用注射用水溶解,调pH值至7.5,加入金银花提取液,混匀,与上述各备用液合并,混匀,并加注射用水至1000ml,再经活性炭处理后,冷藏,灌封,灭菌,即得。

【功能与主治】清热解毒,化痰通络,醒神开窍。用于热病,神昏,中风偏瘫,神志不清;急性肝炎、上呼吸道感染、肺炎、脑血栓形成、脑出血见上述证候者。

【用法与用量】肌内注射,一日2~4ml。重症患者静脉滴注,一日20~40ml,以10%葡萄糖注射液200ml或氯化钠注射液100ml稀释后使用。

【注解】

1. 本方由安宫牛黄丸演化而来,它保留了原方的大部分药味,以作用相似的板蓝根替代了与犀角、珍珠有配伍禁忌的黄连,并增加金银花一味。

2. 牛黄在原方中为主药,本方中亦为主药,因有效成分为胆酸盐类,所以在注射剂中用胆酸盐替代牛黄。又因去氧胆酸比胆酸作用强,故本方中亦用了一定量的猪胆酸(即异去氧胆酸)。其剂量是以人工牛黄中胆酸与猪胆酸的比例,按儿童量折算的,即每2ml注射液中含混合胆酸14mg。

3. 水牛角在两方中均为主药,其价格较便宜,治疗脑炎的效果也好。另以水牛角加倍投料替代犀角也是合适的。

4. 黄芩、栀子在原方及本方中均为辅药,但本方中另加金银花,并用黄芩苷、金银花提取物、栀子提取物入药。

(傅超美)

第十一章 中药新型给药系统

第一节 中药口服速释固体制剂

普通的口服丸剂、片剂等固体制剂存在崩解慢、释放迟缓、疗效差及生物利用度低等缺点，因此结合了口服固体制剂和液体制剂优点的口服速释固体制剂应运而生。1908年，美国人员用两种或两种以上的溶解度不同的物质制成片剂，片剂遇水后，易溶性成分首先溶解，形成"蜂窝效应"，使难溶性物质发生崩塌，从而将整个药片快速崩解成颗粒。随后，固体分散技术、冷冻干燥技术的应用促进了口服固体制剂的快速发展。近年来，人们将重点转向速释固体制剂的辅料如稀释剂、崩解剂的筛选上，尝试用普通的工艺如湿颗粒法、直接压片法等制备崩解性能与冷冻干燥工艺相当的速释片。例如，Benedikt等选用乙基纤维素为崩解剂，甘氨酸为崩解促进剂制备的酮洛芬速释片，遇唾液或水能于8~15秒内迅速崩解成颗粒。由于口服速释固体制剂具有服用方便、吸收快、生物利用度高，尤其是能满足某些特殊需求等特点，日益引起人们的关注。

口服速释固体制剂泛指口服给药后能快速崩解或快速溶解，通过口腔或胃肠黏膜迅速释放、吸收而快速起效的一大类制剂的总称。包括口崩片、分散片、泡腾片、舌下片、咀嚼片、口含片、滴丸、口腔速溶膜剂、自乳化制剂等。

口服速释固体制剂具有崩解、溶出迅速，起效快、体内吸收充分、可避免肝脏的首过效应、生物利用度高等特点，对传统中医急症用药是有益的补充。在制剂学工艺和特点上，其较好地结合了口服固体制剂和液体制剂的优点，具有吸收速度和程度高，体积小、携带贮存方便；在改善病人顺应性方面，尤其针对老人、儿童及吞咽困难的患者，或一次需服用多片、片形较大的制剂品种时，速释固体制剂的优势更为显著。

口服速释固体制剂多数经口腔黏膜吸收，口腔黏膜血流量大，经舌下静脉、面静脉、后腭静脉通过颈内静脉直接进入大循环，可避免药物的肝脏首过效应。药物经过口腔黏膜吸收，主要是通过脂质膜被动扩散。药物和辅料的理化性质、口腔黏膜的生理特性会影响跨膜转运的速度。

口服速释固体制剂按制备方法不同分为压制片和滴制丸。按药物溶出与崩解方式的不同，可分为口服速崩型固体制剂，如口崩片、分散片、泡腾片等；口服速溶型固体制剂，如口腔速溶片、舌下片等；口服速释型固体制剂，如滴丸、舌下片等。

一、口崩片

口崩片（orally disintegrating tablets，ODT）系指在口腔内不需要用水即能迅速崩解或溶解的片剂，一般适合于小剂量原料药物，常用于吞咽困难或不配合服药的患者。

口崩片的研制始于20世纪70年代末，1998年FDA的药品评价和研究中心（CDER）命名标准委员会首次将其定义为一种新的剂型。曾经一度其命名较混乱，2015年版《中国药典》制剂通则项下命名为：口崩片。20世纪90年代末，法国Ethpharm公司上市了口崩片FlashTab后，美国FDA、日本药品注册机构也批准了较多品种的口崩片上市，国产硫酸沙丁胺醇口腔崩解片已于2004年7月正式批准上市。截止到2017年5月，以口腔崩解片和口崩片名义上市的品种有37个，部分品种见表11-1-1。中药口崩片研究报道的品种也很多，但批准上市的仅有颠茄口腔崩解片，每片重0.18g，含莨菪碱0.1mg，相当于含颠茄浸膏10mg。

表11-1-1 已上市的部分口腔崩解片

药品名称	规格
阿莫西林口腔崩解片	125mg
罗通定口腔崩解片	30mg
利培酮口腔崩解片	1mg（以利培酮计）
盐酸氨溴索口腔崩解片	15mg，30mg
佐米曲普坦口腔崩解片	2.5mg
利培酮口腔崩解片	0.5mg，2mg，1mg
阿立哌唑口腔崩解片	5mg，10mg，20mg
布洛芬口腔崩解片	0.1g，50mg，200mg
消旋卡多曲口腔崩解片	6mg
琥乙红霉素口腔崩解片	0.1g（10万单位），50mg（5万单位）
沙丁胺醇口腔崩解片	2mg
盐酸昂丹司琼口腔崩解片	8mg
盐酸吡格列酮口腔崩解片	15mg（以吡格列酮计）
硫酸沙丁胺醇口腔崩解片	0.6mg，2.4mg
盐酸格拉司琼口腔崩解片	1mg（以格拉司琼计）
氨苄西林丙磺舒口腔崩解片	0.25g（氨苄西林194.5mg与丙磺舒55.5mg）

1. 特点

（1）可改善患者的顺应性：口崩片服用时不需用水或只需用少量水，片剂置于舌面，遇唾液迅速崩解或溶解，便于老人、小孩服用，也适合一些特殊吞咽困难病人（精神病、老年痴呆症、癫痫病人等）和特殊环境下取水不方便的病人用药。

（2）吸收快，生物利用度高：口崩片遇唾液迅速崩解，药物溶出速度快，从而可以加快药物吸收的速度与程度，提高生物利用度。口崩片中药物有相当数量通过口腔、咽喉和食管黏膜进入全身血液循环,因此适宜于需迅速起效的药物。

（3）药物的胃肠道反应降低:口崩片在口腔中迅速崩解的性能可以使药物在到达胃肠道之前能迅速崩解分散成细小微粒,从而在胃肠道中均匀分布,增大吸收面积,避免或降低了因胃黏膜局部药量过大而产生的刺激作用,也避免了普通片剂在口服过程中可能引起的食管阻塞和组织损伤。

（4）减少首过效应和胃肠道的破坏作用:口崩片中大部分药物随吞咽动作进入胃肠道,也有相当一部分药物经口腔黏膜吸收,药物对肝脏首过代谢敏感性降低,从而减少首过代谢作用和胃肠道对药物的破坏。

（5）局部治疗作用:普通口服固体制剂(片剂、胶囊剂)到达胃底部迅速排空,难以达到胃的靶向效果。含阴离子交换树脂的口崩片,因其在口腔内溶解,树脂在胃内分布均匀,10%的药物在胃内滞留达5.5小时,可对幽门螺杆菌进行局部治疗。

2. 常用的辅料 制备口崩片的关键在于寻找合适的辅料,以确保压片时流动性好、可压性强、崩解快。口崩片辅料多为水不溶性,常选用高效崩解剂,利用崩解剂的毛细管作用或溶胀性质使片剂迅速崩解;由于要求在口腔中迅速崩解成微小颗粒,所以矫味剂的选择很关键。

（1）崩解剂:交联羧甲基纤维素钠(CMC-Na)、交联聚乙烯吡咯烷酮(PVPP)、交联羧甲基淀粉钠(CMS-Na),被称为超级崩解剂。孔隙率和强溶胀性是这类崩解剂最重要的崩解机制,尤其是强溶胀性。当这类超级崩解剂的含量约为7.6%时,往往能获得最短的崩解时间。

低取代羟丙基纤维素(L-HPC)有强的吸湿性,遇水溶胀而不溶解。另外L-HPC具有毛糙的表面结构,可增强药粉和颗粒间的镶嵌作用,提高片剂黏度和光洁度。所以,选用L-HPC为辅料,能起崩解和黏结双重作用,用量一般为2%~5%,是国外制备口腔崩解片应用最广泛的一种辅料。

微晶纤维素(MCC)具有海绵状多孔管状结构,遇水后在毛细管作用下,水分子迅速进入片剂内部,促使片剂迅速崩解。受压时,MCC的多孔结构由杂乱无章而成为线性排列,再加之塑性变型,使MCC可压性好,适合于直接压片,其用量可达80%~90%。由于它溶胀性能很弱,一般不单独用作崩解剂,往往和其他溶胀性能强的辅料如L-HPC联合使用。

（2）矫味剂:在制备口崩片时应特别注意口感问题,苦涩感或刺激性味道较重的药物不宜制成该制剂。常用的有甜味剂(如蔗糖、阿斯帕坦)、芳香剂(各种香料或香精)、酸味剂等,还有四丁醇(eryhritol ET)、麦芽糖醇、糖精钠、赤藓醇、蔗糖和薄荷脑等。

采用药物-离子交换树脂形成的复合物是较成功的矫味技术,该复合物通过药物与离子交换树脂在一定的pH条件下进行喷雾干燥而得到。在唾液近中性的pH环境下,药物不易从交换树脂置换,但在胃酸中,通过氢离子的交换作用而使药物脱离交换树脂游离出来,从而较好的解决药物苦涩问题。新型辅料如聚丙烯酸超多孔水凝胶微粒[poly(acrylic acid) superporous hydro-gel microparticles, SPH]等不断出现和应用,预示着ODT广阔的发展市场和前景。

3. 制备方法

（1）冷冻干燥法:20世纪70年代末,英国wveth公司开始研制冻干片制剂,1981年起,R. P. Scherer公司参与开发,生产出一种不需用水送服可快速溶于舌上的多孔冻干薄片,产品的商品名为Zydis。与普通的冻干方法不同,Zydis技术主要是将主药和辅料定量分装在模具中,冻干去水,制得高孔隙率的固体制剂。该法为R. P. Scherer公司专利,目前已有多个产品商业化,如Merck的法莫替丁、GlaxoWellcome的昂丹司琼、Schering的氯雷他定,相对于其他制剂手段获得的固体产品,冻干制品溶出更快,但缺点是产量低,生产成本高。

（2）湿法制粒法:国内目前已有许多厂家使用这一技术制备口腔崩解片。为满足口腔崩解片快速崩解的需要,通常在处方中需要加入较大量的崩解剂,但该方法采用的压片力较大,片剂硬度大,而且口感较差,同时崩解剂在吸水膨胀后容易在口腔中黏附。因此崩解剂的种类和用量、片剂的压力和片径等都对口腔崩解片的润湿时间和崩解时间有影响,需要经过适当的筛选。同时湿法制粒的方法对崩解时限也有显著的影响。

（3）喷雾干燥法:将含有静电荷的聚合物及增溶剂、膨胀剂等加入乙醇及缓冲液等,以喷雾干燥的方法制得多孔性颗粒作为片剂的支持骨架,骨架中聚合物所带的静电荷与增溶剂和膨胀剂、填充剂、矫味剂等直接压片,也可以最后包一层薄膜衣。因此这种技术制成的口崩片遇唾液后,水分可迅速进入片剂内芯,由于颗粒中同性静电荷的排斥而立即崩解,一般20秒左右。

（4）直接压片法:为制备口崩片的一种常用工艺,多采用具有较强可压性有崩解性的MCC作为填充剂,再加入崩解性能较强的崩解剂,如CMC-Na、交联PP、交联CMS-Na、L-HPC和处理琼脂等直接压片,使片剂在短时间内崩解。BI等采用80%~90%微晶纤维素MCC（Aicel PH102）与低取代羟丙基纤维素（L-HPC,LH-11）制备口崩片,在10秒内即能崩解完全。Watanabe等以MCC（商品Aicel PH301）：L-HPC（LH-11）为8:2,压片力$0.98 \times 10^3 \sim 2.94 \times 10^3$N制备口崩片,基本可在5秒内完全崩解。

（5）预处理法:为解决口崩片具有砂砾感的问题,可先将药物以天然或合成的高分子聚合物进行微囊包衣,以改善药物的不良味道,加入非直接压片填充剂（如甘露醇、山梨醇等）,再加入泡腾剂、引湿剂、矫味剂等混合,均匀后加入1.5%~2%润滑剂,再混合,压片,商品名为OraSolv,可在40秒内完全崩解,且硬度和脆碎度合格,口感良好（甘露醇溶解时吸热,口感清凉）。美国的CIMA LABS公司拥有该项专利工艺。

（6）闪流（flashflow）技术:包括闪热（flashheat）及闪切（flashshear）,是ODT的一种新型制备技术。将葡萄糖、蔗糖等载体物质采用闪流技术,制成棒状剪切骨架结构,此时载体物质以无定形态存在,而后在结晶引发剂的作用下使剪切骨架和添加剂形成流动性好,适于直接压片的微小颗粒,再以较小的压片力进行压片,达到口腔速溶的目的。

（7）其他技术:目前国际上还采用固态溶液技术用于口崩片的研制,制备时采用两种溶剂,用第一种溶剂将载体物质完全溶解,冷冻后加入第二种溶剂,将第一种溶剂置换出来,获得高孔隙率的载体骨架,经一定的方法固化后,直接压片即得。

4. 质量要求与评价　口崩片应在口腔内迅速崩解或溶解、口感良好、容易吞咽,对口腔黏膜无刺激性。因此,在口崩片外观、硬度等符合药典有关规定的前提下,片剂的崩解时限和溶出度是其质量评价的重要指标。

除冷冻干燥法制备的口崩片外,其余口崩片应进行崩解时限检查,技术要点是:在1分钟内,介质首选用水,用量应小于2ml,温度37℃,崩解方法采用静态法,应该崩解或溶解。还对崩解后残渣的粒度进行了控制,要求崩解后残渣的粒度小于710μm。另外,口崩片的崩解时间受片剂抗张强度影响。大多数片剂硬度较小,故暂未对脆碎度作要求。对于难溶性原料药物制成的口崩片还应进行溶出度检查。对于肠溶材料包衣颗粒制成的口崩片,还应进行释放度检查。

此外,还建议同时进行志愿者人体适用性实验,以进一步确定体外崩解方法的可行性。试验时志愿者将口崩片置舌面上或舌下,并开始计时,以片剂完全崩解感觉不到硬核存在为崩解完全。试验过程中,可允许舌部轻微的运动。

5. 口崩片有关问题讨论

（1）药物的剂量问题:由于口崩片除要求崩解迅速以外,还需要其口感好,因而在压片时要加入大量的优良崩解剂和矫味剂,而制得的片重、片型如太大,则服用不便,故要求药物的剂量要小。所以用以研制口崩片的药物要求是高效、低剂量的药物,主药单剂量一般≤60mg。

（2）药物的口感问题:口崩片的口味和砂砾感是评价的重要指标。但其测定没有客观标准,体外试验中采用口崩片是否全部通过2号筛为评价指标。体内实验主要依靠健康志愿者的主观感觉。通常将志愿者的口感实验的评定分为四级:①无苦味/刺激性,口感好;②有轻微苦味/刺激性,口感较好;③有中等程度的苦味/刺激性,口感一般;④有强烈的苦味/刺激性,口感不良。

国内研究者主要使用芳香剂和甜味剂改善口感,也取得了较好的效果,但常有回苦感。龙晓英等采用2%香精、2%氯化钠和3%阿司帕坦为矫味剂,制备的布洛芬口崩片口感较好。常用的矫味剂还有麦芽糖醇、糖精钠、蛋白糖、蔗糖和薄荷脑等。

（3）崩解时限测定方法:崩解时限是口崩片与普通片剂的主要区别点。由于口崩片的崩解时限很短,以常规崩解时限测定的方法很难得到满意的结果。国内外进行了许多研究。如:质地分析器法;摄像法;旋转杆法;改良药典法;滴定管液滴法;容器倾倒法等。各种方法都有一定的优缺点,在使用时可以根据产品自身的特点加以选用。

二、分散片

分散片系指在水中能迅速崩解并均匀分散的片剂。分散片中的原料药应是难溶性的,对于毒副作用较大、安全系数较低和易溶于水的药物一般不适用。分散片可加水分散后口服,也可将分散片含于口中吮服或吞服。我国已经上市的部分中药分散片品种见表11-1-2。

表11-1-2 我国已经上市的部分中药分散片品种

产品名称	规格	产品名称	规格
银黄分散片	0.26g,0.4g,0.5g,0.8g	益母草分散片	0.4g
杏灵分散片	0.3g(含银杏酮酯40mg)	叶下珠分散片	0.5g,0.6g
沙棘分散片	0.56g	肝苏分散片	0.5g
灵芝分散片	0.15mg	肺宁分散片	0.45g
血塞通分散片	0.17g(含三七皂苷50mg),0.2g,0.3g,0.5g(含三七皂苷50mg)	心达康分散片	0.3g(含醋柳黄酮以异鼠李素计5mg)
金鸡分散片	0.7g	乐脉分散片	0.72mg
益脉康分散片	0.4g,0.55g(含黄酮40mg)	消癌平分散片	0.45g
益肝灵分散片	0.2g(含水飞蓟素38.5mg)	消咳喘分散片	0.5g

产品名称	规格	产品名称	规格
散痛舒分散片	0.44g、0.43g、0.3(相当于原药材1.0g)	异心酮分散片	0.1g、0.16g、0.25g(含山楂叶总黄酮32mg)
肿节风分散片	0.4g、0.45g、0.5g、0.6g	通塞脉分散片	0.8g
元胡止痛分散片	0.4g	双黄连分散片	0.5g、0.55g
银杏叶分散片	0.15g、0.17mg、0.2g、0.29g(含总黄酮醇苷9.6mg、萜内酯2.4mg)、0.5mg(含总黄酮醇苷19.2mg、萜内酯4.8mg)	清开灵分散片	0.4g
		裸花紫珠分散片	0.5g(含干浸膏0.25g)、0.5g(含干浸膏0.25g)
		莲芝消炎分散片	0.65g(含穿心莲总内酯60mg)
银杏酮酯分散片	0.15g	抗宫炎分散片	0.5g、0.6g、1.4g

1. 特点

(1)速崩、速效：分散片一般要求在19~21℃水中3分钟内完全崩解，大大地提高了药物的吸收度。分散片速崩是由于所选择的崩解剂具有不溶于水(可不完全溶于水)与吸湿性强的特点，水分子通过毛细管作用或膨胀作用渗透进入片剂之中，吸水后粉粒膨胀而不溶解，不形成胶体溶液，不至于阻碍水分子的继续渗入而影响片剂的进一步崩解。分散片使药物的达峰峰度增加，达峰时间缩短，这些将会带来临床疗效上的优势。

(2)服用方便：普通片剂、胶囊剂的体积较大，或一次常需用多片(粒)，需用水冲服，服用不方便，特别对给老、幼和有吞咽功能障碍的病人治疗有一定困难。分散片崩解速度快，放入水中可分散成均匀的混悬液，服用方便。

(3)制备工艺简单，稳定性强：分散片与泡腾片放入水中均可迅速崩解成均匀的混合物溶液。但泡腾片不适合于与泡腾剂酸碱溶液相互作用的药物，辅料要选择泡腾剂和水溶性辅料，在生产过程中需控制室温(小于20℃)和相对湿度(小于25%)，生产工艺复杂，且对储存条件要求高。而分散片崩解后形成可通过710μm孔径筛的清澈或略带乳色的水溶液或混悬液，对辅料的选择不要求选择泡腾剂和水溶性辅料，生产条件无特殊要求，水中分散后口服或用水吞服。

(4)高效：分散片因崩解形成均一的混悬液，故吸收较快、充分，可提高某些药物的生物利用度。

2. 常用辅料

(1)崩解剂：交联聚乙烯吡咯烷酮、交联羧甲基淀粉钠、交联羧甲基纤维素钠为分散片常用崩解剂，具有强的吸水膨胀性，有优良的崩解性能。它们都具有纤维状结构，即使在含量很低时，也可发生毛细管作用，促使片剂崩解；此外，这3种物质，堆密度小，比表面积大，流动性好，在处方中易于均匀分散。通常用量在3%~8%，用量过多反而会延长片剂的崩解时间，常加微晶纤维素作为辅助崩解剂。

低取代羟丙基纤维素兼具有黏合和崩解作用，可使片剂易于成形并增加片剂的硬度；崩解差的片剂添加本品可加速其崩解和增加崩解后分散的细度，从而提高药物的溶出速率和生物利用度，常用量为2%~5%。

　　表面活性剂能降低表面张力,增加主药与水之间的亲和力,使水分子易于透进片剂内部,使分散片溶胀、分散。常用的表面活性剂包括吐温80、溴化十六烷基三甲铵、十二烷基硫酸钠、硬脂醇磺酸酯等,表面活性剂选择不当或用量不合适时亦可能影响片剂的崩解。

　　(2)溶胀性辅料:分散片使用的溶胀性辅料有瓜尔胶、苍耳胶、黄原胶、果胶、藻酸盐、葡聚糖、预胶化淀粉、多糖类及羧甲基纤维素钙(CMC-Ca)、羟丙基甲基纤维素(HPMC)、羟丙基纤维素(HPC)等亲水性高分子化合物。

　　(3)填充剂:乳糖是一种优良的填充剂,在压片过程即使压力稍有变化,也不至于影响片剂的硬度,片重差异变化小,较少出现粘冲、脱片等现象。成品光洁美观,有良好的药物溶出速率。中药分散片中如果原料药黏性较差,可考虑使用乳糖作填充剂。但黏性较强的原料药不宜使用乳糖,因其有可能影响崩解度。

　　硫酸钙(二水物):不溶于水,无引湿性,对油类有极强的吸附能力,可广泛用作对水敏感的药物填充剂。其他如山梨醇、微晶纤维素、甘露醇,麦芽糊精等,均可考虑使用。

　　(4)黏合剂:聚乙烯吡咯烷酮(PVP):片剂常用的规格为K。广泛用作片剂黏合剂、崩解剂,对于湿热敏感的药物,可用PVP-K30的乙醇溶液制粒,可避免水分的影响,在较低温度下干燥。对于疏水性药物,可用PVP-K30的水溶液作黏合剂,不但易于润湿,并且能使疏水性药物颗粒表面变为亲水性,有利于片剂的崩解和药物的溶出。一般不宜采用淀粉浆作黏合剂。

　　(5)其他:微粉硅胶广泛用于含中药浸膏片,在制粒压片或粉末直接压片工艺中,加入适量微粉硅胶可有效改善颗粒或粉末的流动性,同时硅胶表面的硅醇基吸附药物后能显著提高难溶性药物的崩解与溶出速率。但加入过多有可能延缓某些药物的溶出,通常用量在0.5%~1%左右。此外为促进分散片的崩解,避免溶胀性辅料溶胀太快,控制片剂遇水分散后药物的溶出速度,常在分散片中加入以下附加剂:如氯化钠、柠檬酸、碳酸氢钠、山梨醇等。

　　在中药分散片的研制过程中,应根据中药提取物的理化性质及临床用量来选择不同的崩解剂和填充剂及其用量,做到既能使片剂良好成型,又能快速崩解、溶出,同时具有较好的外观、口感和稳定性。

　　3. 常用制备方法　中药提取物的性质在很大程度上决定了分散片的制备方法,中药分散片的制备工艺通常包括以下几种:

　　(1)湿法制粒压片:用于对湿热稳定的药物与辅料,是目前最为常用的制备方法。一般要求所得湿颗粒在1mm(18目)以下、干颗粒在0.6mm(30目)以下。流化床制粒可大大提高颗粒的质量,很好地保障分散片的崩解和药物溶出。

　　(2)非水制粒压片:将处方中组分用非水液体(如无水乙醇、异丙醇等)制粒,然后压片。

　　(3)干法制粒压片:直接将干粉用滚压或重压法进行制粒。缺点为设备价格较高,工厂应用较少且压片后易产生碎片。

　　(4)直接压片:选择合适的组分,药物要有一定的流动性,最好有一定的晶形,选择合适的辅料,将混合物直接压片,可省略制粒步骤。

　　(5)中药分散片制备新工艺:主要有固体分散技术、包衣微丸技术和压制包衣技术等。

4.质量要求与评价

（1）溶出度：分散片应进行溶出度（2015年版《中国药典》四部通则0931）检查并符合溶出度检查法的有关规定。这是因为在分散片的处方中，若辅料使用不当，虽然崩解速度很快，但药物溶出却不一定理想。因此，在中药分散片质量标准的各项研究工作中，一定要对溶出度进行详细的研究和周密的考察。

（2）分散均匀性：将分散片6片，照崩解时限检查法（通则0931）检查，不锈钢丝网的筛孔内径为710μm，水温为15~25℃，应在3分钟内全部崩解并通过筛网。

（3）硬度控制：分散片的硬度直接影响药物的崩解速度，若压片压力太小，在包装及运输中易碎片；若压力太大，则崩解时间延长，延迟药物的溶出。所以对中药分散片来说，要求控制一个适宜的压片压力，才能保证其适宜的硬度，而且不影响分散片崩解度。

5.有关问题讨论

（1）适于分散片开发的药物性质：分散片主要适用于需要快速起效和有生物利用度问题的药物，不适用于毒副作用较大、安全系数较低的药物。因此这类剂型开发应该是有选择的，不是所有普通片剂都能改成分散片。

（2）制备工艺的特殊性：分散片的制备工艺与一般片剂相同，但由于分散片质量评价的特殊性，因此在制备时往往要采用一些特殊工艺。

原辅料微粉化：对原料辅料进行微粉化处理，使其达到一定的粒径，这样得到的分散体更加细腻、更均匀。据报道在制备复方磺胺甲噁唑分散片时，将药物粉碎成40μm的细粒，压片后置在水中，不到1分钟即完全崩解，溶出时间不超过15分钟。这表明对原辅料等进行微粉化处理是十分必要的。顾桂秋等在更昔洛韦分散片的处方工艺研究中对药物进行微粉化后，溶出度由85%增加至95%，崩解效果也显著改善。

（3）药物与亲水性辅料共研磨：药物与亲水性辅料共研磨是提高主药溶出度的有效方法，将药物单独研磨粉碎时，随着粒径的减小，比表面积增大，药物的溶出会有一定程度提高；但是如果粒径太小，微粒过细，则这些粒子容易重新聚集，反而影响了药物的溶出。戚海亮研究将难溶性药物氢化可的松与亲水性辅料共研磨，能增加粉末粒子表面的湿润性，也可促进药物溶出，含有20%PVP或甘露醇的研磨混合物制成的片剂药物溶出度最大，其溶出度比未经处理的药物分别大5.78倍和5.10倍。

（4）崩解剂的加入方法：对于崩解剂的加入方法有三种。内加法、外加法、内外加法。内加法是崩解剂在制粒之前加入，外加法是指压片前加入了干颗粒中，内外加法是崩解剂在制粒前和压片时分两次加入。采用何种加入方法，可根据具体药物实验来确定。

三、舌下片

舌下片是指置于舌下能迅速溶化，药物经舌下黏膜快速吸收后发挥全身作用的片剂。舌下片由药物和辅料组成，其置于舌下能迅速溶化的特点要求药物和辅料的溶解性能好、口腔黏膜吸收良好。药物理化性质与其口腔黏膜吸收有关，特别是与油水分配系数有直接关联。药物的油水分配系数大者，其黏膜吸收较好，反之则吸收缓慢或甚至不吸收。一般油水分配系数大于30者，适于制成舌下片。硝酸甘油的油水分配系数高达1820，所以特别适于制成舌下片使用。

舌下片最大的特点是作用快、效果明显，仅需20~30秒或2~3分钟即可发挥作用；同时舌下片是经口腔黏膜发挥药效,避免了肝脏的首过作用和胃肠影响。舌下片主要是用于心绞痛、肾绞痛、胆绞痛等急症病人。舌下片的缺点是使用时不能饮水、进餐及谈话。目前已上市的部分舌下片品种有尼古丁舌下片(规格: 2mg)、盐酸阿扑吗啡舌下片(规格: 2mg、3mg)、盐酸丁丙诺啡舌下片(规格: 0.2mg、0.4mg、0.5mg、1.0mg、2.0mg)等。

1. 常用辅料　为发挥舌下片迅速溶化的特点,应首先考虑辅料的溶解性能,选用易溶解的辅料。常用辅料有乳糖、葡萄糖、蔗糖、甘露醇、山梨醇、聚乙二醇。常用的黏合剂或润湿剂为不同浓度的乙醇,也可用缓冲剂调节pH。为了增加药物的稳定性常加入抗氧剂,如亚硫酸钠等。

(1)乳糖: 易溶于水(1:5),不易吸潮,与大多数药物不起作用,性质稳定。制备时不易出现粘冲、脱片等现象,片重差异小,是优良的填充剂。一般生产中采用的乳糖大多是α-乳糖,含一分子结晶水。其中β-乳糖是α-乳糖的浓溶液在93.5℃以上结晶而成,在水中的溶解度比α-乳糖大。

为满足舌下片直接压片的需要,国内外陆续出现了喷雾干燥乳糖、球状乳糖和无水乳糖,其流动性和可压性能普遍增强。

(2)葡萄糖: 甜度约为蔗糖的70%,易溶于水。可以发挥填充剂和黏合剂作用。具有还原性质,可以增强某些易氧化药物的稳定性,但容易吸湿,并且在储存过程中会使片剂硬度逐渐增加,使用时要特别注意。

(3)蔗糖: 极易溶于水(1:0.5)。可以发挥填充剂和黏合剂作用。但容易吸湿,并且在处方中用量过多会增加片剂的硬度。

(4)甘露醇: 化学稳定性好,没有吸湿性,易溶于水(1:5.5)。甜度约是蔗糖的70%。与蔗糖、乳糖等可以形成具有良好流动性和可压性的低共熔混合物,满足直接压片需要。

(5)山梨醇: 具有爽口的甜味,甜度约为蔗糖的60%~70%。极易溶于水(1:0.5)。价格比甘露醇低,但吸湿性强,在相对湿度65%以上即失去流动性,并会结块、粘冲等,因此常与甘露醇配合使用。在舌下片中常将山梨醇采用喷雾干燥法制成速溶山梨醇,其可压性提高,压片所需的压力小,口感更佳。

(6)聚乙二醇: 常用聚乙二醇4000和6000,为水溶性润滑剂。

2. 常用制法　舌下片制备工艺可采用膜制法、湿法制粒法、直接压片法。近年来有采用冷冻干燥法制备的舌下片的报道。

3. 质量要求与评价　2015年版《中国药典》片剂通则(0101)对外观、片重差异、硬度和碎脆度等的要求。

崩解时限应符合2015年版《中国药典》四部(通则0921)崩解时限检查法项下的要求,在5分钟之内全部溶化。

生物利用度是最终评价制剂是否有效的最直接指标。舌下片相对普通片剂的明显优势就是提高生物利用度,所以对舌下片的生物利用度进行评价是非常有必要的。

4. 有关问题的讨论

(1)舌下片中药物的性质: 舌下片中药物首先要考虑的是其溶解性能,为了达到经舌下黏膜迅速吸收并发挥药效的要求,舌下片中药物应当是易溶性的。脂溶性非离子型药物容易透过口腔黏膜吸收。一般认为舌下给药时,非离子型药物的油/水分配系数在40~2000之间吸收较好,油/水分配系数超过2000的药物,则脂溶性过高而不溶于唾液中,油/水分配系数低于40则跨膜透过性差,不容易吸收。亲水性药物在口腔黏膜的吸收情况则与药物分子量大小有关,相对分子量小于100的可迅速透过口腔黏膜,随着药物分子量的增大,药物的透过性能迅速下降。解离成离子型的药物在口腔黏膜中几乎不能被吸收。

（2）pH: pH与口腔黏膜吸收有关,研究表明,当pH小于5时药物的吸收较好,因此在舌下片处方的设计时应考虑pH值。

（3）关于原辅料的配合实验问题: 舌下片的辅料应该是易溶性的,因此糖类辅料较为多用。该类辅料在使用过程中会存在老化、粘冲、吸湿性强等问题。一般多需要对易溶性辅料进行配比使用,并经原辅料的配合实验确定处方。

四、咀嚼片

咀嚼片是指于口腔中咀嚼后吞服的片剂,一般应加入甘露醇、山梨醇、蔗糖等水溶性辅料作为填充剂和黏合剂。咀嚼片的硬度应适宜,药片经嚼碎后表面积增大,可促进药物在体内的溶解和吸收。治疗胃部疾病的药物经常制成咀嚼片,例如胃必治片（复方铋酸铝片）、抗酸咀嚼片（含氢氧化铝、氢氧化镁）等,可加速其崩解,提高疗效。咀嚼片还常用于解热药和维生素类药物。

咀嚼片是近年来发展起来的一种速效制剂,由于其特有的优势已经越来越受到人们的关注,2000年版《中国药典》二部首次收载了该剂型。咀嚼片大小一般与普通片剂相同或略大一点,可根据需要制成不同形状的异形片,有适当的硬度和良好的口感。通过咀嚼可以使片剂很快崩解,药物分散均匀、溶出迅速; 药物吸收快、生物利用度高; 服用方便,服用不受时间地点的限制,可以采取咀嚼、含吮或用水分散后服用等多种服用方式; 通过咀嚼服用后可以减少药物对胃肠道的负担,也适用于老人、中风患者、儿童及吞服困难的患者服用。目前批准上市的部分中药咀嚼片品种,见表11-1-3。

表11-1-3　我国部分上市的中药咀嚼片

产品名称	规格	产品名称	规格
银黄咀嚼片	0.92g	保和咀嚼片	1.05（薄膜衣）; 1g
脑得生咀嚼片	1.1g	感冒清热咀嚼片	1.5g
宝宝乐咀嚼片	0.8g	金荞麦咀嚼片	0.3g
热淋清咀嚼片	0.7g	三七止血咀嚼片	0.8g
消癌平咀嚼片	0.33g	独一味咀嚼片	1.0g
小儿消食咀嚼片	0.3g	抗病毒咀嚼片	1.2g; 0.4g
心可舒咀嚼片	0.6g	妇炎康咀嚼片	0.61g
双黄连咀嚼片	1g	板蓝根咀嚼片	1.5g, 0.1g
龙牡壮骨咀嚼片	1.25g	大山楂咀嚼片	1.2g
冠心苏合咀嚼片	1g	金莲花咀嚼片	0.55g; 1.1g
复方双花咀嚼片	0.8g	天麻头风灵咀嚼片	0.6g
小儿清肺化痰咀嚼片	0.6g		

1. 常用辅料 咀嚼片的辅料与普通片剂相似,一般以淀粉、糊精、糖粉、乳糖等为稀释剂,以聚乙烯吡咯烷酮(PVP)和淀粉浆等作为黏合剂,压片时为增加颗粒流动性还加入了适量润滑剂。咀嚼片因经嚼碎后咽下,没有崩解过程,因此无需添加崩解剂。与普通片剂最大的区别在于,咀嚼片必须具有良好的口感,因此,其制备过程中最主要的问题是矫味剂的选择。

(1)矫味剂:在口腔吸收的咀嚼片应选用刺激性小的矫味剂,以减少唾液的分泌。因唾液分泌会引起吞咽,过多吞咽会减少药物的口腔吸收,故此时宜省去矫味剂。不在口腔吸收的咀嚼片,一般选择甜味或略带酸味的矫味剂,嚼碎后应给人以凉爽的感觉,且遇唾液能迅速溶解。

一般采用蔗糖、乳糖、葡萄糖、枸橼酸、酒石酸等分别进行配伍试验,筛选合适的矫味剂配比。单糖浆作矫味剂也较常用,如橙皮糖浆、樱桃糖浆、甘草糖浆等,不但能矫味,还能掩盖不良气味。甘露醇和山梨醇咀嚼时无硬颗粒感,溶解在口中可吸热,有凉爽感,也常用作咀嚼片的矫味剂。甘露醇具有良好的稳定性,无吸湿性,多用于维生素类、制酸类等药物的咀嚼片,以缓和口内不适味觉;且与部分药物能形成共熔混合物,具有良好的流动性和可压性,可以直接压片。山梨醇常与甘露醇配合使用,互补不足。如果药物味较苦时,可用甜味较强的阿司帕坦(也称为蛋白糖,为二肽类甜味剂),其甜度比蔗糖高150~200倍,且无后苦味,不易导致龋齿,还可以有效降低热量,因此较适用于糖尿病及肥胖症患者。糖尿病患者还可以选择甜味菊苷、甘草苷、麦芽糖醇、木糖醇、乳糖、山梨醇等矫味剂。如制备保和咀嚼片时,考虑口感而选定蔗糖为基本辅料,研究了蔗糖与其他辅料的不同组合,通过正交试验测定颗粒的各项指标,最终确定蔗糖、乳糖和甘露醇为最佳辅料。

(2)黏合剂:有些药物本身缺乏黏性或黏性较小,在制备软材时需加入适量黏合剂。咀嚼片所用黏合剂与普通片剂类似,常用的有淀粉、明胶、羧甲基纤维素钠、PVP等。若药物本身或辅料润湿而具有黏性时,则可适量添加润湿剂,常用的有水和不同浓度的乙醇溶液。在制备时,可以以产品的口味、外观、硬度、脆碎度、生产成本为指标进行综合评价,选择合适的黏合剂。如金刚藤咀嚼片以95%的乙醇为黏合剂,柠檬酸-苹果酸咀嚼片以淀粉浆为黏合剂效果较好。

(3)润滑剂:压片时为增加颗粒的流动性,使填充良好、片剂密度分布均匀,可加入润滑剂,常用的有硬脂酸镁、微粉硅胶、滑石粉等,可通过试验筛选不同配比混合使用。如桑叶咀嚼片,通过对不同润滑剂特性的分析比较,选用硬脂酸镁加滑石粉作为润滑剂,二者合用可使助流、润滑和抗黏3种特性达到最佳。此外,黄胶原是制备咀嚼片的良好亲水性胶赋形剂。含有黄胶原的药片在口中因咀嚼和舌头转动产生的剪切力,可使黏度急剧下降而感觉清爽和细腻,还利于药物释放。片剂内若含有易溶的糖(醇)类填充剂,咀嚼后数秒内在口中可迅速液化释出药物,这种快速咀嚼片被称为液化咀嚼片。制酸药、镇痛药、镇咳药等均可制成这种制剂。

2. 制备方法 咀嚼片的制备工艺与普通片剂无太大差别,多采用湿法制粒。一般工艺流程为:将药材提取精制、浓缩得到浸膏,然后加辅料制软材,制粒、整粒后压片即得。有些药物的有效成分可能因湿法制粒而受影响,可采用粉末直接压片的方法,能提高药物稳定性,如阿司匹林咀嚼片。

3. 质量要求与评价 硬度的控制是咀嚼片制备中很重要的环节。硬度太大,则服用时不易嚼碎,影响口感;硬度太小,则片剂在贮存、携带时易破碎。可通过选择不同的黏合剂、压片时调整合适的压力来调整咀嚼片的硬度。

4. 有关问题讨论　咀嚼片外观应光洁、硬度适中、口感香甜适口、主药稳定性不受制备过程影响。对于有强烈口腔及胃黏膜刺激作用,或者在口腔或胃肠道中成分易被破坏的药物,不宜制成咀嚼片。另外,药物口感极差或有严重不良气味且难以遮掩的药物,也不宜制成咀嚼片。

因其特殊优点,咀嚼片的用途正受到越来越多的重视。这种制剂形式也被越来越多的人喜欢,尤其是儿童,各种各样的颜色和形状,且具有良好的口味,使其不再惧怕服药。充分发挥咀嚼片的特点、优点,将更多适宜的处方制成咀嚼片形式,将会有广阔的市场前景。然而,咀嚼片的口感仍是首先需要解决的问题。如何改善咀嚼片的口感,筛选更适合的矫味剂,仍有待深入探索研究。另外,咀嚼片在治疗口腔疾患、防治龋齿、消除口腔异味等方面也值得进一步探讨。

(李　慧)

第二节　中药缓控释制剂研究进展

传统中医药理论对于剂型和疗效的关系早有比较客观的认识,早在金元时期名医李杲(1180—1250年)就认识到:"丸者缓也,其用药舒缓而治之意也","蜡丸取其难化而旋,旋取效或毒药不伤脾胃"。《汤液本草》对糊丸也有论述:"其丸……,稠面糊,取其迟化"。中药丸剂,尤其是糊丸与蜡丸,因为含有大量的亲水性凝胶或难溶性辅料,药物溶出(或释放)缓慢,药效缓和而持久,具有明显的缓释、控释制剂特征,可视为药物缓释、控释制剂的雏形。

现代缓释、控释制剂的研究与应用始于20世纪60年代初,经过几十年的发展,以化学药为原料药的缓释制剂在药代动力学设计原理、辅料、成型工艺以及生物药剂学特性等方面进行了大量的研究,也有许多成熟的品种如氨茶碱缓释片、新康泰克等广泛应用于临床。中药缓释制剂与化学药缓释制剂比,发展较慢,尚处在初级阶段,但近年来,中药复方缓控释制剂的研究报道逐年增加,研究广度和深度显著加强。开展中药缓释制剂的研究有利于提高中药的疗效,降低不良反应,改变中药传统剂型落后的特点,有利于新材料、新设备、新工艺和新药物载体在中药中的应用,为中药新药的研究和开发提供途径,有利于中药的创新和提高中药研发水平。因此,中药缓控释制剂研究已成为当前中药制剂研究的前沿和热点。

一、中药缓控释制剂含义、特点与分类

1. 含义　中药缓释制剂是指在规定释放介质中,按要求缓慢地恒速释放药物,与相应的普通制剂相比,给药频率比普通制剂减少一半或有所减少,且能显著增加患者依从性的制剂。

中药控释制剂是指在规定的释放介质中,按要求缓慢地恒速释放药物,与相应的普通制剂相比,给药频率比普通制剂减少一半或有所减少,血药浓度比缓释制剂更加平稳,且能显著增加患者依从性的制剂。

缓释制剂与控释制剂的区别在于：

（1）体外释药特征的不同：缓释制剂中药物的释放速度，通常为一级动力学过程，表现为随着时间的推移制剂中药量减少，释药速度逐渐减慢；控释制剂中药物的释放速度在一定时间之内不随时间的推移和制剂中药量的减少而变化，表现为零级（或近似于零级）动力学过程。

（2）体内药动学特征的不同：控释制剂的血药浓度在一定的时间内可以维持（或接近）恒定的水平，而缓释制剂则会有一定程度的波动。

2. 缓控释制剂的特点

（1）减少给药次数，提高病人的依从性：缓控释制剂能在较长时间内维持体内有效血药浓度平稳，可以每日一次或数日一次给药，从而减少了给药次数，大大地方便了病人，提高了病人的依从性而保证了治疗效果。

（2）保持平稳而有效的血药浓度：常规制剂为了维持有效的血药浓度，必须多次给药，易产生较大的峰谷波动现象，血药浓度高时，易产生不良反应甚至中毒；低时若在治疗浓度以下，则不能呈现疗效，缓控释制剂则可以克服普通制剂多剂量给药产生的峰谷现象，使血药浓度保持在比较平稳持久的有效范围内，也提高了用药安全性。

（3）降低药品对胃肠道的不良反应：普通制剂由于口服后在胃肠道中迅速崩解溢出，对肠胃产生较大的刺激作用，若制成缓释制剂则可减少不良反应。

（4）可避免某些药物引起中毒：对于治疗指数小，消除半衰期短的药物，制成缓控释制剂可避免频繁用药而引起中毒的危险。

（5）不能用于缓释制剂的类型：①生物半衰期很短或很长的药品不宜制成缓释制剂。因为$t_{1/2}$很短时，需要很大剂量才能制成一个缓释制剂，结果使用不方便，若$t_{1/2}$很大就没有必要制成缓释制剂。②一次剂量很大的药品不宜制成缓释制剂。③缓释制剂中所含的药物往往超过一次剂量，对于药效剧烈的药，如果制剂设计不周密，释药太快，就可能使患者中毒，不宜制成缓释制剂。④溶解度小，吸收无规律，吸收差，或吸收易受影响的药物，亦不宜制成缓释制剂。⑤在肠中具有"特定部位"主动吸收的药物不宜制成缓释制剂。

3. 中药缓控释制剂分类　中药缓控释制剂的剂型主要有口服缓控释制剂、注射缓控释制剂、植入剂、凝胶剂等。其中大多数为口服缓控释制剂，而口服缓控释制剂又以缓控释片剂和缓控释胶囊最为普遍，近年来口服液体缓控释制剂也有较快的发展。

（1）中药口服缓控释制剂：目前的口服缓控释制剂中片剂主要通过制成骨架片、漂浮片及渗透泵片来达到缓控释的目的。骨架型是缓释制剂中最为多见的一种剂型，此种缓释片主要是利用骨架材料控制药物释放。根据骨架材料性质的不同，又可分为水溶性骨架片、不溶性骨架片、溶蚀性骨架片和混合材料骨架片。由于亲水性骨架片制备工艺简单，释药变异小而最为常用。

（2）中药注射缓控释制剂：主要是通过局部注射给药，用于机体局部、靶部位或植入注射，并产生缓释作用的一类制剂。它可以直接向所希望产生释药治疗的部位进行注射，来降低系统毒性，增加疗效，在不影响治疗效果的前提下可以减少给药次数，可以提高病人的顺应性等。常见的中药注射缓控释制剂的剂型有注射用微乳、注射部位持续释药的脂质体、缓控释微球、缓控释微乳剂等。

（3）中药植入式缓控释制剂：系指在一系列生物相容性好的有机及无机材料的基础上

逐步发展起来的,此类系统相当一部分药物载体源于骨移植材料,它们承载的药物极其广泛,已报道的有多种抗生素、抗结核药、抗肿瘤药及促骨生长因子等。

（4）中药凝胶缓控释制剂:系指含有两组分或两组分以上的、由固液两相组成、具有半固体性质的大分子网络体系的一类制剂。它是近年来发展的一种新兴的外用制剂,现已广泛用于缓释、控释系统。由于其具有黏附性、使用舒适、美观、易于清洗、符合现代生活需求等优点,备受人们青睐。

二、基于不同释药原理的中药缓控释制剂技术

缓释、控释制剂主要有骨架型和膜控（贮库）型两种结构。药物以分子或微晶、微粒的状态均匀地分散在不同的缓控释材料中,形成亲水性凝胶、生物降解性材料、脂溶性、不溶性或生物溶蚀性骨架缓控释制剂;将药物或药物包裹在高分子聚合物膜内,则形成贮库型缓控释制剂。不同结构类型的缓控释制剂的释药原理主要涉及溶出、扩散、溶蚀、渗透压、离子交换作用,这些作用在某些缓控释制剂中可能单独存在,还有一些可能存在两种或两种以上的作用。

1. 基于溶出原理而释放药物的缓释技术　利用溶出原理,减缓药物的溶出速度,以达到缓释作用的释药技术主要有下列几种:

（1）控制药物粒径的大小:药物的粒径增大,其表面积减小,溶出速度减慢,在用药部位持续释放的时间延长,吸收减慢,从而达到缓释作用。控制混悬液药物粒径的大小可以得到适当的药物释放速度。

（2）制成溶解度小的盐:药物与有机化合物或高分子化合物生成难溶性的盐,由于溶解度降低,而具有缓释作用。将青霉素制成普鲁卡因盐或二苄基乙胺盐,药效明显延长。

（3）制成溶解度小的酯类:醇类药物经酯化后水溶性减小,药效延长。

2. 基于扩散原理而释放药物的缓释、控释技术　以扩散为主的缓释、控释制剂,按照其结构和聚合物的性质不同,分为膜控型和不溶性骨架型。这两种类型中药物的释放过程是药物先溶解成溶液,再从制剂中向外扩散,其释药速度受制于药物的扩散速率。释药原理主要有:

（1）膜控型释药系统释药原理（贮库型）:膜控型释药系统的缓释、控释机制是单纯的扩散控制作用,药物被包封在聚合物成膜材料中形成药物贮库,释药速度取决于聚合物膜的性质、厚度、面积以及制剂的形状等。聚合物膜按照渗透扩散的原理可以分为两类,即微孔膜和渗透膜。

渗透膜释药系统是水分透过渗透膜进入释药系统溶解药物,药物溶液经渗透膜聚合物材料向外扩散而释放药物。

微孔膜释药系统是药物通过水性孔道扩散,即在膜材中加有适量的致孔剂,胃肠液通过这些致孔剂形成的孔道进入释药系统的药芯溶解药物,药物经膜孔向外渗透扩散而释放。微孔膜中药物分子的渗透速度因膜孔的大小不同而不同。

这种系统的优点是可以达到零级释放,并可通过改变聚合物膜的特性来控制药物释放。

（2）不溶性骨架型释药系统的释药原理（骨架型）:通常采用不溶于水或水溶性极小的高分子聚合物,如聚乙烯、聚氯乙烯、乙基纤维素、丙烯酸树脂等作为骨架材料与药物共同压制或熔结而成。这种释药系统适用于水溶性较大的药物缓释、控释制剂。用药后,胃肠液中

水分渗入骨架孔隙使药物溶解,药物通过错综复杂的孔道向外释放,不溶性骨架最终排出体外。

多数情况下,不溶性骨架制剂属于多孔骨架系统,药物在孔道中的扩散是限速过程,药物释放符合Fick定律,其释药动力学过程可以用Higuchi及其改进模型描述。

此类制剂易于制备,而且高分子量的药物也可以应用,但不易达到零级释放。

缓释、控释技术主要有:

(1)包衣技术:将药物片剂、小丸或颗粒用阻滞材料包衣,阻滞材料为水不溶性的高分子材料,如醋酸纤维素(CA)、乙基纤维素(EC)、聚丙烯酸树脂、硅橡胶等,或脂质材料,如蜂蜡、鲸蜡醇等。

有些渗透膜包衣材料,如醋酸纤维素制成封闭膜时药物溶解和渗透缓慢,难以达到释药要求,可在这些材料的包衣液配方中加入致孔剂,以增加包衣膜的通透性,达到微孔膜的释药效果。常用的致孔剂类型有:①水溶性的小分子物质,如蔗糖、盐类。这些物质在溶出介质作用下从衣膜溶解形成孔道,加速药物的扩散;②水溶性高分子材料,如聚乙二醇(PEG)、聚维酮(PVP)、羟丙基甲基纤维素(HPMC)等,这些高分子材料在溶出介质中可溶解或水化,在包衣膜中形成孔道或水化的网状结构,利于药物的扩散;③将部分药物加在包衣液中作致孔剂,同时又起速释作用;④不溶性固体粉末,如滑石粉、硬脂酸镁、二氧化硅、钛白粉等添加到包衣液配方中起到抗黏剂的作用,与溶出介质接触时可从衣膜脱落形成孔道。

为使衣膜具有一定的柔韧性和可塑性,包衣材料中还需加入一类小分子物质作为增塑剂。增塑剂根据其溶解性能不同分为水溶性和脂溶性两类。甘油、丙二醇和PEG是常用的水溶性增塑剂,可以与水溶性聚合物或醇溶性聚合物混合。苯二甲酸二甲酯、苯二甲酸二乙酯、三甘油醋酸酯、蓖麻油等水不溶性增塑剂,主要用于有机溶剂可溶的聚合物,如乙基纤维素、聚丙烯酸树脂等。

上述包衣材料可以用有机溶剂溶解或制成水分散体,作为包衣液使用。通过控制包衣层的厚度和包衣配方来调节体液的渗入和药物通过膜扩散的释放速度。可以用不包衣的颗粒、微丸或小片作为速释部分,以及2~3种释药速度不同的包衣颗粒、微丸或小片以适当的比例混合作为一个释药组的剂量单位,装入胶囊,给药后依次释放达到预期的缓释或控释作用。

(2)不溶性骨架制剂技术:这种技术是将药物与水不溶性骨架材料混合,采用湿法制粒或粉末直接压片,或加入适当的黏合剂制成小丸。不溶性骨架材料通常是一些不溶于水或水溶性极小的高分子聚合物,如聚乙烯、乙基纤维素、丙烯酸树脂、聚甲基丙烯酸甲酯和硅橡胶等。不溶性聚合物材料的骨架在药物整个释放过程中几乎不发生改变,药物释放后整体从粪便排出体外。

难溶性药物自骨架内释放速度很慢,水溶性药物的释放速度则比较快。设计处方时首先要考虑药物的溶解性能,通过选择合适的骨架材料或加入致孔剂以控制和调节其释放速度。压片时还可选用常用的稀释剂、黏合剂和润滑剂等。

(3)微囊化技术:利用微囊化技术可制备缓释、控释制剂。微囊中药物的释放一般认为有2种情况:

1)扩散:微囊为半透膜,在胃肠道内,水分可渗透进入微囊内溶解药物,形成饱和溶液然后扩散于囊外消化液中而被机体吸收。不溶性高分子材料形成的囊膜(如乙基纤维素、聚酸胺等）中，药物只能通过囊壁的扩散释放药物。囊膜的厚度、微孔的孔径、微孔的曲率等决定药物的释放速度。

2）囊壁的溶蚀与降解：亲水性高分子材料（如明胶、阿拉伯胶、海藻酸盐、羧甲基纤维素钠等）或生物降解性囊材（如聚氨基酸、聚乳酸，丙交酯乙交酯共聚物等）制备的微囊中药物释放，开始是以扩散为主，随后会发生囊壁的溶解、水化、降解，逐渐溶蚀，囊壁逐渐变薄，释药速度加快，直至药物完全释放。囊壁溶解、水化、降解与溶蚀的速度与囊材的种类、制备方法、固化条件等因素有关。

（4）其他：将水溶性药物制成W/O乳剂，肌肉注射后，水相中的药物向油相扩散，再由油相扩散至体液，因此有缓释作用。还有，增加药液黏度，如注射液或其他液体药剂中加入明胶或羧甲基纤维素，因黏度增加扩散速度减慢而具延长疗效的作用。

3. 基于扩散与溶蚀结合原理而释放药物的缓释与控释的技术　扩散与溶蚀释药结合的缓控释制剂，按照聚合物的性质分为亲水性凝胶骨架型和生物溶蚀骨架型。这两种类型的释药系统中药物的释药同时受制于药物从骨架中向外扩散的速度与骨架溶蚀的速度，释药行为因药物的溶解性能与骨架材料的性质不同而存在差异。主要释药原理有：

（1）亲水性凝胶骨架释药：亲水凝胶骨架释药系统是采用亲水性聚合物（如HPMC、卡波姆）或天然胶类（如黄原胶、海藻酸盐）等作为骨架材料与药物共同制成的固体制剂。药物从亲水性骨架缓释制剂中释放包含如下步骤：①骨架的润湿，吸水；②亲水性材料的水化，膨胀，凝胶层的形成；③已溶药物的扩散，凝胶层的溶蚀而释放药物。

凝胶骨架的溶蚀程度和速度既取决于所用凝胶材料的性能，也与所含药物和其他辅料的溶解性能有关。对于水溶性药物，其释放机制主要是药物的扩散和凝胶层的不断溶蚀；对于难溶性药物，释放机制则以骨架的溶蚀为主。但无论药物的释放是何种机制，凝胶终将全部溶解，药物全部释放。因此亲水性凝胶骨架制剂的生物利用度较其他类型的缓释制剂高。

（2）生物溶蚀型骨架释药：生物溶蚀骨架释药系统是利用固体脂肪、蜡或可生物降解的聚合物制备而成的一类缓释制剂。其药物的释放主要是通过骨架材料的逐渐溶蚀完成。该系统的释药过程与固体脂肪、蜡类或可生物降解聚合物的溶蚀速度以及药物在骨架中的扩散行为有关。pH、消化酶在很大程度上影响脂肪酸酯的水解。如用可水解的酯做骨架。药物的释放速率与酯的水解速率呈平行关系。当骨架溶蚀时药物扩散的路径长度改变，这一复杂性形成移动界面扩散系统。

扩散与溶蚀相结合的释药技术系将药物嵌入亲水性聚合物材料或可溶蚀材料的骨架系统中，其释药行为同时受制于药物的扩散和骨架的溶蚀速度。主要有以下类型：

1）亲水性凝胶骨架制剂技术：亲水性凝胶骨架材料有以下几类：①天然胶类：如海藻酸钠、黄原胶、琼脂、西黄蓍胶、果胶等；②纤维素类：如甲基纤维素（MC）、羟乙基纤维素（HEC）、羟丙基乙基纤维素（HPMC）、羟丙基纤维素（HPC）、羧甲基纤维素（CMC）等；③非纤维素多糖：如壳聚糖、脱乙酸壳聚糖和半乳糖甘露聚糖等；④合成聚合物：聚乙烯醇和卡波姆（Caebomer）；⑤改性淀粉：预胶化淀粉。制备亲水性凝胶骨架制剂所用骨架材料的用量与种类应越少越好，但是其用量一般需在20%以上方能有效控制药物释放。

亲水性凝胶骨架片剂的制备方法多采用湿法制粒压片工艺或粉末直接压片工艺。干法制粒压片工艺在亲水凝胶骨架片的制备中也有应用。

2）生物溶蚀型骨架制剂技术：生物溶蚀型骨架制剂的制备工艺通常是将一种或几种生物溶蚀型骨架材料以适当的比例混合加热熔融后，再与药物及稀释剂混合、制粒、压片。也可采用挤压-滚圆法、熔融高速搅拌法或熔融挤出技术制成小丸，装入胶囊使用。

生物溶蚀型骨架制剂处方中可加入一些亲水性高分子材料，如聚维酮和聚乙二醇等作为致孔剂以调节释药速度。生物溶蚀型骨架制剂所采用的骨架材料通常有蜡质、脂肪及其酯类等，如蜂蜡、巴西棕榈蜡、硬脂酸、硬脂醇、氢化植物油、单硬脂酸甘油酯、聚乙二醇单硬脂酸酯等。也可采用生物降解聚合物，如聚乳酸等。

4. 基于渗透泵释药原理而控释的技术 渗透泵是利用渗透压原理制成的控释给药系统。在众多的释药系统中，由于渗透泵释药系统具有明显的零级释药特征，释药行为不受介质环境pH值、胃肠蠕动和食物的影响，以及体内外释药相关性好等特点，成为迄今口服控释制剂中最为理想的一种。

渗透泵释药系统根据药物的溶解性能不同，可设计成初级单室渗透泵和多层或多室渗透泵型控释制剂。主要原理如下：

（1）初级单室渗透泵控释原理：多数水溶性药物（溶解度为5~30g/100ml）可通过将药物与渗透压活性物质制成片芯，作为药物贮库，用半透性成膜材料，如醋酸纤维素等对片芯包衣，形成半透性的刚性衣膜（在一定压力下保持体积不变），用机械或激光打孔技术在衣膜上开一个具有适宜孔径的释药小孔，而制得初级单室渗透泵片（elementary osmotic pump，EOP）。

当渗透泵暴露于体液或释放介质时，水分经半透膜渗透进入片芯，溶解片芯中的药物和渗透压活性物质，形成饱和溶液，产生高于体液或释放介质的渗透压，由于片芯内外的渗透压差维持水分不断进入片芯，导致片芯内部形成静压。药物与渗透压活性物质的饱和水溶液因静压作用从释药小孔中释出（图11-1）。

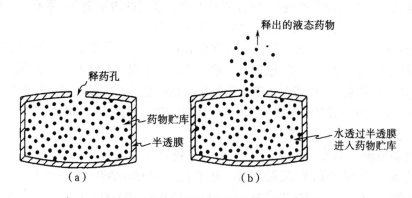

图11-1 初级单室渗透泵片控释原理示意图

（2）多层或多室渗透泵控释原理：对于难溶性药物，因溶解度低，在片芯环境内难以形成较高的浓度和渗透压，以维持有效的释药速度。如果加入大量的渗透压促进剂来维持持久恒定的渗透压，势必超出正常的片重范围，所以难溶性药物通常不能制成初级单室渗透泵。为此药剂工作者又设计开发了多层或多室渗透泵控释制剂。

多层或多室渗透泵控释制剂多为双层或双室结构，其片芯为双层结构：一层内药物与促渗聚合物构成，称为含药层（室）；另一层主要由促渗聚合物和促渗透剂构成，简称为推动层

（室）或助推展（室），是药物释放的主要动力。

双层渗透泵片常用聚氧乙烯（polyethylene oxide，PEO）作为促渗聚合物。使用时，水分经半透膜渗入片芯，溶解片芯内的促渗透剂（如氯化钠等）形成包衣膜内外的渗透压差，此渗透压差作为水分不断渗入片芯的驱动力。片芯因水分的渗入开始水化，含药层中低分子量PEO同药物一起水化后形成均匀、黏度适中、易于流动的混悬液。助推层中高分子量的PEO水化膨胀，作为药物释出的推动力，推动药物混悬液以一定的速度从释药小孔中释出（图11-2）。

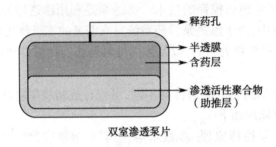

双室渗透泵片

图11-2 双层渗透泵片控释原理示意图

渗透泵控释片常用的辅料主要有：

（1）包衣膜：所用半透性成膜材料有醋酸纤维素、乙基纤维素、聚氯乙烯、聚碳酸酯等，其中最常用的是醋酸纤维素。醋酸纤维素的水渗透性取决于其乙酸化率，随着乙酸化率的增加其水渗透率逐渐减小。通过调整不同乙酸化率醋酸纤维素的比例，可控制包衣膜的渗透性，从而控制药物的释放速度。

（2）增塑剂：在包衣膜材料中加入增塑剂可以调节膜的柔韧性，使包衣膜能够耐受膜内片芯中促渗剂所产生的较大渗透压，保证用药安全。常用的增塑剂有：邻苯二甲酸酯、甘油酯、琥珀酸酯、酒石酸酯、苯甲酸酯、己二酸酯、磷酸酯等。

（3）致孔剂：为增加渗透膜的渗透性可在包衣膜中加入致孔剂，常用的致孔剂有聚乙二醇、聚乙烯醇、羟丙基甲基纤维素、尿素等。致孔剂在一定程度上也可以增加膜的柔韧性。

（4）渗透性活性物质：片芯中的渗透活性物质是指能够产生较高渗透压的物质，包括氯化钠、氯化镁、硫酸镁、硫酸钠、硫酸钾、琥珀酸镁、甘露醇、尿素、酒石酸等。这些渗透性活性物质一般用于初级渗透控释制剂。

多层或多室渗透泵控释制剂所用渗透活性物质多为聚合物，主要有分子量在3000~5 000 000的聚羟基甲基丙烯酸烷烃酯、分子量为10 000~360 000的聚维酮、分子量为450 000~4 000 000的Carbopol酸聚合物、分子量为80 000~200 000的Carbopol聚丙烯酸、分子量为100 000~5 000 000的聚氧乙烯等。含药层中促渗聚合物在水分的作用下能产生一定的渗透压，且与药物形成易于流动的混悬液，以便在含药层的渗透压和助推层的膨胀力推动下，混悬液能够顺利通过释药孔。

渗透泵控释片的制备技术有：

（1）渗透泵控释片的打孔技术：普通口服渗透泵制剂的表面应有一个或多个释药孔，早期报道多用机械方法钻孔，但可能造成包衣膜破损。目前工业生产中常采用激光打孔，这种方法对包衣膜损伤小，工作效率高。

在包衣膜材料中加入致孔剂,可以制成微孔型渗透泵。这种渗透泵的包衣膜表面没有肉眼可见的释药孔,药物溶液可通过包衣膜上无数微孔释放出来。这种渗透泵的制备方法简化了制备工艺,也可以减少由单一释药孔所造成的局部药物浓度过高可能产生的刺激性。

(2)初级渗透泵控释片的制备技术:初级渗透泵控释制剂的制备工艺与普通薄膜包衣片的制备工艺类似:将药物与黏合剂、填充剂、渗透活性物质等混合后制粒干燥,压成片芯,用半透性成膜材料进行包衣,最后用激光或其他方法在包衣膜打上释药孔。

(3)双层渗透泵控释片的制备技术:通常,双层渗透泵控释片的制备工艺包括:制备含药层颗粒、制备助推层颗粒、压制片芯及包衣四个过程。

含药层颗粒的制备:按照处方将过80目筛的难溶性药物和促渗聚合物混合均匀,加入适量的10%PVP乙醇溶液制软材,20目筛制粒,干燥,整粒,得含药层颗粒,备用。

推动层颗粒的制备:将高分子促渗聚合物、渗透活性物质、HPMC等混合均匀,加入适量的10% PVP乙醇溶液制软材,制粒,干燥,整粒,得助推层颗粒,备用。

将上述含药层颗粒和助推层颗粒分别加入适量的硬脂酸镁,用适当的方法压制成双层片芯,经质检合格后,包半透膜衣,干燥后激光打孔,经质检,将合格的片剂再包上一层防潮衣,干燥,包装,即得。

三、中药缓控释制剂研究存在的问题

中药缓控释制剂尚处在初级发展阶段,研究内容主要是缓释制剂的制备工艺和体外释药考察。缓释性能的评价多为一个或几个已知成分的体外释放度测定,也有一些品种进行了缓释作用综合评价方法的探索,体内药动学研究,以及剂型改变后的药效和毒理研究。目前市面上中药缓控释制剂也仅有雷公藤多层片、正清风痛宁缓释片两个品种。究其原因,主要是中药及其复方的有效成分复杂、作用环节多样、药效物质基础不明确、评价方法难以建立等问题一直困扰着中药缓控释制剂的研究,具体体现在以下几个方面:

1. 对研制中药复方缓控释制剂的认识问题　当前,对中药复方研制缓控释制剂有两种认识。一是认为中药及其复方有效成分相当复杂,产生药效作用的物质基础尚不清楚,提取分离的对象不明确,无法获得中药缓控释制剂设计所需的药动学参数,从理论上难以指导中药缓释制剂的设计,加之中药提取物的物理化学性质不稳定,成型工艺难度大,因而否定中药复方缓控释制剂的研究。

另一种观点是不顾中药研究的基础,不从临床用药要求、药物性质、用药剂量及其生物学特性等方面加以考虑,盲目进行低水平的中药缓释、控释制剂的研究与开发。

2. 中医药理论指导下的中药缓控释制剂释药评价体系构建的问题　大多数中药缓控释制剂研究主要集中在中药单体化合物和有效组分上,该类研究往往参照化学药物的模式,以单一成分或少数成分来设计、制备与评价制剂的缓控释效果,真正意义上的中药复方缓控释制剂研究很少见。有学者提出:设计中药缓控释释药系统时,必须以中医理论为指导,以治疗法则为核心,挖掘传统的施药原则与思想,结合现代药学理论基础,对中药有效组分配伍或重组。为体现中药复方多组分、多环节、多靶点的特性,可以采用现代制剂技术,通过多种释药单元有机联合的设计理念,将各释药单元按方剂组方原理有机结合成复方释药系统,充分体现中药复方整体治疗的理念。

3.中药缓控释制剂成型工艺问题 如果以从中药中提取分离的单体成分作为中药缓控释制剂的中间体,由于其纯度高、结晶性好,物理化学性质比较清楚,易于筛选出适宜的缓控释辅料和设计出合理的制剂处方,制成理想的缓释、控释制剂,其制备成型工艺也相对容易。然而大多数中药及其复方很难以一个或几个单体成分作为中间体原料,一般为有效部位或有效成分群,其形状多为膏状物或无定形粉末,物理化学性质差异大,势必使得缓控释制剂辅料的选择、制剂处方的设计及制剂成型难度增加。

4.中药制剂活性成分体外释放和体内过程问题 中医治疗疾病以复方应用为主,但绝大多数复方产生疗效的物质基础尚未完全清楚,成分和药效的对应关系不明确,即使是单味中药的有效组分确定亦相当复杂,难以获得缓控释制剂设计所需的动力学参数,也难以建立诸如体外释放度、缓释、控释制剂处方设计和质量监控的指标和方法。中药复方制剂的药物动力学研究一直是中药现代研究的热点和难点,其研究工作难度大,涉及的内容广泛,不是一蹴而就的问题。

5.中药缓控释制剂评价方法的建立问题 中药缓控释制剂评价方法的建立是中药缓控释制剂发展的关键技术之一,是其发展的一个瓶颈。中药疗效的整体性是多组分共同作用的结果,单一组分或少数组分确实难以反映整体的作用。因此,加强基础研究,积极采用色谱指纹图谱、生物效应等方法,从整体角度出发,评价中药缓控释制剂多组分释放-吸收-分布-代谢-排泄过程,对推动中药缓控释制剂的整体研究显得尤为必要。

（李 慧）

第三节 中药口服胃定位释药系统

一、概述

（一）胃定位释药系统的概念

胃定位释药系统系指根据胃局部的生理学与解剖学特点,利用物理学与化学原理制成的可滞留于胃中持续释放药物的口服给药释药系统。又称胃内滞留给药系统。

口服定位释药系统是近几年来较引人瞩目的一类新型释药系统,其特点是将药物选择性地输送到胃肠道某一特定部位后,以速释或缓释的形式释放药物,以达到特殊的治疗作用。

胃定位释药系统在提高药物疗效及降低药物毒性方面的优势已引起国内外学者的关注。胃排空时间可受多种可变因素的影响,这就使得胃定位释药制剂在胃内滞留时间具有不确定性。目前胃定位释药系统的设计与开发主要致力于避免这种可变因素,以控制药物在胃内的滞留时间。

（二）胃定位释药系统的特点

1.改善药物的吸收,提高生物利用度 对于主要在胃内及十二指肠部位吸收的药物,应用胃定位释药系统可改善其吸收并提高生物利用度。由于口服药物的吸收部位主要位于小肠,普通口服制剂或缓释、控释制剂中药物,经胃排空后在小肠内的转运时间基本恒定,约为

2~4小时,而胃定位释药系统可在胃内持续释药5~6小时,释放的药物缓缓通过小肠,延长其吸收时间,可提高生物利用度。

某些药物,如维生素B_2在十二指肠有特定吸收部位且以主动转运方式吸收的药物,转运速度与载体的量有关,属于非线性动力学过程。如果制剂在胃内很快崩解释放,当大量的药物通过吸收部位时,载体被饱和导致吸收不完全。将这些药物制成胃定位缓释系统,可以缓慢地进入十二指肠,药物转运载体不被饱和,吸收增多。

对于在肠道环境内溶解度低或不稳定的药物,胃定位释药系统可滞留药物在胃内溶解、吸收或使溶出的药物缓缓进入小肠得以充分吸收。一些化学药物,如桂利嗪胃漂浮胶囊、氯氮平胃漂浮片和米卡霉素胃漂浮缓释片等胃部定位控制释药系统都是很好的例证。

2. 提高药物的局部治疗效果　对于在胃及十二指肠部位局部发挥药效的药物制备成胃定位释药系统可以更好地发挥治疗作用。因为胃部定位释药系统在胃内滞留可以延长药物与胃及十二指肠局部病变部位或受体的接触时间,提高局部药物浓度,而增强治疗效果。例如市售硫酸庆大霉素胃漂浮型缓释片的应用,以及某些治疗胃及消化道局部病变的中药复方如左金丸、元胡止痛片等,研制成胃内滞留制剂也是为达到此目的的。

（三）胃定位释药系统的分类

按照定位释药原理,胃定位释药系统可分为如下几种类型。

1. 胃内漂浮型滞留释药系统(floting gastroretentive drug delivery system)　胃漂浮型滞留释药系统是指口服后可维持自身密度小于胃内容物密度,于胃液中呈漂浮状态而延长胃内滞留时间的胃部定位释药系统,又称胃内漂浮型滞留制剂。

2. 胃内黏附型滞留释药系统(mucoadhesive gastroretentive drug delivery system)　胃内黏附型滞留释药系统系指口服后通过静电吸引或水化形成氢键而黏附在胃黏膜或上皮细胞表面而延长胃内滞留时间的胃部定位释药系统,又称胃内黏附型滞留制剂。

3. 胃内膨胀型滞留释药系统(expandable gastroretentive drug delivery system)

胃膨胀型滞留释药系统系指口服后可在胃内因体积快速膨胀,以至于无法通过幽门而延长胃内滞留时间的胃部定位释药系统,又称胃内膨胀型滞留制剂。

4. 胃底沉降型滞留释药系统(high-dengsity drug gastroretentive delivery system)　胃底沉降型滞留释药系统系指口服后因自身表观密度大于胃内容物密度,沉降在胃底而延长胃内滞留时间的胃部定位释药系统,又称胃底沉降型滞留制剂。

5. 胃内磁性滞留释药系统(magnetic gastroretentive delivery system)　胃内磁性滞留释药系统系指口服后因含有磁性物质,在胃部外加磁场将其滞留于胃内而延长滞留时间的胃部定位释药系统,又称胃内滞留型磁性制剂。

二、胃定位释药制剂常用的辅料

用于制备胃定位释药制剂的辅料应无毒、无吸收、有良好的生物相容性;不影响胃的正常生理功能;药物释放完后,残留物应能溶蚀或被降解成碎片而被胃排空;价廉易得;另外还要符合按不同原理设计的胃定位释药制剂的需要。

1. 胃内漂浮型滞留制剂常用的辅料　胃内漂浮型滞留制剂,需满足以下三个条件:①能形成持续的黏性凝胶屏障;②保持密度小于胃内容物密度;③缓慢溶出以作为给药系统的药物储库。常用辅料如下:

（1）骨架材料：为满足上述条件，胃漂浮型滞留制剂骨架材料应具有较小的松密度和缓释性能，且密度必须小于胃液并保持相当长的一段时间。可完全溶于水的纤维素衍生物正符合这种需要。Gerogiannis等综述了常用辅料的漂浮和膨胀性能，认为聚合物的分子量越大水化速度越慢，越有利于提高制剂漂浮性能，即选择高分子量和亲水性弱的聚合物可以增加制剂漂浮性能。常用的亲水凝胶骨架材料有：羟丙基甲基纤维素（HPMC）、羧甲基纤维素钠（CMC-Na）、聚维酮（PVP）、聚乙烯醇（PVA）、海藻酸盐类等。

（2）助漂剂和起泡剂：为增加漂浮力，可在处方中添加助漂剂和起泡剂。①助漂剂，常用疏水性而相对密度小的脂肪醇类、酯类、脂肪酸类等，如十六醇、十八醇，这些物质本身比重小且有一定疏水性，可降低骨架的水化速度，提高漂浮力，从而使漂浮制剂在水化膨胀之前即开始漂浮，若用量太大则影响药物释放；②起泡剂，一般使用碳酸氢钠、碳酸钙或碳酸镁，可单用，遇胃酸产生CO_2气体，包裹于凝胶结构中，也可与枸橼酸、酒石酸等酸性物质以一定比例联合使用，可提高漂浮力。但研究发现起泡剂的量过多会产生裂片，过少会使起漂延迟。

2. 胃内黏附型滞留制剂常用的辅料　用于口服的生物黏附材料应黏附力适宜、作用迅速、与药物易混合且不影响药物释放。常用黏附材料有卡波姆（Carbopol）、羧甲基纤维素（CMC）、羟丙基甲基纤维素（HPMC）、海藻酸钠、西黄蓍胶等。研究表明阴离子型聚合物结合胃黏膜的能力高于中性及阳离子型聚合物，水不溶性聚合物优于水溶性聚合物。聚合物材料的黏附强度与其分子式、分子构型、溶解度、浓度有关。此外聚合物表面极性、链的柔顺性、胃肠道pH、体内消化液多少也有一定影响。通常根据主药的性质选择合适的黏附材料，为了取得理想效果，常混合使用不同的黏附材料。

3. 胃内膨胀型滞留制剂常用的辅料　胃膨胀型滞留制剂通常含有膨胀材料，膨胀材料的选择是此给药系统设计的关键。所用膨胀材料可在胃液内吸水膨胀至原体积的几倍或几十倍，无法通过幽门而滞留于胃中，药物释放完后，残留系统溶蚀或被降解成碎片而被胃排空。使用的膨胀剂有明胶及同型胱氨酸、亲水凝胶类物质如树脂类、卡波姆、聚维酮（PVP）、聚乙烯醇（PVA）等。

4. 胃底沉降型滞留制剂常用的辅料　胃底沉降型滞留制剂的密度应大于$2.5g/cm^3$，才能达到沉降的目的，常选用硫酸钡、氧化锌、铁粉和二氧化钛等物质作为增加制剂密度的辅料。

5. 胃内滞留型磁性制剂常用的辅料　胃内滞留型磁性制剂目前常用的磁性辅料是Fe_3O_4。

三、中药胃定位释药系统的设计与制备

（一）设计要求

理想胃定位释药系统应达到如下设计要求：①释药系统应能在规定的时间内不受生理因素的影响滞留于胃中不被排出；②滞留期间，释药系统应按要求符合控释或缓释制剂的释药模式缓慢地释放药物，累积释放药量应能达到或接近90%以上；③胃中滞留时间和释药速度有良好的重现性；④对胃的正常生理机能无明显不良影响；⑤下次给药前，释药系统应通过溶蚀或降解被胃排空。

（二）药物选择

适于制备胃定位释药系统的药物主要有：①剂量小的药物，通常主药可占系统总量

5%~50%；②不影响释药系统在胃内滞留时间的药物；③在酸性条件下稳定，且易被吸收的药物，特别是从胃部吸收的药物；④胃酸分泌抑制剂，即通过与胃壁细胞膜上的受体结合而抑制与胃酸分泌有关的腺苷酸环化酶活性的药物；⑤胃部治疗药物，如某些能通过抑制胃黏膜上的幽门螺杆菌而发挥治疗胃肠炎作用的药物；⑥在小肠上部特定部位主动吸收的药物。

（三）设计原理与制备方法

根据胃局部的生理学与解剖学特点，目前报道的各类胃定位释药系统有不同的设计原理和制备方法。

1. 胃内漂浮型滞留释药系统的设计原理与制备

（1）设计原理：这种释药系统是根据流体动力学平衡体系原理（hydrodynamically balanced drug delivery system, HBS）设计的胃内滞留释药系统。该释药系统通常由药物、一种或多种亲水凝胶滞留材料及其他材料制成，可以胶囊、片剂或其他形式存在，口服后亲水胶体遇胃液产生水化作用，外层凝胶膨胀，在制剂表面形成一层连续的凝胶屏障，维持骨架的密度小于胃内容物（1.004~1.010g/cm^3）而漂浮于胃中，使其不受胃排空的影响。凝胶层厚度随在胃中滞留的时间延长而增加，可以控制胃液渗透进入释药系统的速度，从而起到缓释或控释作用。滞留期间，药物的溶出是以扩散和亲水胶体的溶蚀为主，释放出的药物在胃部或缓缓进入十二指肠而有充分的局部作用或吸收时间；释药过程中系统逐渐溶蚀剥落至完全从胃中排空。

理想的胃内漂浮型释药系统应具有如下特性：①在体温状态下，接触胃液后，表面能水化形成凝胶屏障，并膨胀保持原有制剂形状；②制剂的组成利于在胃内滞留，密度小于1，可保持漂浮状态；③药物的性质、用量、辅料的选择应符合胃内漂浮型给药系统要求的释药特性，缓慢溶解、扩散；④维持胃内漂浮和持续释药时间通常达5~6小时以上。

设计胃内漂浮型释药系统的成败关键在于能否在胃内产生预期的漂浮效果，若不能漂浮，则仅相当于普通的缓释制剂。

（2）制备方法：目前应用较多的胃内漂浮型释药系统常为片剂和胶囊剂。胃内漂浮释药系统的制备工艺与普通缓释、控释制剂基本相同。但考虑到胃内漂浮型释药系统应具备的特性，其制备与一般缓释、控释制剂又有不同。

1）胃内漂浮型片剂的制备：胃内漂浮型片剂的制备应尽量采用干法制粒压片或干粉末直接压片，湿法制粒压片不利于片剂应用时的水化滞留。另外，压片力的大小也会对片剂的漂浮性能产生影响，压力增加，制剂的密度增大，片剂的漂浮力降低。另外，辅料干燥时间的长短也会影响起漂的快慢和持续时间的长短，如HPMC干燥24小时以上，可达到快速起浮而不沉降，并在胃内持续漂浮7~8小时以上的目的。

2）胃内漂浮型胶囊剂的制备：胃内漂浮型胶囊剂的填充药料若为粉末，须固化处理，以达到控制药物释放的目的。固化过程中脂肪性辅料渗入胶囊填充物料中，冷却后将胶囊各组分固化在一起，使制剂具备一定的强度，以抵抗胃蠕动而不致发生破碎，并具有相应的持久浮力。如有人采取80℃加热10分钟或采用70℃加热15分钟的方法进行固化处理；采用37%甲醛交联普通明胶胶囊壳的方法制备胃内滞留型控释胶囊，不仅达到使制剂漂浮的目的，而且可有效控制药物的释放。

2. 胃内黏附型滞留释药系统的设计原理与制备

（1）设计原理：这种释药系统属于生物黏附制剂，其设计原理主要是采用适宜的黏附材料作为辅料与药物制成固体制剂,如片剂或填充小丸的胶囊剂等,口服后黏附材料通过静电吸引或由于水化作用形成氢键而结合在胃黏膜或上皮细胞表面,从而达到延长胃内滞留时间的目的。应该注意的是,对胃黏膜有刺激作用的药物不宜制成胃内黏附型滞留制剂。由于胃液流量、pH、黏度、电解质成分易变,以及胃黏膜较厚且处于不断更新之中,该系统给药存在一定的局限性。

(2)制备方法:目前常用于制备胃内黏附型滞留制剂方法有两种。一种方法是用水溶性聚合物将具有缓释或控释特征的药芯全部包衣或部分包衣。释药系统在胃黏膜组织表面滞留的时间取决于该聚合物的溶解度。如果是交联的生物黏附性聚合物,则首先必须被水解才能产生有效的生物黏附性。在水解过程中,聚合物有可能与释药系统分离或提前释放药物,水溶性药物尤其可能提前释放。水溶性差的药物可直接分散于具有可形成水凝胶作用的聚合物中,以克服提前释药的现象。另一种方法是将药物直接分散在生物黏附性聚合物材料中,或将已制成的生物黏附型释药系统再用黏附性聚合物包衣。

3. 胃内膨胀型滞留释药系统的设计原理与制备

(1)设计原理:一般胃幽门的直径约12~13mm,位于胃窦终端和十二指肠之间,一般认为大于幽门直径的食物难以通过幽门进入小肠。基于胃的这一生理特点,可以设计口服后可膨胀至大于幽门直径的给药系统,以达到滞留于胃中持续释放药物的目的。胃内膨胀型滞留制剂在胃内滞留期间通常要经过3个过程,即口服后进入胃部迅速膨胀,使之无法通过幽门;持续释放药物;待药物释放完后,制剂可因体积变小或溶胀破裂、溶蚀或降解成碎片等,通过幽门被胃排空。且胃内膨胀型滞留制剂的大小应适于口服。

(2)制备方法:目前报道的有溶胀型膨胀系统和展开型膨胀系统的制法。

溶胀型膨胀系统的制备:Mamajek等设计了一种外包弹性膜,内含主药和膨胀剂的膨胀片,其内部储药库被含有膨胀剂的膨胀层包裹。最外层包以具弹性的高分子膜层,其作用是控制整个片剂的药物释放速率。由于渗透压的作用,膨胀剂开始膨胀,药物透过弹性高分子膜层释放出来。

展开型膨胀系统的制备:这种方法是以折叠或卷曲的方法制成内膨胀型滞留释药系统。服药后折叠或卷曲部分在胃内撑开,使其不能通过幽门。Curatolo和Lo提出一种螺旋式的膨胀释药系统,如图11-3所示。这种释药系统的中心是个药物储存库,四周附有一个或几个维持滞留的滞留臂,这些滞留臂是由纤维类物质制成的,能够保持药物在胃中的滞留。口服时,剂型呈圆柱型,进入胃后,滞留臂展开形成一个直径大于3cm的圆盘,药物释放后,滞留臂逐渐软化、降解,最后脱离药物储存库。滞留臂的纤维材料应具柔韧性,以免戳伤胃肠道壁,但也应有足够的硬度,保证其不被胃排空。

4. 胃内沉降型滞留释药系统的设计原理与制备

(1)设计原理:这种释药系统的表观密度大于胃内容物密度,口服后即可沉降在胃底部,不会被很快排出,从而延长药物在胃内的滞留时间。此类制剂的密度只要能大于$2.5g/cm^3$便可达到沉降滞留的目的,故常选用硫酸钡、氧化锌、铁粉和二氧化钛等密度比较大的物质作为辅料。

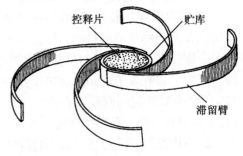

图11-3 胃内膨胀型释药系统示意图

用铁粉作为此类制剂的辅料,除可增加片剂的密度外,还因其能与胃液中的盐酸反应生成氢气,既可加快制剂中药物的零级释放速度,又可使制剂的表观密度随着铁粉与盐酸的反应而逐渐变小,直至接近或略小于胃内容物的密度时,可从胃中排出。

(2)制备方法:目前这类释药系统制备方法的报道,如Guan等制备的法莫替丁胃内沉降渗透泵制剂,选用铁粉作为辅料,先将法莫替丁、铁粉和氯化钠混匀后压成片芯,用3%醋酸纤维素溶液和0.6%PEG4000-丙酮溶液为片芯包衣,然后,再在包衣膜上双面打孔。所得渗透泵制剂的表观密度为3.63g/cm³,远大于胃内容物的密度,进入胃中后能很快沉降在胃底。给比格犬服用该制剂后在胃内的滞留时间长达7小时,药物在胃中的累积释放量达到60%,而对照制剂法莫替丁普通片在胃中的滞留时间不超过1.5小时。

5.胃内磁性滞留释药系统的设计原理与制备

(1)设计原理:这种释药系统因含有磁性物质,可在胃部外磁场的作用下延长其口服后胃内的滞留时间。所用的磁性物质必须具有一定的机械强度,对人体无任何毒副作用,而且应有良好的生物相容性,能被生物降解且最终能排出体外。目前常用Fe_3O_4的作为这类制剂的磁性辅料。

(2)制备方法:刘晓华等报道了一种用于胃癌治疗的中药复合5-氟尿嘧啶(5-Fu)磁性微球的制备方法,将丹参、龙葵等中药浸膏与5-Fu混合,在60℃恒温条件下将混合液倒入60ml含20%高分子材料的水溶液中,并加入磁颗粒,搅拌,形成均匀分散体系后,置冰水浴中,先以2000r/min转速搅拌10分钟,再以4000r/min转速搅拌1小时,形成磁性微球,用石油醚洗去微球表面的分散剂,用固化剂固化2小时,蒸馏水洗去固化剂,抽滤至干,60℃下干燥,即得外观呈黑色圆球状、粒径为3~21μm、含药量为21%~27%、含磁量为36%~40%的成品磁性微球。

四、胃定位释药系统的质量要求与评价

胃定位释药系统作为新型药物给药系统,其质控方法还处在不断的研究和完善阶段。胃定位释药系统除应满足普通制剂的质量要求外,还应采用如下方法评价。

1.体外漂浮性能测定 研究胃内漂浮释药系统体外漂浮性能对预测其体内漂浮行为具有参考价值,但目前尚无统一的评价标准。将漂浮片置人工胃液中直接观察系统的漂浮性能,通常漂浮片在人工胃液中的漂浮可持续4小时以上,而普通片剂立即沉入其液底。该法简单、直观,为大多数研究者所采用。可用秒表测定胃内漂浮型缓释制剂完全漂浮于液面上的时间对其漂浮性进行评价,也可用石英弹簧秤测定制剂所受持浮力,评估漂浮片漂浮性能的优劣,比直接观察法更客观、准确。

2.体外膨胀性能测定 采用自制注射器膨胀测定装置,先往注射器中加入一定体积的人工胃液,除去气泡后,将胃定位释药制剂置于注射器中,记录初始刻度,每间隔一定时间观察体积膨胀的变化值,从而对不同工艺制备的胃定位释药制剂的膨胀性能进行量化评价,优选出膨胀性能较好的制剂。

3.体外释放度的测定 胃定位释药系统的体外释放研究方法,可以参照普通缓释、控释制剂的释放度测定法,一般采用经典固体制剂的转篮法、桨法,也有采用连通池进行体外释放研究。胃定位释药系统的释药机制与一般缓释、控释制剂类似,通常有零级、一级或符合Higuchi方程规律释放的动力学过程。有人认为,除非胃定位释药系统能够在溶剂中不断蚀

解,否则所含药物很难达到完全释放,提示胃定位释药制剂骨架的蚀解对于提高其中所含药物的最大累积溶出量起重要作用。

4.胃内滞留性能试验

（1）X射线法:将硫酸钡掺入胃定位释药制剂中,服药后,通过X光透视可以观察体内制剂的动态变化过程。但硫酸钡密度较大,用量过大会影响漂浮型制剂的漂浮力。

（2）γ闪烁技术:采用同位素标记胃定位释药制剂,以普通片为对照,服药后用γ闪烁照相技术监测制剂在胃肠道的行踪。其中以用γ闪烁照相技术监测同位素^{99m}锝（^{99m}Tc）标记的胃定位释药制剂最为常用。^{99m}Tc具有半衰期短（6小时）、辐射强度小的特点,受试者易于接受。

（3）内窥镜法:将胃镜直接插入胃内观察胃定位释药制剂的残存状态,所获结果可靠,且不受其他因素影响。

（4）磁标记法:实验前将制剂进行磁标记,再用灵敏度高的生物磁性测定仪进行监测。由于不需要进行射线照射,此法用于人体试验具有高度的安全性。

（5）超声波检查法:该法曾用于评价水凝胶膨胀型制剂在胃内的滞留情况,包括制剂所处具体位置,进入凝胶的水量以及制剂与胃壁的相互作用情况。

5.药物动力学参数测定　关于胃定位释药系统药物动力学研究模型动物的选择颇具争议,由自制替硝唑胃滞留胶囊的体外溶出数据得到的T_{50}约为普通胶囊的12倍左右,以普通胶囊为参比制剂的人体相对生物利用度为163.2%,皆说明其缓释效果明显。比较胃内漂浮片与普通片在家兔体内的动力学参数,发现两者之间无显著性差异,认为可能是由于兔的体位与人不同所致。四足动物胃的位置与人有很大差异,漂浮制剂的体内药动学研究,选用人体为试验对象较为理想。考虑食物对漂浮行为的影响,受试者应先服用一定食物后再服用漂浮制剂。

口服胃定位给药系统从出现至今已有多年,这类制剂的发展不仅体现了新技术和新材料的应用,也体现了多种制剂技术的组合。作为新一代的缓释、控释制剂,胃定位技术可很好地起到胃靶向的作用。但要实现这种给药系统的临床应用,尤其是中药制剂,还有很多工作要做,如体外质量标准及体内外相关性的研究等。随着胃内滞留型制剂技术的进一步发展,将有更多的药物可设计为胃定位释药系统,以达到提高生物利用度和疗效,降低毒性和不良反应的目的。

五、有关问题的讨论

（一）胃内滞留释药系统在药物治疗方面的特点

胃内滞留释药系统与一般的缓释、控释制剂相比有其特殊性。在药物治疗方面有两个主要特点:

其一是对在胃内及十二指肠部位吸收的药物制成胃内滞留释药系统,可以改善药物的吸收,提高生物利用度。中药制剂要达到此目的,首先必须了解其药效成分的吸收机制和体内过程及稳定性,例如,氧化苦参碱在胃及小肠前段的吸收良好,且在胃肠道下段会被代谢成与其药理活性和治疗作用有差异的苦参碱,因而设计制备了氧化苦参碱胃内滞留缓释片。这类胃内滞留释药系统要用人体药物动力学参数说明其设计的合理性和必要性,最终还要用临床试验对其有效性加以证实。如果药物在整个胃肠道均有吸收或在胃酸条件下药效成分不够稳定,则不必设计为胃内滞留释药系统。

其二,胃内滞留释药系统可以提高药物的局部治疗效果。对于在胃及十二指肠部位起局部治疗作用的药物可以增强疗效。中药有许多治疗胃及十二指肠部位局部病变的有效方剂和药物,设计开发为胃内滞留释药系统比较有利,例如,左金胃内漂浮片、元胡止痛胃漂浮片的研究等。若这类方药主要起局部治疗作用,且主要药效成分又难以在胃肠道吸收,就难以用体内药物动力学参数评价其体内过程。因此认为在进行体外试验,以及安全性试验和药效学试验的基础上,建议允许直接进行人体胃内滞留试验,进而进行临床试验研究。化学药物中一个典型的例子:复方硫酸庆大霉素胃内滞留漂浮型缓释片剂已成功研制上市。

(二)中药胃内滞留释药系统当前存在的主要问题

凡是中药缓释、控释制剂在立题依据、药效物质基础、体外释放与体内过程、前处理和成型工艺,以及质量评价等方面存在的问题,中药胃内滞留释药系统同样存在。尤其是复方胃内漂浮释药系统的胃滞留时间能否达到要求,这是研究中药胃内滞留释药系统的关键问题。许多中药中含有大量的多糖、黏液质,这类成分具有较大的黏性和吸湿性,而且密度也比较大,如果提取物不加以分离直接用浸膏制成胃内漂浮释药系统,则难以达到持续漂浮的作用,而且其质量也难以控制。因此中药胃内滞留释药系统有赖于药效物质基础和提取分离技术的研究。

也有将中药复方中的药材不经提取分离,直接粉碎后制成胃漂浮滞留释药系统的研究报道,则需要使用较多的辅料,否则其漂浮时间难以达到要求。另外,粉末入药其释放度的重现性比较差。

（周毅生）

第四节　口服结肠定位释药系统

一、概述

(一)口服结肠定位释药系统的概念

口服结肠定位释药系统(oral colon-specific drug delivery system, OCDDS)系指采用适当的物理学、化学或生物学的方法,使药物口服后,在胃及小肠内不释放,到达回盲部后的结肠部位释放药物的一种药物传递系统,又称结肠定位肠溶制剂。

(二)口服结肠定位释药系统的特点

1. 可提高结肠局部药物浓度,增强疗效,有利于治疗结肠局部病变,如Crohn's病、溃疡性结肠炎、结肠癌、结肠性寄生虫病和便秘等。

2. 口服结肠定位给药可以避免药物在胃肠道上端被胃肠道酶所降解,提高多肽、蛋白质类、疫苗类药物口服给药的生物利用度。

3. 口服结肠定位释药系统属于迟释制剂,可用于时辰发作性疾病,如哮喘、心血管疾病的预防、缓解和治疗。

4. 口服结肠定位释药系统在结肠内转运时间可达20~30小时,可用于日服一次的缓释、控释制剂的开发研究。

(三)口服结肠定位释药系统的分类

按照释药原理,口服结肠定位释药系统可分为如下几种类型:①时间依赖型;②pH依赖型;③时间-pH依赖型;④酶依赖型;⑤压力控制型。

结肠定位释药对于需经大肠给药治疗的疾病具有特殊的意义。普通制剂口服后,有些药物在到达结肠和直肠前就会被吸收或降解,因此经常采用直肠给药(栓剂或灌肠剂)将药物直接施予结肠或直肠达到局部或全身治疗目的。但直肠给药有很多缺陷,如灌肠法给药的缺陷是药物在结肠的分布不均匀,个体差异大,药物只限于在直肠和乙状结肠,到达不了横结肠和升结肠,用药的顺应性差;而栓剂的缺陷是只能用于治疗直肠疾病或全身治疗,无法达到结肠定位释药的目的。另外,直肠给药与口服给药相比,存在使用不方便、患者不易接受等问题。而口服结肠定位释药系统直接将药物输送至结肠部位,药物可以较高浓度分散于整个结肠,从而提高药效或减少剂量、降低不良反应、用药方便、顺应性好、对于结肠局部病变治疗极为有利。

二、口服结肠定位释药系统的设计与制备

(一)设计要求

理想口服结肠定位释药系统应达到如下设计要求:①释药系统应能在口服后完整地到达回盲部后的结肠部位释放药物;②释药系统在结肠部位,应按要求能迅速(或脉冲式)释放药物,或符合控释、缓释制剂的释药模式缓慢地释放药物;③在规定的释药时间内累积释放药量应能达到或接近90%以上;④释药的部位与释药速度应有良好的重现性;⑤对胃肠道的正常生理机能无明显的不良影响,释药完成后应能正常排出体外。

(二)药物选择

适于制备口服结肠定位释药系统的药物主要有:①治疗结肠局部病变的药物,如Crohn's病、溃疡性结肠炎、结肠癌、结肠性寄生虫病和便秘的治疗药物;②多肽、蛋白质类大分子药物,如激素类药物、疫苗、生物技术类药物等;③受时间节律影响发作的疾病,如哮喘,高血压等疾病的治疗药物;④用于开发日服一次缓、控释制剂的药物。

(三)设计原理与制备方法

结肠是介于盲肠和直肠之间的部分,可分为升结肠、横结肠、降结肠和乙状结肠4个部分。乙状结肠是多种疾病的易发区,临床上极受重视,一般也是口服结肠定位给药的部位。固体制剂在结肠中转运时间较长,如胶囊和片剂在结肠中可滞留20~30小时,为药物在结肠中的吸收创造了良好的条件。结肠不能主动吸收糖、氨基酸和小分子肽等物质,但其内容物在结肠内滞留的时间较长,一些药物也可通过被动扩散而吸收。在结肠处大量的消化酶已失活,丰富的淋巴组织为口服大分子药物特别是多肽蛋白类药物的吸收提供了一条有效途径。

1. 时间依赖型口服结肠定位释药的设计原理和制备方法

(1)设计原理:根据制剂口服后到达结肠所需时间,用适当的方法制备迟滞制剂中药物释放时间,使其到达结肠开始释放药物的释药系统称为时间依赖型结肠定位释药系统。固体制剂经口服后依次经过胃、小肠到达结肠需时间约5~6小时的时滞(lag-time)。因此时间

依赖型释药系统的设计主要是借助于难溶性辅料或可形成水凝胶的物质包衣,制成骨架片、小丸等,根据需要延迟至口服后5~12小时开始释放药物,从而克服胃排空的个体差异,避免制剂在上消化道溶解释放,实现药物在结肠定位释药的目的。

（2）制备方法:可在制剂外包一层疏水性或亲水性的溶蚀层,控制溶蚀层辅料的配比和厚度,使制剂进入胃肠道5~6小时以后开始释放药物,即可制成时间依赖型口服结肠释药制剂。如Wu等采用湿法制粒制备5-氟尿嘧啶片芯,用HPMC包衣,既可以起到延迟释药时间的效果,又能借助材料的高黏度性保护片芯药物,从而达到结肠定位释药的效果。齐美玲等也制备了以亲水性材料和疏水性材料乙基纤维素（EC）进行包衣的结肠迟释制剂,结果显示HPMC的黏度会使药物滞后释放的时间延长。

采用γ-闪烁技术观察一种特殊胶囊在胃肠的转运情况,发现药物通过小肠的时间较固定,平均为（224±55）分钟。而胃的排空时间与胃中食物的类型、药物微粒的大小有关,变异较大。如空腹时药物胶囊在胃的排空时间为（41±20）分钟,在服用标准早餐后药物胶囊在胃的排空时间为（276±147）分钟,但考虑到结肠较长,对药物吸收较慢,且结肠疾患的易发区在乙状结肠,所以利用时滞控制药物在结肠释放还是可能的。但必须控制食物的类型,个体化给药,否则可能影响药物的生物利用度,所以单独利用时滞效应设计口服结肠定位给药有一定难度。

2. pH依赖型口服结肠定位释药系统的设计原理和制备方法

（1）设计原理:根据胃肠道的pH差异,利用合适的pH敏感材料制成到达结肠的弱碱性环境开始释放药物的给药系统称为pH依赖型口服结肠定位释药系统。通常,消化道内从上到下pH依次升高,胃的pH为0.9~1.5,小肠为6.0~6.8,结肠为6.5~7.5。结肠的吸收和分泌功能,能使结肠腔内电解质的量和浓度保持稳定,pH维持在7左右。因此可以根据胃肠道的pH差异,采用合适的pH敏感型材料设计制备pH依赖型结肠定位释药系统。

（2）制备方法:目前pH依赖型结肠定位释药系统主要是通过pH敏感材料包衣或制成药物固体分散体的方法实现的。理想的pH敏感材料必须在胃液酸性条件下不溶,而在回盲结合部至结肠的近中性或弱碱性条件下溶解而释放药物。常用的pH敏感材料有丙烯酸树脂类、醋酸纤维素酞酸酯（CAP,pH>6以上溶解）、虫胶等,丙烯酸树脂主要有Eudragit L100（pH>6以上溶解）、Eudragit S100（或国产的丙烯酸树脂Ⅲ号,pH>7以上溶解）、Eudragit FS 30D（30%水分散体,pH>7以上溶解）。

目前,已上市的产品如5-氨基水杨酸（5-ASA）结肠定位片就是利用pH敏感材料制备的。严红梅等采用溶剂法制备pH依赖型黄芩苷-Eugradit100固体分散体,体外药物释放实验结果表明所制备的固体分散体在模拟结肠液中快速释药,以期发挥黄芩苷抑制结肠癌细胞增殖作用。

虽然pH依赖型结肠定位释药系统常因为胃肠道pH或药物在胃肠道内的运行时间存在个体差异,导致定位和释药时间不稳定。但由于该释药系统简单易操作,成本低,目前仍是实现结肠定位释药最简单的方法之一。

3. pH-时间依赖型口服定位结肠释药系统的设计原理和制备方法

（1）设计原理:综合胃肠道pH值差异和转运时滞效应而设计制成的到达结肠开始释放药物的释药系统称为pH-时间依赖型口服定位结肠释药系统。受多种因素的影响,胃的排空时间有很大差异,但通过小肠的时间相对稳定,平均约为3~4小时。除胃中pH较低外,小肠和结肠的pH差异较小。由于结肠细菌的作用,以及在病理情况下可能出现结肠pH比小肠还低的情况,可能出现未到达结肠即释放药物或不能在结肠定位释放的情况。单一时间或pH依赖型口服定位结肠定位释药系统往往难以达到设计的目的。为此,出现了综合时滞效应和pH值差异而设计的时间-pH依赖型口服结肠定位释药系统。

pH-时间依赖型口服定位结肠释药系统克服了单一的时间依赖型或pH依赖型释药系统可能受胃排空、pH、个体差异等生理因素的影响,只要求系统在胃的酸性环境中稳定,不释放药,在小肠的pH环境系统能够缓慢水化,保证其水化期间制剂能完整通过小肠。在回盲部以pH升高为释药信号,携带药物进入结肠释药。Gazzaniga设计的一种时间-pH依赖型OCDDS有三层衣膜,最外层为丙烯酸树脂,在pH>5的环境才溶解,使药物能顺利通过胃,中间层为高黏度的亲水凝胶聚合物,在小肠中膨胀阻止药物的释放,内层为在碱性条件下溶解的丙烯酸树脂组成,使药物到达结肠释放。

(2)制备方法:周毅生等制备了一种时间-pH依赖型奥硝唑结肠定位肠溶片,奥硝唑片芯包衣顺序由内至外依次为:隔离层→时滞层→隔离层→肠溶衣层。其中隔离层处方为:HPMC 3g,PEG6000 2g溶于100ml 70%乙醇中,包衣增重约1.0%;时滞层处方为:Eudragit E100 10g,PVP 6g,PEG6000 2g溶于100ml乙醇中,包衣增重约4.5%;肠溶层处方为:Eudragit L100 2g,Eudragit S100 3g,蓖麻油3ml,邻苯二甲酸二乙酯(DEP)2ml,滑石粉1g溶解混悬于100ml乙醇中包衣增重约3%。体外释放试验结果:3批样品在pH1.0盐酸溶液中1小时均未释药,在pH6.8的磷酸盐缓冲液中4小时内基本不释药(<5%),在pH7.6的磷酸盐缓冲液中1小时释药大于60%、2小时释药大于90%。不同批次间的释药时滞没有显著性差异($P>0.05$),说明制备工艺重复性良好。

也有用包衣微丸制备时间-pH依赖型OCDDS者,如李小芳等以EC为控释材料,以Eudragit S100为肠溶材料,包衣制备了时间-pH依赖型时间型苦参结肠靶向微丸;叶晓莉等以Eudragit RL30D为时滞内层,Eudragit FS30D为pH依赖外层,制备了时间-pH依赖型大黄素结肠定位微丸。

4. 酶依赖型口服结肠定位释药系统的设计原理和制备方法

(1)设计原理:利用结肠中的酶降解反应,采用结肠酶可降解的材料合成前体药物或制成到达结肠开始释放药物的释药系统称为酶依赖型口服定位结肠释药系统。结肠中寄生着多种细菌,这些细菌可特异性产生多糖酶、糖苷酶、纤维素酶、硝基还原酶、偶氮还原酶等酶系。可采用在结肠降解而在胃、小肠不降解的高分子材料为载体,合成前体药物,制备骨架片或包衣制剂等,设计制备成结肠定位释药系统。

常用的酶依赖型高分子材料有植物胶、多糖和偶氮聚合物等,多糖主要有壳聚糖、果胶、葡聚糖及糊精等,植物胶主要有魔芋胶、瓜尔胶、黄原胶及豆胶等,具有安全、无毒、易被结构修饰、可生物降解等特点。因天然多糖在上消化道溶解度较大,常将其与高价金属离子Ca^{2+}、Zn^{2+}等形成水溶性低的高价金属盐复合物。也可对其进行结构修饰,引入疏水性基团如烷基化、羧甲基化、硫酸化及磷酸化等,制备衍生物,降低其水溶性和溶胀性。如N-磷酸化壳聚糖衍生物、羧甲基壳聚糖、N-琥珀酰壳聚糖、辛烯基琥珀酰淀粉等。偶氮类聚合物是一种含氮氮双键的材料。只在结肠部位偶氮还原酶的作用下降解的结肠释药定位性强,但偶氮高分子的疏水性和降解产物的毒性,在很大程度上限制了该类载体的应用。

(2)制备方法:目前制备的酶依赖型口服定位结肠释药系统主要有片剂、骨架片、胶囊剂、小丸、微丸、微球、前体药物及凝胶微粒等制剂。Randhawa等分别以羧甲基苦豆胶（CMF）和羧甲基瓜尔胶（CMG）与壳聚糖（CH）形成的共聚物为包衣辅料制备结肠定位释药片,溶出实验表明,当CMF∶CH为40∶60、CMG∶CH为40∶60时,定位片具有结肠定位释药特性。大鼠灌胃给药,包衣片与未包衣片血药浓度达峰时间分别为10小时和2小时。Mura等通过酯化反应制备戊二酰基甲硝唑和琥珀酰基甲硝唑,再分别将其与壳聚糖氨基结合制备了甲硝唑-戊二酰基-壳聚糖和甲硝唑-琥珀酰基-壳聚糖两前体药物,具有结肠靶向特性。

　　酶依赖型结肠定位释药系统在体内受饮食、疾病、个体差异等的影响小,定位准确,但所用载体材料成型性差,在结肠降解速度一般较慢,药物生物利用度较低。

　　5. pH-酶-时间依赖型口服结肠定位释药系统的设计原理和制备方法

　　（1）设计原理: 综合胃肠道pH值差异、酶降解反应和转运时滞效应而设计制成到达结肠开始释放药物的释药系统称为pH-酶-时间依赖型口服定位结肠释药系统。

　　（2）制备方法: 卢晓慧等制备pH-酶-时间依赖三重控制的苦参素结肠定位片释药系统,从内到外分别以羟丙甲纤维素和聚乙二醇作为隔离层,以渗透型丙烯酸树脂Eudragit RS30D和Eudragit RL30D混合溶液作为时滞层,以渗透型丙烯酸树脂Eudragit RS30D、Eudragit RL30D和壳聚糖的混合溶液作为酶触层,以pH-依赖型丙烯酸树脂Eudragit L100-55的水分散体雅克宜作为外层肠溶层,考察了包衣片在体外模拟人体胃肠道环境中的释药情况结果: 制备的苦参素结肠定位片在pH1.2模拟胃液中2小时不释药,在pH6.8模拟小肠液中6小时释药量小于10%,在含有β-葡萄糖苷酶模拟结肠液中8小时大部分释放。

　　6. 压力控制型口服结肠定位释药系统的设计原理和制备方法

　　（1）设计原理: 利用结肠与胃肠道其他部位压力的差异设计的结肠定位释药系统称为压力控制型结肠定位释药系统。人体胃肠道蠕动产生压力,在胃和小肠中,因为有大量的消化液存在,缓冲了给药系统所受到的压力,在结肠中水分被大量吸收,肠道蠕动会对给药系统产生直接压力而释放药物。这种利用结肠压力设计的结肠定位释药系统称为压力控制型结肠定位释药系统。

　　（2）制备方法: 可采用栓剂基质作为药物载体,外包水不溶性聚合物如乙基纤维素。口服后,结肠定位释药系统内部的栓剂基质在体温下液化,由外层乙基纤维素包裹呈球状。由于胃和小肠内的液体充足,对胃肠道蠕动产生的压力具缓冲作用,释药系统不至于破裂。到达结肠后,大量的水分被吸收,肠内容物黏性增加,结肠蠕动收缩产生的压力使释药系统破裂而释放药物。研究证实,压力控制型结肠定位释药系统的释放行为依赖于胶囊的大小和包衣的厚度。研究利用生物磁性测量系统（BMS）对该释药系统进行健康志愿者体内测试,发现该系统口服后,到达受试者横结肠的时间为4~5小时,模型药咖啡因经5~6小时才能在受试者唾液中检测到,说明能在结肠中释药。

　　压力控制型结肠定位释药系统用药安全,药物释放完全,但结肠压力受各种因素影响变化很大。目前该系统的研究报道不多,尚处于初步阶段。

　　此外还有利用结肠的特异细胞株设计自调式的口服结肠定位释药系统: 结肠的特异细胞株,如结肠的肿瘤细胞产生的特异单克隆抗体能和结肠肿瘤细胞结合。利用这一原理设计的结肠释药系统称为特异细胞靶向型结肠释药系统。研究发现,结肠癌细胞抗原Ep-Cam的抗体（anti-Ep-Cam）与在268位经人工修饰后的人羧肽酶（Al-ChCPAl-T268G）的偶联物（anti-Ep-Cam-ChC-PA1-T268G）能水解甲氨蝶呤的前体药物-甲氨蝶呤-α-3-环丁基苯丙氨酸和甲氨蝶呤-α-3-环酪氨酸。将前体药物与anti-Ep-Cam-ChCPAl-T268G和结肠癌HT-29细胞一起孵化,结果显示甲氨蝶呤前体药物有非常好的杀灭HT-29细胞的活性,而对其他正常细胞无明显的细胞毒性,此方法即是利用羧肽酶和结肠癌细胞结合再水解前体药物,游离药物再杀灭癌细胞。

三、口服结肠定位释药系统的质量评价

口服结肠定位释药系统评价方法可因设计原理和所用辅料不同而有所区别。

(一)体外评价方法

由于口服结肠定位释药系统释药机制的多样性和释药部位的特殊性,理想的体外评价方法应该能够良好地模拟消化道环境,包括pH、菌群、酶的种类和活性,以及消化道内容物的情况。显然,要同时实现上述要求非常困难,可根据不同释药机制和要求设计。现行版《中国药典》制剂通则中明确规定,结肠定位肠溶片,除另有规定外,在盐酸溶液(1→1000)及pH6.8磷酸盐缓冲液中,均应不释放或不崩解,而在pH 7.5~8.0磷酸盐缓冲液中1小时内应全部释放或崩解。对于非生物降解型口服结肠定位释药系统,基本可以据此设计释放度试验。而对于生物降解型口服结肠定位释药系统,需要根据具体的释药机制设计测定方法。

1. 非生物降解型OCDDS体外评价　测定这类口服结肠定位释药系统释放度,可根据2015年版《中国药典》选择转篮法或桨法,并根据胃肠道各区段pH范围选择释放介质,根据制剂在各区段停留时间来选择释放时间。

近年研究发现,小肠末端的pH最高,约为(7.4±0.4),进入结肠后由于短链脂肪酸、CO_2和一些发酵产物的存在,pH明显下降到6.5左右,在疾病状态下会下降到更低。但《中国药典》规定的方法也有其道理,因为,对于pH依赖型结肠定位释药系统,如果pH敏感材料在消化道pH值最高的回盲部溶解而使药物得以释放,进入结肠,则在此之后的环境pH变化对其释药不会有太大影响。而pH对时间依赖型及压力控制型结肠定位释药系统的释药影响就更小。所以这类方法具有简单、方便等优点,试验结果可反映制剂的释药时滞和释放度等信息。

在奥硝唑结肠定位肠溶片于盐酸溶液(9→1000)中测试2小时后,样品保持完整的情况下,随即又将样品浸入pH值5.5的缓冲溶液测试,也未见样品开裂或崩解。但在经过pH值7.6的缓冲溶液测试后,再模拟结肠病理状态,在pH值5.5的缓冲溶液中测试,奥硝唑可迅速释放。可能是由于在pH值7.6弱碱性条件下,包衣膜溶解或破裂,耐酸性降低所致。因此可推测其在回肠下端至回盲接合部释放药物后随即进入结肠部位,未释放完全的药物,在结肠病变部位将继续释放。

2. 生物降解型OCDDS体外评价　结肠中存在的菌群超过400种,其中以类杆菌和双歧杆菌为主,它们产生的酶可以催化多种反应,其中主要是降解反应。生物降解型OCDDS是用降解偶氮聚合物或多糖类材料制备,口服后利用结肠中的偶氮还原酶和糖苷酶的催化作用降解这些材料,以达到结肠释药的目的,即利用所谓的"菌群触发"机制释药。因此,在对这类制剂体外评价时需要有酶的参与,酶的来源可以是特异加入、结肠内容物培养,以及直接采用结肠内容物溶液。常用的评价方法有2种:在含有酶的介质中孵化和在含酶的介质中测定释放度。

（1）偶氮聚合物为载体材料的OCDDS体外评价：偶氮聚合物是目前研究较多的一种结肠降解材料。根据合成方法和最终释药方式，用偶氮聚合物制备的OCDDS可分为前药类、凝胶类和包衣类。它们的释药机制都是应用结肠厌氧菌代谢过程中产生的偶氮还原酶使偶氮键降解，从而释放药物。Shantha等合成甲基丙烯酸偶氮苯和羟基丙烯酸酯共聚物制备凝胶，包裹模型药物5-氟尿嘧啶，并采用培养人粪便获取偶氮还原酶，分别做了孵化试验和释放度试验，并以不加酶的介质做对照试验。孵化试验后通过电子显微镜观察发现，制剂在含酶的介质中孵化后表面形成较多的空隙和大的空泡。同样，释放度试验发现，制剂在加酶的人工肠液中释放明显加快。此试验证明了偶氮凝胶的结肠靶向性，同时也证明了这种体外试验方法的可行性。对于偶氮聚合物制备的前药类和包衣类OCDDS，也可以用类似方法进行体外评价。

（2）多糖类载体材料的OCDDS体外评价：多糖是另一类结肠降解材料，由于其无毒、来源广泛而受到更多关注，这类化合物有葡聚糖、果胶和果胶钙、瓜尔胶、藻酸钙、直链淀粉和硫酸软骨素等。它们可以经过一定的化学修饰后，与药物结合制成前药，或者作为包衣及骨架材料，也可以互相或者与其他聚合物结合制备结肠定位释放系统。结肠细菌产生的酶可以降解这些材料，例如：淀粉酶、葡聚糖酶、果胶水解酶可以分别催化淀粉、葡聚糖及果胶等。同样，体外评价时可以特异加入、培养或使用结肠内容物溶液来得到这些酶。由于啮齿动物与人的结肠菌群类似，主要为双歧杆菌、类杆菌和乳酸杆菌，所以，大鼠结肠内容物经常被用来制备OCDDS的释放介质。一般在释放试验前处死大鼠，取其结肠内容物，用pH7.0左右的PBS稀释，为模拟结肠无氧环境，稀释过程中通CO_2或保持无氧状态。

目前报道的有关OCDDS体外评价方法不尽相同，表现在释放装置、释放介质（pH、体积等）和释放时间上都不统一，这样就使各项结果不具可比性，在一定程度上影响了OCDDS的发展。传统的释放试验适用于非生物降解型OCDDS，可以评价包衣状况、片芯崩解及释药的时间和水平；而以菌群触发为释药机制的OCDDS，可用含降解酶的释放介质中测定释放度或者细菌孵化的方法，其缺点在于不能反映肠道pH及内容物等情况。人肠道微生物模拟系统（simulated human intestinal microbial ecosystem，SHIME）是目前较为理想的OCDDS体外评价模型，该系统由5个室组成，各室之间通过泵相连接，按一定的时间顺序，加入含有淀粉、果胶、木聚糖和阿拉伯半乳聚糖的介质，各室依次模拟十二指肠和空肠、回肠、盲肠和升结肠、横结肠及降结肠。SHIME由于建立和操作的复杂性又限制其广泛的应用。所以，应该根据OCDDS的释药原理并参照药典中结肠定位肠溶制剂释放度测定的方法，制订OCDDS体外试验的标准。

（二）体内评价方法

体外研究对于提供有关剂型释放特征的重要信息，对于监控药物产品的稳定性及生产过程的控制是非常有用的，但是只有通过观察药物体内药效动力学或药物动力学行为，才可以正确评价其安全性和有效性。OCDDS体内评价的特殊性在于只测定药时曲线还不够，因为仅靠t_{max}、C_{max}和AUC等参数不能完全反映OCDDS特性，如药物在胃肠道滞留时间、崩解和释放的部位等，这些性质也是评价其安全性和有效性的重要依据。

1. 药物浓度监测法　用于OCDDS体内评价的动物模型主要有大鼠、豚鼠和犬，所选的动物模型应具有与人相似的解剖和生理特征，并且具有与人类似的肠道菌群环境，同时，要根据OCDDS释药原理来选择合适的动物模型。例如,豚鼠结肠具有与人结肠相似的糖苷酶和葡萄糖苷酸酶活性,因此适合评价与葡萄糖苷酸结合的前体药物,实验通常采用胃插管给药。而大鼠、犬及家兔因为相对于人的糖苷酶活性差异大而不适合此类OCDDS的评价。

(1)在体局部药物浓度监测法:大鼠肠道中偶氮还原酶的活性与人肠道相近,因此适合偶氮聚合物或含偶氮键的OCDDS体内评价,因为大鼠体形小,口服给药困难,可通过在体法将制剂直接置入所需部位,比较不同部位的释药情况。

(2)血药浓度法:犬的肠道解剖生理与人有区别,但仍经常被用作OCDDS的体内评价。用犬作为OCDDS体内释药评价,通过采血、检测血药浓度、根据药-时曲线来评价药物释放情况,其缺点在于难以判断释药部位。采用动物模型评价OCDDS体内释药,需要注意的是动物的解剖生理与人有很大区别,如胃肠道转运时间、pH、酶分布与活性、菌群等。因此,实验结果外推至人时需要格外谨慎。同时,由OCDDS定义可以看出,其成功主要取决于定位于结肠释药,所以有必要采用一种能直接监测制剂在体内转运及释放的方法。

2. γ-闪烁扫描法 γ-闪烁扫描法是一种成像技术,近年来常用于药物制剂胃肠道内转运情况的监测。通常以^{99m}Tc确定胃肠道的位置,再以其他放射性元素,如^{99m}Tc,^{111}In,^{153}Sm或^{171}Er等标记制剂,监测其体内过程。γ-闪烁扫描法可在正常的生理条件下监测药物制剂的释放,使制剂的体内释药成为一种"可视"的现象,对人体无伤害,因此适用于OCDDS的体内评价。通过γ-闪烁扫描可获得有关OCDDS的信息:胃滞留和小肠转运时间、系统开始释药和完全释药的时间和部位、药物分布情况以及制剂到达结肠时间等。

γ-闪烁扫描法可为OCDDS在胃肠道的行为提供直观的证据,使系统崩解的时间和部位"可视化"。但体内评价还应包括释药系统与机体的相互作用,因此,γ-闪烁扫描法也不能完全而准确地反映系统的释药机制,将其与药动学分析相结合综合评价OCDDS才能使结果更全面和准确。

综上,OCDDS正处于迅速发展的阶段,新的释药机制和靶向材料不断出现。而对OCDDS的评价方法则相对滞后,主要表现在方法的非标准化和评价结果的不完整性。其原因主要在于释药机制的多样性和人体胃肠道环境的复杂性。无论体外或是体内评价OCDDS,一种评价方法不可能适用于所有类型,不同OCDDS应根据其释药机制,来选择或建立相应的评价方法。有时一种OCDDS需要多种方法评价其体外或体内释药行为。

四、中药口服结肠定位控释有关问题的讨论

(一)中药口服结肠定位控释系统的选题问题

在应用结肠定位释药技术开发中药新药时,首先应该考虑的是选题问题,应根据OCDDS的特点、中医方剂的组方意图、临床基础、各类成分的体内过程等综合考虑。例如,中医在治疗结肠性疾病,如慢性结肠炎、结肠癌等,多采用保留灌肠给药,其疗效优于其他给药途径。治疗结肠疾病的中药复方制剂处方中不仅有一些直接作用于病灶的药物,可能还有一些药物的用药意图是为了起到扶正固本的效果。由于结肠几乎是胃肠道吸收药物的最后阶段,如果这些扶正固本药物中药效成分不能在结肠中被吸收,就难以符合其辨证施治、复方配伍的组方意图。中药复方制剂的结肠定位释药系统不同于传统的口服给药制剂,其治疗结肠疾病的临床基础也是不同的。如果有临床研究表明,某中药复方保留灌肠给药疗效优于口

服给药,则研究开发为OCDDS的剂型选择依据将更加充分。

将中药制成OCDDS为某些需局部治疗的疾病提供有效、不良反应少,且方便的新的治疗方式。但由于中药的基础研究,包括中药的物质基础、制剂工艺、稳定性、药效学评价、药物动力学与体内分布等尚不深入,中药OCDDS的研究报道目前不多,大部分停留在试验阶段。国内除了前述刘晓华等以紫草、丹皮、黄芪对中药结肠靶向给药系统进行的研究外,所见尚有溃结康肠溶片、愈肠宁结肠靶向片、肠安康结肠定位微丸、康复新结肠靶向胶囊等的OCDDS的研究报道。

(二)中药口服结肠定位释药系统研究存在的主要问题

由于中药成分复杂,与化学药物相比,中药OCDDS的研究有其自身的特点和难度,主要表现在:①如何选择合理的分离纯化方法,以满足结肠定位释药系统制备工艺要求。应在药效物质基础基本清楚的前提下,选择合适的精制方法,制得合格的半成品,这是中药OCCDS成型的关键。②如何在众多的辅料中筛选出适合中药特点的辅料。辅料的选择不仅关系到中药OCCDS的成型,而且关系到制剂的性质、质量,以及能否达到定位释放,发挥预期的疗效。③中药口服结肠定位释药系统的药剂学性质研究与质量评价问题。寻找恰当的综合评价指标和灵敏、简便、准确的含量测定方法,并建立与中药复方量效有关的体内外综合评价指标和方法,才能使中药结肠靶向制剂的合理性得以科学的验证。

近年来化学药物OCDDS在制备技术、辅料研究及体内外评价方法等方面取得了快速发展,为中药的OCDDS研究奠定了方法学基础。中药OCDDS的研究应根据中药自身特点,以中医药理论为指导,在继承发扬传统剂型的基础上,融合中药现代基础研究和制剂技术,大力开发具有中药特点和优势的结肠定位新制剂。这方面的研究对于促进中药新技术、新剂型的发展和临床应用具有重要的学术价值。

(周毅生)

第五节　中药黏膜给药系统

一、概述

黏膜给药(mucosal drug delivery, MDD),即生物黏附给药,是指使用适合的载体将药物与生物黏膜表面紧密接触,通过黏膜上皮细胞进入循环系统的给药方式。中药黏膜给药系统是指将中药提取物或单体、中药材细粉等与适宜的生物黏附材料或载体制成一定剂型后,通过黏膜给药,起局部或全身治疗作用的一类给药系统。

黏膜给药的主要途径包括口腔、鼻腔、直肠、呼吸道、眼部和阴道等,因而产生了相应给药途径的黏膜给药制剂。黏膜给药一般具有避免胃肠道酶和酸的降解作用及肝首过效应、使药物精确释放、延长滞留时间、给药方便、起效快、长时间平稳地释放等特点,特别适合于不宜口服、通常只能采用注射途径的药物,如多肽、蛋白质等生物大分子的黏膜给药系统已成为研究热点。

二、黏膜给药系统的类型与吸收途径

（一）口腔黏膜给药系统

口腔黏膜给药具有以下特点：①口腔黏膜面积较大（约100cm²），有丰富的血管，适于全身治疗药物穿透吸收；②黏膜组织透过性仅次于鼻黏膜，且不易损伤，修复功能强；③口腔内酶的活性低，有效避免药物在给药部位的降解；④给药方便，可随时停药，患者易于接受。口腔黏膜给药作为蛋白和多肽类药物的释药系统具有很好的前景。已研究的药物有胰岛素、环孢素、催产素、降钙素、生长抑素等。

口腔黏膜根据角质化程度可分为非角质化区和角质化区。非角质化区包括舌下黏膜（26cm²）和颊黏膜（50cm²），厚度分别为100~200μm和500~600μm，非角质化区血流丰富，通透性好，是主要给药部位，其中颊黏膜更适合生物黏附制剂给药。角质化区包括齿龈、硬腭和唇内侧的黏膜，对药物的通透性差。颊黏膜上表层细胞膜上的颗粒类脂物质构成药物口腔吸收屏障。黏液层中黏蛋白带有电荷，对离子型的药物吸收有一定的影响。黏液层与唾液产生水合作用有利于药物吸收。

药物经颊黏膜吸收的途径包括细胞内通道和细胞旁通道，大部分药物通过后者进入。影响药物口腔吸收的影响因素包括：①口腔黏膜的生理屏障：膜厚度、表面积、上表皮细胞间隙的类脂物质、血流供应情况和角质化程度等；②唾液和口腔运动；③药物的理化性质：亲水性、分子质量、解离常数与唾液pH、油水分配系数，蛋白质类药物还与其溶解度、电荷性质、与黏膜形成氢键的能力以及自身的构象有关；④制剂因素：渗透促进剂、酶抑制剂、生物黏附材料等。

（二）鼻腔黏膜给药系统

传统中药制剂"吹散"是采用鼻腔给药产生速效全身作用，可用于救治急证患者。鼻腔给药具有以下特点：①表面积较大，血流丰富，起效快；小分子药物生物利用度接近静注，大分子药物加入渗透促进剂也有较好的吸收；②可制成脑靶向制剂，使药物避开血脑屏障直接进入脑部发挥作用；③使用方便，患者顺应性好。由于鼻腔给药有望成为取代长期注射给药的有效途径，也适合于蛋白及多肽类药物。因此鼻腔给药研究领域十分活跃。已有十几种鼻腔给药制剂上市，如降钙素喷雾剂、赖氨酸加压素鼻腔喷雾剂、催产素鼻腔喷雾剂等。

人体鼻腔的总容积是15ml，鼻黏膜面积约为150cm²，厚度为2~5mm，鼻腔前部的黏膜比底部和鼻窦内黏膜厚，血管密集，是药物吸收的主要区域。鼻上皮细胞下有许多大而多孔的毛细血管和丰富的淋巴管，使药物迅速吸收入血。鼻腔黏膜的酶能产生首过效应，鼻腔黏液的pH值为5.5~6.5是蛋白水解酶的最适pH，可能影响肽类和蛋白类药物疗效。

药物经鼻吸收入脑主要有3条途径：嗅神经通路、嗅黏膜上皮通路和血液循环通路。其中嗅神经上皮黏膜是中枢神经系统与外界接触的最薄弱环节，其屏障作用比血脑屏障小得多，可促进药物吸收入脑。

影响药物鼻黏膜吸收的主要因素包括：①解剖学因素：是主要影响因素，决定了药物经鼻吸收后在鼻部的沉积部位和吸收表面积的大小；②生理条件：纤毛运动的频率和黏液流动的速度决定药物在鼻腔内的停留时间和清除半衰期；③药物及其剂型的因素：药物分子量、油水分配系数、pK_a值、吸收促进剂、溶液黏度、给药的技术和方法等。

（三）直肠黏膜给药系统

直肠给药系统即将药物纳入直肠释放药物进入体循环，从而发挥局部或全身治疗作用，如栓剂。直肠给药产生全身治疗作用时，其控制作用的时间比一般的片剂为长，适合于婴幼儿及神志障碍的患者，较口服或注射给药更方便、安全，适用于口感差、不愿或不能吞服药物的患者，用法简单，便于携带和贮存。

（四）肺部给药系统

肺部给药系统采用特殊的给药装置，药物以喷雾或其他形式进入呼吸道，发挥局部或全身治疗作用。肺部表面积大（约140m²）吸收迅速，起效快；加入渗透促进剂后，大分子药物也有较高生物利用度；适用于原需长期注射治疗的药物。多肽和蛋白质类药物如胰岛素的肺部给药是近年来的研究热点。影响肺部给药的因素有：①粒子的初速度、粒径、粒度分布、密度、形态、溶解度、吸湿性等；②呼吸道的纤毛运动、分泌物与疾病等；③黏膜中磷酸酯酶及脂肪酶等导致的药物代谢降解；④给药装置等。

（五）眼部给药系统

眼部给药系统（ocular delivery system, ODS）可产生较好局部作用与全身作用。药物通过眼部黏膜给药吸收进入体循环治疗疾病的方法近年来引起关注。眼部组织与其他组织或器官相比，对免疫反应不敏感。ODS能长时间、平稳地释放治疗浓度的药物，可减少给药次数，消减峰谷现象，降低不良反应与刺激性，提高生物利用度等。缺点主要是患者不便使用，有不适感，成本高。

药物在眼部主要通过经角膜渗透和结膜渗透两种途径吸收。药物经角膜渗入，进入房水，经前房到达虹膜和睫状肌，主要发挥局部作用；药物经结膜吸收，并经巩膜转运至眼球后部。结膜和巩膜的渗透性能比角膜强，药物可进入体循环起全身作用。

影响药物角膜吸收因素有膜面积、膜厚度、亲脂性、经孔道的跨膜作用、药物的油/水分配系数、溶解度、分子大小和离解程度。角膜中含有各种酯酶、肽酶、蛋白水解酶，肽类药物易被酶破坏而影响吸收。药物的结膜透过也受分子量和酶解影响，分子量在5000以下的多肽可以经眼吸收进入体循环，加入渗透促进剂可提高大剂量或大分子药物吸收。

（六）阴道及子宫给药系统

阴道或子宫给药系统中药物通过阴道或子宫黏膜吸收，该给药系统具有毛细血管丰富，有利于药物吸收；延长给药系统的滞留与释放时间，可随时根据需要撤药等特点；但药物的吸收及酶活性与月经周期密切相关，一些激素类药物有首过效应；局部耐受性差、吸收重现性差。

药物通过阴道黏膜吸收有两种途径，一是通过脂性的细胞转运通道，另一种是通过水溶性的细胞旁路转运通道。影响阴道给药吸收的生理因素有：激素的"子宫首过效应"，即激素药物经阴道黏膜吸收后有优选摄入直接转运至子宫的现象。阴道上皮多层细胞形成吸收屏障，与鼻腔、直肠黏膜比较，药物从阴道吸收速度较慢。不同剂型中药物在阴道滞留时间不同，释放速率亦不同。

三、黏膜给药系统常用的辅料

黏膜给药系统的辅料主要包括黏膜黏附材料与渗透促进剂。

（一）黏膜黏附材料

黏膜表面的上皮细胞能分泌含不同分子量的糖蛋白的黏液。黏膜黏附材料与生物黏膜表面的糖蛋白相互作用,产生生物黏附作用。其黏附作用机制主要有①润湿:指材料溶液润湿黏膜产生黏附;②吸附:指材料和黏膜表面物质通过范德华力、氢键、疏水键力、水化力及立体化学构象力等非特异方式结合产生黏附;③电荷双电层:指材料和黏膜表面物质的电荷扩散形成一个电荷双电层而产生黏附;④扩散与机械嵌合:指材料分子和黏蛋白分子相互扩散,相互缠绕而不能逆向脱出,产生黏附,外加压力可以增加机械嵌合作用。⑤形成新的共价键:材料与黏膜表面的成分,如某些凝集素能特异识别细胞膜上的受体直接与表皮细胞相连,产生强大的黏附作用,这一类作用过于持久而强烈,不适合于口腔等腔道给药系统,但对胃肠道黏膜生物黏附有重要意义。不同材料与生物黏膜间黏附作用可能存在一种或几种机制,目前被广泛接受的是吸附理论与扩散理论。

目前常用的黏附材料主要有:

1. 天然黏附材料 具有生物相容性好、毒性低等优点,有些天然材料还具有生物降解性。

(1)明胶:明胶分子有较多氨基、羟基及羧基可与黏液糖蛋白亲和。生物耐受性与生物降解性好。

(2)淀粉:具有强亲水性,可避免淋巴内皮系统的吞噬。淀粉分子上羟基、羧基可与黏液的糖蛋白之间以氢键结合而黏附。

(3)羧甲基淀粉(CMS):胶液透明、细腻、黏度高、黏结力大,流动性和溶解性好,且具有较好的乳化性和稳定性。

(4)甲壳胺:分子中的氨基、羟基能与黏膜层形成氢键,与黏膜层产生电荷效应而产生黏附性。具有良好的生物黏附性、生物相容性及安全性。

(5)透明质酸:是人体组织自然存在的一种由葡萄糖醛酸-N-乙酰氨基葡萄糖为双糖单位组成的直链高分子多糖,具有良好的生物相容性、较强的生物黏附性和保水性。

2. 半合成黏附材料 这类材料来源广、成本低、具有生物惰性。

(1)纤维素衍生物:应用较广的有羧甲基纤维素钠(CMC-Na)、羟乙基纤维素(HEC)、羟丙基纤维素(HPC)、羟丙甲纤维素(HPMC)。它们和黏液糖蛋白之间以氢键、范德华力及疏水键力产生生物黏附。

(2)甲壳胺衍生物:有多种衍生物,如甲壳胺-EDTA-酶抑制剂复合物可作为肽类药物口服给药的载体,其中酶抑制剂可抑制蛋白水解酶对肽类药物的降解,其黏附性可使给药系统和胃肠上皮细胞紧密接触,降低给药系统和上皮细胞界面之间的间隙,促进吸收,同时延长滞留时间,提高生物利用度。

3. 合成生物黏附材料

(1)聚丙烯酸类:有卡波姆(Carbopol,CP)与聚卡波非(Polycarhophil,PC)两种。CP黏附力主要来源于分子中的羟基、羧基和表面活性作用。不同材料和聚合度构成了多种规格的产品,以CP-934p毒性最小,应用最广。CP在水中呈离子型,微酸性,用碱中和形成水凝胶,作为黏附材料可控制碱性药物的溶出速率。PC是由丙烯酸和含二乙烯基的单体共聚得到的一种轻度交联的网状高分子。

(2)甘油单酸酯:是生物体内的一种天然代谢产物,毒性低、生物相容性好,常作为黏膜给药制剂的药物载体。

(3)其他黏附材料:海藻酸钠、聚天门冬氨酸、聚谷氨酸、硫酸右旋糖酐、聚苯乙酸磺酸、硫酸软骨素等。

（二）黏膜渗透促进剂

黏膜渗透促进剂的作用机制主要有：①改变黏液的流变学性，降低黏膜层黏度和弹性，提高通透性；②与黏膜结合，引起磷脂膜紊乱或溶解，提高膜流动性，促进膜孔形成；③改变黏膜的电位和阻抗，使上皮细胞之间的紧密连接状态转变为暂时疏松，增加细胞间的通透性；④加速黏膜处血流速度，提高膜两侧药物浓度梯度；⑤增加与黏膜的黏附作用，延长滞留时间；⑥其他，如水杨酸能增加胰岛素等蛋白类药物鼻腔给药后的热力学运动，防止蛋白质聚集；酶抑制剂能够减少蛋白酶对蛋白和多肽类药物的水解等。一些渗透促进剂表现出不同程度的局部或全身毒性，如改变黏膜上皮细胞膜形态、影响鼻纤毛的运动及产生溶血作用等。有些渗透促进剂如胆酸盐、表面活性剂、脂肪酸等在一定浓度下，对鼻黏膜产生不可逆的毒性，如纤毛毒、灼烧感、疼痛等，需慎用。常用的黏膜渗透促进剂主要有以下几种：

1. 环糊精及其衍生物　具有良好的生物相容性，能提高药物的溶解度和稳定性，广泛应用于黏膜给药系统。环糊精及其包合物并不能有效透过亲脂性的生物膜，但环糊精能与药物及生物膜产生相互作用，抽取或溶解上皮细胞膜成分，暂时增加膜渗透性，促进药物的黏膜吸收。不同种类环糊精促吸收能力与对黏膜的破坏作用相关，其中DM-β-CD，对黏膜的毒性显著低于其他渗透促进剂。

2. 磷脂及其衍生物　主要应用于蛋白质和多肽类大分子物的促进吸收，如胰岛素、生长激素、降钙素的加压素等。应用最为广泛的是溶血磷脂酰胆碱（LPC）。

3. 壳聚糖　能与黏膜层形成氢键结合，使黏膜上皮细胞之间的紧密连接状态转变为暂时疏松，并与黏膜层产生静电作用而形成较强的黏附，延长滞留时间，促进药物吸收。壳聚糖通常分子量越大黏附性能越好，因此可通过选择具有合适的脱乙酰度和分子量的壳聚糖，使药物具有最大的吸收和最小的毒性。

4. 皂苷　能增加细胞间和细胞内的渗透性。如甘草中的皂苷、甘草甜素及甘草次酸衍生物等常被用来促进药物的黏膜吸收。胰岛素等肽类激素的经眼黏膜吸收的多种促进剂中以皂苷为最强。但对黏膜有强烈刺激性，能够引起红细胞的破坏，甚至导致溶血。

5. 表面活性剂　可改变制剂与黏膜间界面性质从而促进药物吸收，其中增强渗透性的作用以阳离子型最强，但刺激性和毒性亦最大；非离子型对眼的刺激性和毒性最小，但增强渗透性作用亦较小；阴离子型介于二者之间，以硬脂酸、油酸、月桂酸和癸酸的盐较为常见。

6. 胆汁酸及其衍生物　对多肽等药物的吸收促进作用最明显，是目前较为有效的胰岛素鼻黏膜吸收促进剂之一，但存在对黏膜的毒副作用。常用作黏膜渗透促进剂的有胆汁、胆酸钠、鹅去氧胆酸钠、甘氨胆酸钠及牛磺胆酸钠等。

7. 聚左旋精氨酸（poly-L-arg）　是一种很有前途的鼻黏膜吸收促进剂。通过改变鼻上皮细胞的膜电位、膜阻抗以及短路循环电流等，扩大细胞间隙通路而产生促进作用。对鼻黏膜细胞损伤和副作用、对鼻上皮的形态学改变、纤毛运动等影响显著低于其他渗透促进剂。

四、黏膜给药剂型的设计与制备

黏膜给药系统为适应通过口腔、鼻腔、肺部、直肠、眼部、阴道等不同生理部位用药的特点，以及发挥局部、靶向或全身的速效或长效等不同治疗目的，可采用多种不同剂型进行制剂设计。如肺部给药常采用液体分散制剂雾化给药，主要剂型有气雾剂、喷雾剂与粉雾剂。其他腔道给药则通过采用生物黏附性材料制成液体制剂，或制成凝胶剂、膜剂、微球、片剂、栓剂等半固体、固体制剂增加药物的滞留时间,并加入辅料调节释药速率,应用促渗剂增加药物吸收,对不稳定药物加入酶抑制剂避免酶解。常用眼部给药的剂型有滴眼剂、凝胶剂、眼用膜剂、眼用脂质体、眼用微球或微囊剂、纳米粒制剂、眼部植入剂等, Brij-78等聚乙烯醚非离子表面活性剂、烷基多糖能促进肽类药物的眼部吸收, EDTA、牛磺酸、癸酸及皂苷都增加角膜渗透与结膜渗透性;直肠给药除传统栓剂外,近年来开发出多种有控释作用的新型栓剂,如中空栓、双层栓、微囊栓、渗透泵栓等。阴道给药的新剂型有泡腾栓剂、海绵栓剂、膜剂、凝胶剂、阴道环、控释阴道用胶囊、生物黏附性阴道片、阴道泡腾片等。

以下重点以口腔与鼻腔给药系统为例介绍剂型设计与制备方法。

(一)口腔给药黏膜给药系统

1. 药物选择　脂溶性大或非离子形式的药物易穿过口腔脂质屏障黏膜而被吸收。但脂溶性过强则难以在唾液中达到有效浓度;药物分子量的大小对吸收也有影响,大分子药物通过加入促渗剂可获得较为理想的效果。

2. 辅料选择　选用带较多羟基与羧基的阴离子聚合物,黏附特性优于中性或阳离子聚合物;水不溶性聚合物性能比水溶性聚合物好。如Carbopol 934、CMC-Na、HPC。几种黏性材料联合使用,可以优势互补,获得最佳的黏性效果。

3. 剂型选择　口腔黏膜给药剂型中,液体剂型如溶液剂、喷雾剂、多为局部治疗作用。固体剂型如含片、舌下片、速溶片与咀嚼胶制剂(如尼古丁胶)可通过口腔黏膜吸收达到速效、避开肝首过效应的目的,但因不自觉的吞咽、滞留时间较短、药物浓度随唾液分泌下降等原因,不能长时间控制药物释放。采用生物黏附材料制成口腔黏附制剂,则可延长药物滞留与释放时间,提高生物利用度。

(1)口腔黏附片剂:包括单层黏附片和多层黏附片。单层黏附片系药物与黏附辅料混合后制粒压片而得,制备工艺简单,药物容量大,但存在双面释放、部分药物随唾液吞咽进入胃肠道的不足。可采用将单层片非黏膜接触的部分包衣,使药物只在黏膜面单向释放来克服。多层黏附片有2~3层结构,将药物和黏附剂组成黏附层,可控制药物释放速度,外覆不含药物的惰性层,黏附层直接与口腔黏膜接触,可延长黏膜停留时间。

(2)口腔黏附膜剂:是一种将药物包裹在聚合物薄膜隔室内,或溶解、分散在聚合物膜片中制成柔软的膜状剂型,也可外用于其他腔道黏膜等部位。膜剂具有柔韧性好,与黏附接触面积大等优点。外加背衬层能增大药物浓度梯度,保护制剂免受唾液的影响。成膜材料主要有PVA05-88、PVA17-88、PVA04-86、海藻酸钠、阿拉伯树胶和聚丙烯酸树脂等,其中以PVA应用较多。

(3)口腔黏附性凝胶剂:主要利用卡波姆、CMC-Na等与药物共同制成凝胶,从而达到提高药物局部浓度,延长药物的释放或扩散过程的目的。

实例1　尼莫地平固体自微乳化舌下速溶片制备

微乳化处方: Captex 200P: Cremopher EL: Labrasol: 尼莫地平(nimodipine, NM)= 30∶47∶23∶9。处方中3种辅料按比例混合得自乳化辅料混合物,再将NM、自乳化辅料混合物、Aerosil-300、甘露醇、MCC、PVPP、阿司帕坦过120目筛,按上述各组分比例为3.3%: 37%: 28.3%: 12.4%: 8%: 8%: 3%混匀,7mm冲模直接压片。片重为150mg。该制剂可改善NM溶解性差与严重首过效应等问题,提高其生物利用度。

（二）鼻腔给药

1. 药物选择　通常选择口服个体差异大而生物利用度低的药物，或口服易破坏或不吸收，只能以注射给药的药物，或需脑靶向的药物。如肽类和蛋白类药物。脂溶性、非解离、分子量小于1000的药物更易被鼻腔吸收。应用渗透促进剂后，分子量为60 000的药物可获得很好的鼻腔吸收。

2. 辅料选择　需同时考虑对鼻生理功能、刺激性的影响。渗透促进剂宜选择低毒、高效的品种，如壳聚糖、环糊精；共溶剂乙二醇、乙醇、中链甘油酯等能同时增强药物的稳定性。表面活性剂、HP-β-CD与亲脂性渗透促进剂联用可作为增溶剂和稳定剂。使用pH4.5~6.5的缓冲剂以避免对鼻黏膜刺激，维持溶菌酶活性与纤毛正常运动，并防止鼻内分泌物改变其制剂pH值。尚需加入抗氧剂及防腐剂。

3. 剂型选择　鼻腔黏膜给药的制剂类型较多。滴鼻剂分布不均匀、易从鼻腔流失，喷雾剂、粉雾剂生物利用度明显高于滴鼻剂。凝胶剂、微球、前脂质体等新型制剂可控制药物释放，是目前鼻黏膜给药研究的热点。

（1）粉雾剂：是将药物与辅料混合成均匀的、粒径符合要求的粉末后，直接吸入或通过特定的装置喷入鼻腔。药物常通过研磨粉碎或喷雾干燥制成干粉，有的含有生物黏性材料，如卡波姆、纤维素衍生物、聚丙烯酸等，这些材料吸水成为凝胶，可以延长药物与鼻黏膜的接触时间，还有一些粉雾剂是微球或前体脂质体，因此可以提高药物的生物利度。常用的载体材料为无毒、惰性的可溶性物质，如乳糖、阿拉伯胶、木糖醇、葡聚糖、甘露醇等。

（2）微球：微球是近年来发展最快的鼻腔给药新剂型，突出的优点是能够延长药物在鼻腔中的停留时间，增加药物的生物利用度。所载的药物主要是多肽类，或小分子的药物如普萘洛尔、庆大霉素等。应用较多的是可降解淀粉微球、白蛋白微球、葡聚糖微球，均有商品上市。微球能增加药物鼻腔给药的生物利用度：①微球材料的生物黏附性能，降低纤毛对异物的清除速率，延长药物在鼻腔中的停留时间；②微球材料溶胀吸收水分，使黏膜上皮细胞短暂的、可逆的脱水并萎缩，细胞间隙变大，有利于水溶性的大分子药物通过；③保护多肽、蛋白质类药物不易被酶降解；④微球的粒径较大，可控制在40~60μm内，避免较小粒子（<10μm）被空气流带入支气管。

实例2　黄芩苷乙基纤维素微球鼻腔给药系统制备

采用乳剂-溶剂挥发法制备：取黄芩苷800mg（baicalin, BC）分散于10ml CH_2Cl_2中，另取EC 800mg溶于10ml CH_2Cl_2中，将BC混悬液与EC、CH_2Cl_2溶液混合搅拌均匀，作分散相。将PVA 500mg溶于100ml蒸馏水中，作连续相。在搅拌下将分散相逐滴加入连续相，形成初乳。于11 000r/min乳化15秒后在室温下搅拌3小时，30℃继续搅拌1小时，挥尽溶剂CH_2Cl_2。所得混悬液离心去上清液，沉淀用pH 6.86磷酸缓冲液、蒸馏水依次洗涤，冻干，过200目筛即得。体外释放试验研究结果显示黄芩苷原料药7小时累积释放接近90%，而黄芩苷微球只达75%，具有一定的缓释作用。

（3）凝胶剂与原位凝胶剂：凝胶剂中的水溶性高分子聚合物可增加溶液黏度，达到减慢药物在鼻黏膜的清除速度，增加药物与鼻黏膜的作用时间，提高生物利用度的目的。原位凝胶剂有很好的定量精确性与黏附性。

实例3　石杉碱甲鼻用原位凝胶制备

称取甘露醇、结冷胶,加入总体积85%的去离子水,在90℃水浴中加热使完全溶解。取石杉碱甲(huperzine A, HupA)用总体积10%的0.1mol/L盐酸溶解,在搅拌下加入上述溶液中,充分混匀。用30%三羟甲基氨基甲烷调节pH至6.5,加去离子水至总量,即得。

结冷胶(gellan gum)是一种阳离子敏感线性多糖新型药用辅料,低浓度溶液的黏度与水相近,一旦接触生理浓度的阳离子(Na^+, K^+, Ca^{2+}),即发生凝聚,产生溶液-凝胶相变。该HupA原位凝胶经大鼠鼻腔给药,血浆$AUC_{0\to 6h}$为静注的0.94倍,但脑脊液$AUC_{0\to 6h}$为静注和灌胃的1.3和2.3倍,提高了药物的脑靶向性。

(4)脂质体:用于鼻腔给药有诸多优点:①载体磷脂有生物相容性,减少药物对鼻黏膜的毒性和刺激性;②药物包封在脂质囊泡内,可防止被酶水解;③具有长效缓释作用;④具有生物黏附性,提高生物利用度;⑤可作为鼻黏膜免疫佐剂,刺激黏膜和全身免疫,产生免疫应答;⑥阳离子脂质体作为基因药物的载体,经鼻腔给药后,能够显著增加脂质体-DNA疫苗转染效率。前体脂质体还可以克服普通脂质体混悬液不稳定的缺点,而且由于粉末经鼻腔给药需水合的过程,能够在很长时间内维持药物的有效血药浓度水平。

五、黏膜给药系统的质量要求与评价

黏膜给药系统的各类剂型除满足其通则项下的质量要求外,还应考虑黏膜给药的特点,建立黏膜给药系统的体外与体内质量评价体系。

(一)体外评价

1. 体外溶出度与释放度　黏膜给药固体制剂的体外溶出实验,多按药典方法进行,或根据实际情况稍加改进;对于药典没有规定具体操作方法的,则需自行设计,设计时以能最大限度地模拟体内条件为基础。如凝胶剂的溶出实验可将其放入可渗析的纤维管内,加入一定量的生理盐水,两头扎紧,并置于可恒温振荡的释放介质中,定时取样测定。溶出介质采用不同pH的缓冲液或蒸馏水等。

2. 生物黏附强度　是黏贴制剂的一项重要指标,可分为体外法和体内法。体外黏附强度实验广泛用于黏附强度的初步判断。通常采用90°或180°的剥离实验。半固体膏剂可通过测定其剪切黏贴性来评价其黏附强度,方法是将软膏置于两块玻璃板之间(软膏厚0.3~0.4mm),沿平行方向拉其中一块玻璃板直至拉开,拉力越大,表明黏附越强。

3. 体外黏膜渗透性能评价　用于预测药物黏膜渗透性能,选择渗透促进剂、筛选处方及研究透膜机制等。通常分离动物的相应黏膜组织进行渗透实验,扩散装置与透皮扩散装置类似。如Ussing室是由角膜渗透装置经简单改造而成。实验数据处理与经皮给药系统相同,将测定药物的渗透量,作出Q-t曲线,斜率为稳态渗透速率(Js)。

(二)体内评价

1. 化学法　直接测定黏膜给药后体液中不同时间的药物含量,通常是血中药物浓度,再求得药动学参数。

2. 剩余量法　测定不同给药时间后制剂中药物剩余量,与标示量之差则为被吸收量。此方法通常适用于药物吸收量少,血药浓度低而无适宜检测方法的制剂,但粗略误差大。

3. 生理效应法　根据给药后产生的生理反应如血压升高或降低、血管扩张或收缩等来判断药物的释放与吸收。

4. 放射性示踪测定法　利用放射性标记的物质来评定药物的释放与吸收。此法灵敏度高,检测限低,可用于痕量物的检测。

(三)鼻腔给药的黏膜毒性评价

鼻纤毛活动是鼻腔自洁的重要表现,鼻纤毛毒性是影响鼻腔给药的重要因素,这种影响决定了鼻腔给药制剂开发的成败。给药系统中的药物、附加剂、渗透促进剂和防腐剂等都可能对鼻纤毛产生毒性作用,因此,在研发鼻腔给药新剂型时,研究药物及其附加剂对鼻腔纤毛运动的影响十分重要。

1. 纤毛清除作用测定　纤毛清除是机体抵御外界的一道屏障。测定方法包括: 纤毛摇动频率CBF(透射电镜或其他光电技术); 纤毛持续运动时间(光学显微镜)。

2. 黏膜形态的变化　是鼻黏膜毒性最直接的评价方法。可使用光学或电子显微镜观察大鼠、兔、狗的黏膜形态。人体的鼻黏膜形态学评价可用鼻内窥镜观察。

3. 溶血实验　药物或辅料对细胞膜的破坏作用是鼻黏膜组织受损的原因之一,可用于间接评价鼻黏膜毒性。通过红细胞溶血实验考察达到完全溶血所需浓度,浓度越小,膜破坏作用就越大。

4. 生化指标评价　黏膜受损时会释放出膜蛋白及酶,测定一些特定蛋白和酶的释放量即可检测黏膜受损的情况。

六、有关问题的讨论

1. 新型生物黏附材料有待发展　借助细胞生物技术,人工合成工艺的改进,合成一些带有特定糖基或肽段的聚合物使其能和特定细胞、组织和器官发生黏附。

2. 寻找新型鼻黏膜的渗透促进剂　目前黏膜渗透促进剂常常是表面活性剂。有良好吸收作用的化合物往往存在组织刺激性或黏膜组织的损害作用。如皂苷类促进剂对黏膜有强刺激性,引起红细胞的破坏,甚至导致溶血; 胆酸及其衍生物长期使用对鼻纤毛及其上皮细胞会产生不可逆转的损伤,因此需开发新型渗透促进剂。

3. 口腔黏膜给药的剂型问题　口腔黏膜固体剂型都需要在口腔中溶解后才被吸收,但药物溶解后在口腔中保留时间短,限制了给药剂量,其溶出与崩解受患者自身影响较多,如吸吮药物的程度、唾液的冲刷、药品滑入胃中的可能等等。药物在口腔中的味觉感受,往往增加了患者服药的不顺应性。

4. 质量与毒性评价方法局限　黏膜给药系统的黏附性能的标准评价、黏附性能的体内外的相关性等方面尚待深入研究。药物与辅料存在不同程度的黏膜刺激性和黏膜毒性,这对黏膜给药制剂的安全性评价提出了较高要求。

中药黏膜给药制剂应充分发挥传统中医药的优势,完善研究方法,研发新基质及新辅料,开发新剂型,加强黏膜给药制剂的体内外质量评价与黏膜刺激性、黏膜毒性等安全性研究; 同时,结合现代医药工业先进制剂技术,克服工业放大化的瓶颈,推动中药黏膜给药制剂产业化进程。

(马云淑)

第六节　中药经皮给药系统

一、概述

经皮给药是药物通过皮肤吸收进入体循环的一种给药方式。中医对经皮给药早有认识。清代吴尚先的外治疗法专著《理瀹骈文》提出了"内病外治"方法，并收载了大量治疗内科疾病的外治膏药处方。1981年美国Alza公司和Ciba公司首次推出治疗晕动症的东莨菪碱透皮贴片，国内也相继有东莨菪碱、硝酸甘油、可乐定与芬太尼等透皮给药系统上市。

（一）经皮给药系统的概念与特点

经皮给药系统（transdermal drug system, TDDS或TDD）或称经皮治疗系统（transdermal therapeutic system, TTS）是指粘贴在完整皮肤表面，药物以一定的速率通过皮肤吸收进入血液循环而产生疗效的一类给药系统。一般特指透皮贴剂（transdermal patch），其组成包括背衬层、有（或无）控释膜的药物贮库、粘贴层及临用前需除去的保护层。而广义的TDDS还包括软膏剂、凝胶剂、硬膏剂、巴布剂、膜剂、涂膜剂和气雾剂等各种经皮给药制剂。近年来TDDS在经皮免疫诱导、增强淋巴系统靶向吸收、浅表层癌细胞的治疗与生物大分子药物经皮给药等方面，表现出特有的优势；中药TDDS研究开发也取得了一定的进展，但尚处于起步阶段。

TDDS与其他途径给药的制剂相比有如下特点：①可避免肝脏的首过效应与药物在胃肠道的降解。药物吸收不受胃肠道因素影响，减少用药的个体差异。②药物可长时间以恒定速率进入体内，减少给药次数，延长给药间隔，加强了患者用药的顺应性。③按需要的速率将药物输入体内，维持恒定的有效血药浓度。避免了口服给药等引起的血药浓度峰谷现象，降低了毒副反应。④使用方便，可以随时中断给药，特别适合于婴儿、老人或不宜口服的病人。中药经皮给药结合传统中医疗法，可通过穴位给药、脐部给药，起到定位经皮给药全身治疗的目的。

透皮给药的局限性：①皮肤为人体天然的屏障，大部分药物均难以足够量透过屏障，故不适合剂量大的药物。②药物的分子量、极性、熔点均影响药物的透皮吸收。对皮肤有刺激性和过敏性的药物不宜设计成TDDS。③皮肤表面的微生物及皮肤中的酶对一些药物有降解作用。

（二）经皮给药制剂的吸收机理

皮肤是TDDS的给药部位。皮肤的厚度一般在0.5~4mm，分内外两层，外层称为表皮，内层称真皮，并分布有皮肤附属器。表皮由上皮细胞构成，从基底层发育而成。由基底层开始向外依次分化成棘层、粒层、透明层和角质层。其中角质层为12~20层死亡的扁平角质细胞构成，具有很好的屏障作用。角质层细胞内含有α角蛋白丝、纤维蛋白等，细胞有类脂厚膜，细胞间隙充满类脂，共同构成有效的脂质保护部分。真皮层主要由纤维蛋白与少量脂质形成疏松结缔组织，分布有丰富的毛细血管、毛细淋巴管、毛囊与皮脂腺。皮下组织是一种脂肪组织，具有血液循环系统、汗腺和毛孔。

1. 药物在皮肤内的渗透过程

药物应用于皮肤后,一般经历释放(从制剂转运中至皮肤表面)、扩散(皮肤表面药物分子分配、穿过脂性角质层,进入水性活性表皮与真皮)、吸收(进入血液循环)等三个主要过程。角质层是药物透过的主要屏障,真皮与皮下组织一般不形成屏障,药物可在其中迅速转运。

药物通过皮肤吸收主要有两条途径,如图11-4所示。

(1)完整的表皮:药物透过完整表皮进入真皮,经毛细血管吸收进入体循环,是药物经皮吸收的主要途径。药物可以通过两个途径到达活性表皮。①细胞间隙。角质层细胞间隙结构比较疏松,是药物扩散的主要途径,细胞间隙镶嵌的类脂质是药物渗透的主要阻力。②细胞膜和细胞扩散。角质层细胞膜是一种致密的交联蛋白网状结构,物质扩散困难,不是药物扩散的主要途径。

(2)皮肤附属器:虽然药物通过皮肤附属器毛囊、皮脂腺和汗腺的穿透速率要比表皮途径快,但由于皮肤附属器开口占整个皮肤表面积的1%以下,因此不是药物经皮吸收的主要途径。但水溶性的大分子渗透及离子导入过程中,皮肤附属器是药物通过皮肤的主要通道。

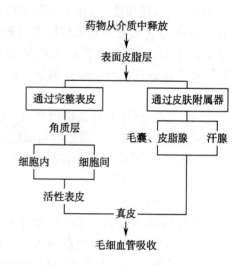

图11-4 药物在皮肤内的转运途径

2. 皮肤的代谢 皮肤的活性表皮内存在代谢酶,能代谢渗透通过皮肤的药物,产生"首过效应",但比肝首过效应弱得多。利用皮肤的代谢作用可设计经皮吸收前体药物。

3. 皮肤的贮库作用 药物在经皮吸收过程中可能会在皮肤内,尤其是在角质层内产生积累,形成贮库。这主要是游离药物溶解于脂性角质层中,或药物与角蛋白结合或吸附引起。药物制成脂质体或磷脂复合物后产生较明显的贮库作用。

4. 药物在皮肤内的扩散动力学 药物通过皮肤的渗透是被动扩散过程,常用Fick扩散定律来描述。假如应用于皮肤表面的药物是饱和系统,在扩散过程中药物浓度保持不变,当时间充分大时,则通过皮肤的药物的累积量M与时间t的关系可用式11-1表示:

$$M = \frac{DC_0 k}{h}\left(t - \frac{h^2}{6D}\right) \qquad (式11-1)$$

式中,D为药物在皮肤内的扩散系数(cm^2/s);h为皮肤厚度。C_0为与皮肤接触的给药系统介质中的药物浓度,k为角质层与介质中分配系数。$C_0 k$表示皮肤角质层中的药物浓度。

式11-1表示药物通过皮肤扩散达到稳态时的M-t关系,见图11-5的直线部分。将式11-1进行微分,可得稳态透皮速率J的计算公式:

$$J = \frac{dM}{dt} = \frac{DkC_0}{h} \qquad (式11-2)$$

式中,J为药物累积渗透量-时间曲线的直线部分斜率。式中的Dk/h称作渗透系数P,单位是(cm/s)或(cm/h),它表示透皮速率与药物浓度之间的关系,即$J = PC_0$。

如果皮肤表面不符合漏槽条件,则透皮速率与皮肤两边的浓度差ΔC成正比,即:$J = P\Delta C$

（三）影响皮肤药物经皮吸收的因素

1. 皮肤的渗透性差异　皮肤的渗透性是影响药物经皮吸收的主要因素。

（1）年龄与性别：老人和男性的皮肤较儿童、女性的渗透性差。年龄对药物透皮速率的影响并不是都很显著，这可能还与药物的性质有关。

（2）角质层厚度：身体的不同部位皮肤存在渗透性差异，这主要是由角质层厚度与皮肤附属器密度不同引起，一般渗透性的大小依次为阴囊＞耳后＞腋窝区＞前额＞手臂＞腿部＞胸部＞足底和手掌。

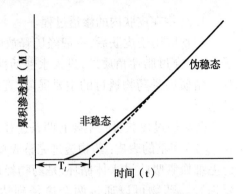

图11-5　药物累积渗透量-时间曲线

（3）皮肤条件：角质层能吸收水分使皮肤水化，细胞膨胀，结构疏松，亲水性与亲脂性药物的透皮速率均增大。覆盖敷料或使用脂溶性软膏基质防止水分蒸发，引起皮肤水化。皮肤有病变时，屏障作用可能会发生改变。

2. 药物理化性质

（1）药物的分子大小：分子大小对药物通过皮肤角质层扩散的影响，与药物在聚合物膜内的扩散相似，即扩散系数与药物分子直径成反比。

（2）药物的熔点：低熔点（<85℃）的药物容易渗透通过皮肤。

（3）溶解度与分配系数：是影响药物经皮吸收的最主要因素之一。脂溶性大的药物易通过脂性角质层，但脂溶性太大的药物难以分配进入水性活性表皮，所以药物穿过皮肤的渗透系数与油/水分配系数（$\log K$）往往成抛物线关系。如图11-6所示。水溶性药物经皮渗透系数小，但当溶解度大时可能有较大的透皮速率。

（4）药物的解离程度：药物的分子形式比离子形式有较大的经皮渗透性能。

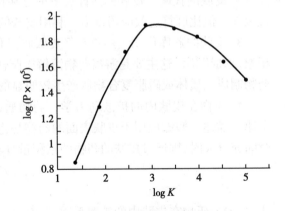

图11-6　对氨基苯甲酸酯类的分配系数与渗透系数的关系

曲线上的点从左到右依次为：对氨基苯甲酸甲酯、乙酯、丙酯、丁酯、戊酯、己酯、庚酯和辛酯

（四）经皮给药制剂的分类

1. 控释型经皮给药系统　将药物、渗透促进剂及其他附加剂或基质被控释膜或其他控释材料包裹成贮库，由控释膜或控释材料的性质控制药物的释放速率。包括具限速膜型与不具限速膜型。前者又分为复合膜型与充填封闭型，后者又分为黏胶层限速型与微贮库型。

2. 骨架型经皮给药系统　将药物溶解成均匀分散在聚合物或胶黏剂骨架中，由骨架的组成成分控制药物释放。

具限速膜型系统中的药物能以零级速率释放，而其他类型的释放速率可能是Higuchi型或是近似零级。

二、中药经皮给药系统常用的辅料

（一）聚合物骨架材料与控释膜材料

这类高分子材料应具有以下特性：①不应与药物作用；②使药物有适当的释放速率；③能稳定的吸留药物；④对皮肤没有刺激性，最好能黏附于皮肤上；⑤高温高湿条件下，保持结构与形态的完整。

1. 聚乙烯醇（polyvinyl alcohol，PVA） PVA有强亲水性与成膜性。其理化性质与醇解度和聚合度有关，国产的PVA规格有0488、0588和1788等，醇解度均为88%。可形成经皮给药系统需要的是高含水量与高机械强度的凝胶骨架。

2. 醋酸纤维素（cellulose acetate，CA） 经皮给药系统中用常使用二醋酸纤维素和三醋酸纤维素作微孔骨架材料或微孔控释膜材料。作为控释膜材的CA薄膜，机械强度不高，增塑剂能改善其脆性，释药速度较快。常用增塑剂有PEG400、HPMC等。

3. 乙烯-醋酸乙烯共聚物（ethylene-vinyl acetate copolymer，EVA） EVA分子量大，玻璃化温度高，机械强度大。对于不同的药物及所需的不同释放速率，采用醋酸乙烯含量不同的材料作为控释膜。工业上制备EVA控释膜采用吹塑法。少量制备亦可用溶剂浇铸法或热压法。

4. 聚氯乙烯（polyvinylchoride，PVC） 是产量最大的塑料品种之一，化学稳定性高，机械性能好。一般用于制取薄膜材料的聚氯乙烯树脂常需加入30%~70%的增塑剂，称为软PVC。PVC的渗透性比较低，用作控释膜材和含药骨架膜能维持较长时间（1星期至数月不等）释放。

5. 聚丙烯（polypropylene，PP） PP薄膜具有优良的透明性、强度和耐热性，可耐受100℃煮沸灭菌。较高分子量的PP微孔薄膜经双向拉伸，透过性提高，但在120℃以上加热时会发生收缩。

6. 硅橡胶（silicone rubber） 是高分子量的线性有机硅氧烷聚合物，具有优良的生物相容性，无毒、无过敏。对许多药物有良好渗透性，容易加工成型，机械强度高。在聚合物中加入微粉硅胶之类的填充剂（20%~30%），能提高释药速度与机械强度。

（二）压敏胶

压敏胶（pressure sensitive adhesive，PSA）是指在较微压力下既可实现粘贴又容易剥离的一类胶黏材料。在TDDS中的作用是使给药系统与皮肤紧密贴合，还作为药物的贮库或载体材料，可调节药物的释放速率。

优良药用压敏胶材料应具有足够强的黏附力和内聚强度，能粘接不同类型皮肤，无刺激和致敏性。目前使用的PSA有溶剂型、水分散型和热熔型等多种。PSA的四个黏附性能，即初黏力T、黏附力（剥离强度）A、持黏力（内聚力）C和黏基力K应满足：$T<A<C<K$。T是指压敏胶与被黏物轻轻地快速接触时表现出的对被黏物的黏接能力。A是指用适当的压力和时间进行粘贴后，压敏胶和被黏物间的抗分离能力，一般用180°剥离强度来量度。C表示胶黏制品抵抗持久性剪切外力所起的蠕变破坏的能力。K是指胶黏剂与背衬材料之间的黏合力。如果$T\nless A$，就没有对压力敏感的性能，若$A\nless C$，则揭去贴剂时就会出现胶层破坏，出现拉丝或胶黏剂残存在皮肤表面等现象，$C\nless K$，就会产生胶黏层与背衬材料脱离现象。

经皮给药系统常用的压敏胶有如下几种：

1. 聚异丁烯类压敏胶（polyisobutylene，PIB）　系无定形线性聚合物，在烃类溶剂中溶解，为溶液型PSA。其黏性取决于分子量及其交联度等。低分子量的PIB是黏性半流体，与高分子量的PIB混合使用可起到增黏以及改善柔软性、润湿性和韧性的作用。高分子量的PIB则具有较高的剥离强度和内聚强度。

2. 丙烯酸类压敏胶　分为溶剂型和水分散型两类，改变聚合单体组成及比例，可以获得不同性能的压敏材料。常用的聚合单体有丙烯酸、醋酸乙烯以及丙烯酸酯等。烯酸类压敏胶对极性膜材有很好的亲和性，具有良好的耐寒性、耐热性、性质稳定，利于皮肤的透气和透湿，但其粘贴性比PIB稍弱。

3. 硅橡胶压敏胶　低分子量硅树脂与线性聚二甲基硅氧烷流体经缩合而成的聚合物。增加硅氧烷含量可以提高柔软性和黏性，增加树脂用量则黏性较低但易于干燥。硅橡胶压敏胶玻璃化温度低，具有很大的柔性和很低的表面能，适合于多种不同膜材，黏性和扩散性好、透气性和透湿性良好，耐高温和耐低温，化学稳定性高，安全无毒，是优良的压敏胶材料，但价格相对较高。

4. 热熔型压敏胶（hot melt PSA，HMPSA）　继溶剂型和乳液型压敏胶之后的第3代压敏胶。主体材料有苯乙烯-丁二烯-苯乙烯共聚物（SBS）、苯乙烯-异戊二烯-苯乙烯共聚物（SIS），以及聚酰胺和EVA共聚物等，配以增黏树脂、增塑剂、抗氧化剂、软化剂、填充剂等组成。SBS强度高、韧性好、固化快，SIS低温柔软性能更好、黏性更强，二者常以不同含量比例合用，在制备过程中不加入有机溶剂，在熔融状态下进行涂布、冷却固化而成。达到较好的初黏力、柔韧性与剥离强度。

（三）其他材料

1. 背衬材料　系用于支持药库或压敏胶等的薄膜，一般要求在厚度很小（0.1~0.3mm）时既对药物、溶剂、湿气和光线等有较好的阻隔性能，并且有良好的柔软性和一定的拉伸强度。常用多层复合铝箔，即由铝箔、聚乙烯或聚丙烯等膜材复合而成的双层或三层复合膜。其他还有聚对苯二甲酸二乙酯（polydiethylphthalate，PET）、高密度聚乙烯（high density polyethylene，HDPE）、聚苯乙烯（polystyrene，PS）等。

2. 防黏材料　防止压敏胶从药库或控释膜上转移到防黏材料上，材料的表面自由能应低于压敏胶表面自由能，与压敏胶的亲和性小于压敏胶与控释膜的亲和性。常用聚乙烯、聚苯乙烯、聚丙烯、聚碳酸酯等的聚合物膜材，也可使用以石蜡或甲基硅油处理过表面的光滑厚纸。

3. 药库材料　其材料很多，可以用单一材料，也可用多种材料配制的软膏、水凝胶、溶液等。卡波姆、羟基甲基纤维素、聚乙烯醇等均较为常用，压敏胶和骨架膜材也同时是药库材料。

三、经皮给药系统的设计与制备

皮肤的屏障作用限制了药物经皮吸收，因此在设计TDDS时，首先要选择适合透皮吸收的药物及其剂量；同时为了提高药物的经皮吸收程度与速度，应采用各种促进药物经皮吸收的方法。通过实验研究药物的体内外经皮渗透行为，最后选择适合的TDDS类型与配方进行TDDS的制备。

（一）经皮给药系统的药物选择

1. 物理化学性质 ①有适宜的溶解度，在水和矿物油中的溶解度最好均在1mg/ml以上；②相对分子质量低，一般小于1000；③熔点以低于100~85℃为理想；④饱和水溶液pH在5~9之间。目前随着提高药物经皮吸收的化学、物理方法和技术如离子导入、微针给药等的应用，使一些过去认为经皮给药难以实行的多肽类、蛋白等大分子药物的传递成为可能。

2. 药理和药动学性质 ①药理作用强，剂量小；②需长期连续给药，如慢性疾病的长期治疗；③生物半衰期短，分布容积小；④对皮肤无刺激性与过敏反应；⑤口服给药首过效应大或在胃肠道易失活、刺激性大；⑥普通药物剂型给药副作用大或疗效不可靠。

3. 药物剂量 药物剂量大者制成TDDS所需面积要大，因此一般60cm²是病人可接受的最大面积。选择适当的介质或经皮吸收促进剂，可在一定程度上增大透皮速率，缩小贴片面积达到临床要求。

为了保证经皮给药系统能以恒定的速率释药，TDDS内药物的总量总是大于通过皮肤吸收的释药量。系统内药物的高浓度是药物扩散的动力，也使TDDS生物利用度不会达到100%，是一种不完全吸收给药系统。

（二）促进药物经皮吸收的方法

大部分药物的透皮速率都满足不了治疗要求，因此提高药物的透皮速率是开发经皮给药系统的关键。促进药物经皮吸收的方法包括化学方法（加入渗透促进剂）、药剂学方法（制成新型药物载体）和物理学方法等。

1. 渗透促进剂 是指能够增加药物透皮速率或透皮量的物质。渗透促进剂可逆地改变皮肤角质层的屏障功能，又不损伤任何活性细胞。渗透促进剂作用机制大致可归纳为：①使角质层细胞内结构蛋白变性，促进蛋白水合作用；②破坏角质层细胞间脂质长链的有序排列，增加双分子层的流动性；③溶解或脱去皮肤脂质、脂蛋白，增加药物在角质层的扩散性；④与药物或有利于药物形成脂溶性较大、易于透皮的离子对；⑤作为助溶剂，提高药物在角质层的热力学活性，增加皮肤中药物的溶解度。

（1）氮酮：即月桂氮䓬酮（azone），为无臭、几乎无味、无色的强亲脂性澄清油状液体。能与醇、酮、低级烃类混溶而不溶于水，氮酮常用浓度为1%~10%，其促渗透作用往往不与浓度成正相关。其最佳浓度与药物的物理化学性质及所用的介质有关。与丙二醇或乙醇合用能大大提高氮酮的促渗透作用。氮酮对亲水性药物的作用较强。

（2）醇类：低级醇兼作溶剂。直链醇的渗透促进作用与碳链长度有关，短碳链醇主要增加药物在角质层中的溶解度，但高浓度会引起皮肤刺激，使角质层脱脂和脱水。长链脂肪醇的促渗透效果好，用量小。多元醇类如丙二醇在TDDS中常用作溶剂、潜溶剂和保湿剂等，其对亲脂性药物的促渗透作用的往往比亲水性药物好。

（3）酯类：乙酸乙酯对某些药物具有很好的透皮促进作用，但本身亦会渗透通过皮肤。肉豆蔻酸异丙酯（IPM）较为常用，对药物在角质层中有增溶作用，毒性很低。油酸、月桂酸的酯多为表面活性剂，如聚乙二醇单月桂酸酯（PEGML）。

（4）亚砜类：二甲基亚砜（dimethyl sulfoxide, DMSO）曾广泛使用，但高浓度对皮肤有较严重的刺激性，吸收后还可能产生毒性反应，因此使用受到限制。癸基甲基亚砜是DMSO的烷基同系物，具较好的性能，在1%~4%的低浓度即有经皮渗透促进作用，刺激性、毒性和不适臭味都比二甲基亚砜小。

（5）脂肪酸类：能作用于角质层细胞间类脂，增加脂质的流动性，其渗透促进作用与碳链长度与双键数目有关，增加双键则渗透促进作用增强。如油酸与月桂酸。油酸与皮肤中的脂肪酸结构相似，能促进药物的经皮渗透，乙醇和丙二醇可增加油酸在角质层的分配量，产生协同作用。

（6）表面活性剂：对生物膜的作用复杂，低浓度时与角质层中的α-角蛋白作用，并有脱脂作用，增加药物的渗透速率。而当其浓度超过临界胶团浓度（CMC）时，药物进入胶团内，热力学活性降低，渗透速率降低。表面活性剂对极性药物相对较强，促渗作用强弱为阴离子型＞阳离子型＞非离子型。

（7）胺及酰胺类：尿素与吡咯酮是皮肤的天然角质保湿剂，尿素能增加角质层的水化作用，可引起角质溶解，降低类脂相变温度，增加类脂的流动性。已有合成的一系列环状不饱和尿素衍生物作为渗透促进剂，无毒安全，可生物降解。吡咯酮类衍生物如2-吡咯烷酮和N-甲基吡咯烷酮。胺类渗透促进剂有十二烷基-N，N二甲氨基乙酯（DDAA）和十二烷基-N，N二甲氨基异丙酸酯（DDAIP，NexACT88）。酰胺类主要有二甲基甲酰胺（DMF）和二甲基乙酰胺（DMA）。

（8）萜烯类挥发性成分：包括单萜、倍半萜、双萜等，是存在于挥发油中的一类成分。萜烯类对某些药物是较好的渗透促进剂，且多是天然物质，毒性小于合成的渗透促进剂，有些萜烯类的渗透促进效果与氮酮接近，但需注意可能的药理作用。如薄荷醇、冰片、桉叶油与1，8-桉树脑。

（9）细胞穿膜肽（cell penetration peptides，CPPs）：也称为蛋白转导域（protein transduction domain，PTD）或膜转运蛋白（membrane transduction peptides，MTPS）。为5~30个氨基酸组成的短肽，能有效地促进生物大分子药物的经皮吸收。CPPs根据其来源不同可以分为3类：①天然CPPs；②人工合成CPPs；③嵌合CPPs。

2. 新型载体技术

（1）脂质体（liposome）：脂质体的磷脂双分子层类似细胞结构，有利于药物透过皮肤角质层。多数药物脂质体并不能增加透皮速率，而是由于与皮肤角质层脂质高度相似，有使药物滞留于皮肤的靶向性作用。已有一些皮肤局部用脂质体制剂应用，如米诺地尔、维A酸与地塞米松等。

传递体（transfersomes，TF）是在磷脂成分中加入表面活性物质如胆酸钠等形成的一种自聚集脂质体泡囊。亦称为柔性纳米脂质体，粒径约90~500nm。传递体有很强的自动调节能力与高度亲水性，能顺水化梯度发生高效渗透，自如地穿过孔径为其本身1/10~1/5的小孔，透过速率和量几乎与纯水相当。且进入血液后，能直接达靶器官或组织。

醇（脂）质体（ethosomes）是由于磷脂、乙醇和水构成的高含醇脂质体。醇质体因含醇而有较强的流动性，易穿越过角质层，增加药物在皮肤内的滞留量。

（2）微乳（micro emulsion）：微乳能提高药物载体的热力学活性与角质层透过性，与脂质体比较，微乳更易透过皮肤，且局部皮肤组织内滞留量少。但表面活性剂用量较大，对皮肤的刺激性较强。

（3）固体脂质纳米粒（solid lipid nanopartical，SLN）：粒径为50~1000nm。SLN有较高载药量，提高药物在表皮部位的靶向聚集，并能渗入皮肤角质层内，与角质层紧密接触，增加药物对生物膜的透过量并延长释药时间，促进药物经皮吸收。

（4）环糊精包合物（cyclodextrin inclusion compound）：药物分子被环糊精包合后，能改善药物的透皮吸收性能，促进药物释放与经皮渗透。常用β-环糊精及2-HP-β-环糊精与脂肪酸和丙二醇合用。利用具表面活性的烷基化β-环糊精包合水溶性药物，可改变药物在皮肤内的分配。

其他促进经皮渗透的载体还有：非离子表面活性囊泡（局部作用），聚合物胶束，树状大分子、电纺纳米纤维。

3. 物理方法促进药物经皮渗透

（1）离子导入技术（iontophoresis）：是通过在皮肤上应用适当的直流电（电压0.1~5V）而增加药物分子透过皮肤进入机体的过程。一般使药物离子化，主要通过汗腺和毛囊的孔隙等皮肤附属器途径透过皮肤。中性分子在电渗作用下也能够透过皮肤，如图11-7所示，近年来较多地应用在多肽等大分子药物给药方法的研究上，如人生长激素、人胰岛素（DNA重组）等。

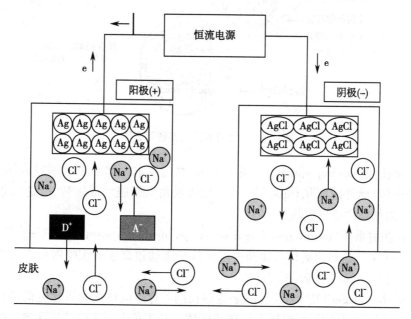

图11-7　Ag/AgCl电极系统的离子导入示意图

阳极室中含有离子化药物D$^+$A$^-$和Na$^+$Cl$^-$

阴极室中含有Na$^+$Cl$^-$

阳极：$Ag(s) + Cl^-(aq) \rightarrow AgCl(s) + e^-$

阴极：$AgCl(s) + e^- \rightarrow Ag(s) + Cl^-(aq)$

（2）超声导入技术（phonophoresis或sonophoresis）：其机制主要是借助超声波的热效应与空化作用。热效应使组织温度升高，血管扩张，血流加快。空化作用指可造成皮肤角质层脂质双层的无序化排列，在角质层上产生微通道，增加药物对流传递，从而促进药物穿透皮肤。

（3）激光技术：包括①光机械波法，即将激光脉冲打到靶材料（药物）上，使能量转换为光机械波（瞬间高压波）并冲击到皮肤上，对大分子药物的透皮吸收有明显促进作用；②激光烧灼法，利用激光能流对皮肤角质层进行烧灼，使其形态结构和排列发生变化，从而促进药物经皮穿透。激光辅助转运系统（laser assisted delivery，LAD）注射前5分钟用于转运4%的利多卡因，可显著降低注射针头插入的疼痛。

（4）微针技术（microfabricated microneedles）：是指通过微针制造技术，在贴片很小的面积上覆盖数百根微针，微针长度约1~150μm，针尖直径小于20微米，能刺穿皮肤角质层又不触及神经，从而促进药物持续性经皮吸收，实现无痛给药，如图11-8所示。微针阵列可以分为实心针和中空针两大类型。体内试验显示，皮肤内插入微针能使小分子药物、高分子药物和纳米粒按大小顺序增加渗透性。对低聚核苷酸，胰岛素及疫苗等大分子药物透皮肤吸收有特别意义。

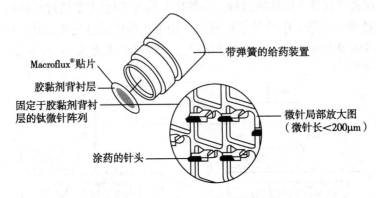

图11-8 微针阵列给药系统示意图

（5）电穿孔法（electroporation，EP）：也称电致孔技术。此法采用瞬时高压（一般大于100V）脉冲电流（脉冲时间从10μs至100ms）使皮肤角质细胞形成短暂、可逆的脂质双分子层水性通道，以使药物透皮吸收。

（6）无针注射系统（needle-free drug delivery，jet injection system）：是利用高压动力，如弹簧或气体弹筒（N_2等超高速流体），使药物溶液或粉末通过高速射流喷射穿透角质层释放到表皮和真皮，达到局部或全身治疗的目的。

（7）驻极体（electret）技术：驻极体是能够长期贮存空间电荷和极化电荷的功能电介质材料。皮肤、蛋白质、血液等组织属于生物驻极体。利用负电晕充电的聚四氟乙烯多孔薄膜外源性驻极体，对皮肤提供长期静电场和微电流，从而改变角质层层状类脂的排列结构，形成高渗透性的微小孔道，促进药物透皮。

4.前体药物　通过对低渗透性极性药物分子结构进行改造，增加其亲脂性与经皮渗透，可增加在角质层内的溶解度，在渗透通过皮肤的过程中，可被活性表皮内酶或体内受酶分解成母体药物。如厚朴酚（magnolol）、和厚朴酚（honokiol）由于极性较大不利于透皮吸收。甲基修饰后能增加在皮肤中的蓄积，增加治疗炎性皮肤疾病的疗效。

各种促渗方法合用往往促渗透效果更佳。目前药学研究者致力于两种或多种促渗透方法联用，使它们对药物的渗透产生协同作用，既可减少用量，降低单一渗透促进剂可能的毒性反应，又可使主药发挥最佳效能。

（三）经皮给药系统的制备

1.各类经皮给药系统的组成与制备

（1）膜控释型（充填封闭型）TDDS：该类经皮给药系统由背衬层、药物贮库、控释膜、黏胶层与保护层组成,如图11-9所示。药物贮库以液体、乳剂、软膏或凝胶等半固体充填封闭于背衬膜与控释膜之间。控释膜常为PP或EVA的微孔膜或无孔膜,膜的厚度、孔大小、孔率及充填介质等影响药物释放速率。黏胶层也可加入药物作为负荷剂量。如雌二醇TDDS Estraderm等。

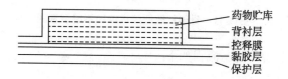

图11-9　膜控释型经皮给药系统示意图

膜控释型贴剂制备工艺如下:

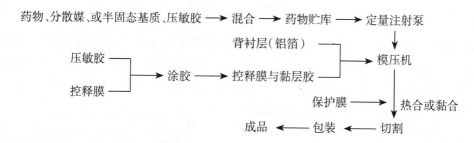

（2）黏胶分散型(胶黏层控释型)TDDS:是将药物直接分散于压敏胶中,涂于背衬层上作为贮库,再覆以具有控释作用的空白或含药黏胶层,加防黏层即成。特点是剂型薄、生产方便,可以利用现有的涂胶设备,与皮肤接触的表面可输出药物。硝酸甘油TDDS Nitro-DurⅡ是以聚丙烯酸酯压敏胶为分散材料的该类系统。

为了保证恒定的释药速度,可将药库按照适宜浓度梯度制成多层含不同药量及致孔剂的压敏胶层,称为多层黏胶分散型经皮给药系统。如图11-10所示,这种给药系统随着由外到内浓度梯度及孔隙率的增加,因厚度变化引起的速度减低可得到补偿。

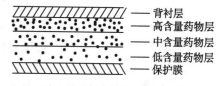

图11-10　多层黏胶分散型经皮给药系统示意图

多层黏胶分散型贴剂的制备工艺如下:

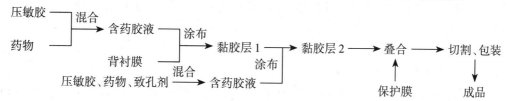

（3）骨架扩散型TDDS:是将药物均匀分散或溶解在疏水或亲水的聚合物骨架中(图11-11),如PVA、PVP、聚丙烯酸盐、海藻酸钠等,并含有水、丙二醇和PEG等起润湿作用。将其制成有一定面积与厚度的药物贮库膜,粘贴于背衬层上,再在药膜上或药膜周围涂布压敏胶,加防黏层即成。含药物的聚合物骨架起控释作用。亲水聚合物骨架能与皮肤紧密贴合,通过润湿皮肤促进药物吸收。

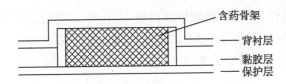

图11-11　骨架扩散型经皮给药系统示意图

骨架扩散型贴剂制备的基本流程如下：

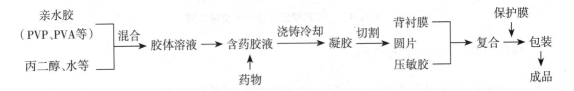

（4）微贮库型TDDS：该类系统结合了膜控型和骨架型特点。制法是将药物分散在水溶性聚合物（如PEG）的水溶液中，再将其分散于疏水性聚合物（如有机硅聚合物）或其单体中，在高切变机械力下，疏水聚合物迅速交联成为含有水相液滴的稳定分散系统。其中球型液滴成为药库，交联聚合物为骨架，并有控释作用。将其制成一定面积及厚度的药膜，置于黏胶层中心，加背衬材料及保护层即得，如图11-12所示。因制备工艺复杂，应用很少。

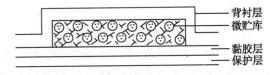

图11-12　微型贮库型经皮给药系统示意图

除上述四种基本的TDDS类型外，文献报道尚有其他类型。

实例　马钱子碱经皮贴剂

处方：马钱子碱1~2份、羧甲基纤维素钠1份、聚乙烯醇1~5份、聚乙烯吡咯烷酮4~8份、聚乙二醇400 0.5~1份、甘油10~15份和水适量；促渗剂可选用氮酮、油酸、丙二醇、薄荷脑中的一种或几种（0.5~2份）；

制法：取羧甲基纤维素钠、聚乙烯醇、聚乙烯吡咯烷酮以水为溶剂溶胀，放置12~24小时，加入甘油搅拌均匀，得透明黏稠状液体，备用；将马钱子碱用聚乙二醇400溶解，和氮酮一起加入上述黏稠状液体中，搅拌溶解混匀，超声脱气，趁热涂布于防黏层上，干燥，覆盖背衬层，裁切，即得。

2. 膜材的加工、复合和成型

（1）膜材的加工方法：TDDS控释膜材的常用加工方法可分为两类，即溶液涂布法和热熔加工法。溶液涂布法比较简单，适合于实验室小量制备。热熔加工成膜包括吹塑、挤压、注塑等，适合于工业生产，在塑料工业领域已有大量商品。为了获得适宜膜孔大小的特殊控释膜材，尚需采用熔蚀法、拉伸法与核辐射法等工艺技术进行处理。

（2）膜材的复合和成型：主要可分3种类型：①涂膜复合工艺；②充填热合工艺；③骨架黏合工艺。

四、经皮给药制剂的质量评价

(一)体外评价

体外评价包括含量测定、含量均匀度检查、体外释放度检查、经皮渗透性测定、黏着性能检查、体外经皮渗透实验等。

1. 释放度　参照《中国药典》2015年版四部收载的贴剂释放度的测定方法(通则0931"溶出度与释放度测定法"中"第四法浆碟法"与"第五法转筒法")。

2. 黏附力　一般主要对4种黏附力指标:初黏力、持黏力、剥离强度和黏着力进行测定。具体方法与结果判断参考《中国药典》2015年版四部(通则0952黏附力测定法)。初黏力的测定采用滚球斜坡停止法;持黏力反应贴剂膏体抵抗持久外力引起的变形或断裂的能力;剥离强度采用180°剥离强度试验法测定;黏着力表示贴剂与皮肤附着后产生的黏附力。

3. 体外经皮渗透实验　可了解药物在皮肤内渗透过程,研究影响经皮渗透的因素和筛选经皮给药系统的处方组成等。离体经皮渗透的研究结果可以在一定程度上反映药物在体内的经皮吸收情况。

(1)实验装置:经皮渗透扩散池一般是由供给室和接收室组成的双室装置。在两个室之间夹有剥离的皮肤样品,皮肤的角质层面朝供给室,其内装药物溶液或TDDS等药物制剂,在接收室装有接收介质。常用的扩散池有直立式和卧式两种。图11-13A为直式单室Franz扩散池,常用于药物制剂或药物饱和溶液的透皮速率测定。图11-13B为卧式扩散池,即Valia-Chien扩散池,适合研究液体介质中成分的经皮扩散,可在两侧加上电极,用于离子导入给药系统的研究。

(2)皮肤的选择:最好用人身体同一部位的皮肤,以便进行处方的对比实验。用动物皮肤代替时,尽量选择渗透性接近人皮肤的动物皮肤。一般认为皮肤的渗透性大小为裸鼠、小

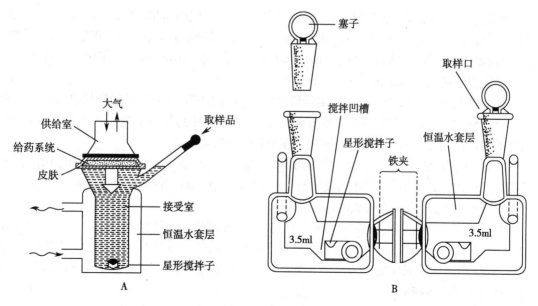

图11-13　扩散池示意图

A.直立式扩散池　B.卧式扩散池

鼠＞兔、大鼠和豚鼠＞人、猪耳、蛇蜕、乳猪和猴。实验用得较多的是裸鼠皮肤，其毛孔密度与人体皮肤相近且无需去毛。猪耳皮肤的实验数据和人皮肤有较好的相关性。

（二）体内评价

1. 安全性试验　经皮给药制剂在进行临床研究之前，需进行皮肤急性毒性试验、皮肤长期毒性试验、皮肤刺激试验与皮肤过敏试验等。

2. 体内药动学研究与生物利用度试验　如果分析方法具有足够的灵敏度，可用适宜的方法（HPLC，GC/MS，LC/MS等）直接测定血浆或尿中原形药物的量，求出曲线下面积（AUC），计算生物利用度。对剂量小的药物，可采用同位素示踪法（^{14}C或^{3}H标记）测定尿或粪便中排出的放射性总量。也可测定给药系统中药物经皮吸收后药物的残留量，间接求算出药物的吸收量。采用经皮微渗析法（microdialysis，MD）可直接测定皮肤内和皮下组织中的药物浓度，进行经皮吸收局部组织药动学研究。

TDDS是一类"吸收不完全"产品，仅有部分药量由系统释放并吸收，过量的药物是为了保证用药时间内恒定的浓度梯度，所以TDDS生物利用度往往较口服或注射相同量药物低得多，但只要能维持稳定有效的治疗血药浓度，显著延长作用时间，则可合理降低对绝对吸收量的要求。

3. 生物等效性评价　对于改变给药途径的TDDS制剂应与原给药途径的制剂进行生物等效性实验，通过实验获得主要药动学参数AUC、C_{max}、t_{max}等，经生物等效性统计分析是否生物等效。

4. 体内外相关性　对TDDS的体外经皮渗透实验与体内生物利用度的相关性进行研究。一旦确定了体内外实验的相关关系，可用体外经皮渗透参数预测血药浓度，也可用于筛选制剂处方和制备工艺，验证制剂产品体内外性能的一致性。

五、有关问题的讨论

中药经皮给药治疗疾病是我国传统疗法之一。由于中医用药多为复方给药，药味较多，成分复杂且含量较低，选择性及专一性较差，大部分传统透皮制剂属于局部用药。总体看来，我国TDDS缺少系统、深入的研究，在研究和开发方面与发达国家相比还存在比较明显的差距。具体表现在以下几方面：

1. 中药复方有效成分透皮吸收定量研究问题　目前多数研究都只选择其中某一成分为指标进行评价，未能体现中药及其复方的特点。且TDDS中药物一般吸收量少，对体内药物浓度的直接检测要求较高，复方贴剂体内药动学研究难度较大。

2. 渗透速率和渗透量能否达到治疗要求问题　由于皮肤角质层的限速屏障作用使大多数药物的透皮性能降低，尤其中药复方TDDS在研制，应选择疗效确切、药味少而精的中药处方，寻找合适的方法来改善皮肤的透过性以达治疗要求。

3. 中药透皮促进剂的开发与机制研究问题　应以中医药理论为指导，结合其化学成分和药理作用，对中药促渗作用进行筛选。对已有的中药透皮促进剂及其合用的作用机制与规律、皮肤刺激性等问题需要关注。对具有药理活性的中药渗透促进剂作为药用附加剂的理论基础需要深入研究。

4. 新型中药TDDS的基础研究和开发问题　在目前临床应用的中药外用制剂多限于普通软膏剂、膏药、橡胶膏剂等，制备工艺落后，尚无成熟的透皮贴剂。中药经皮制剂的质量标准、药理毒理研究,均需进一步完善。

5. 国产经皮给药制剂的辅料生产问题 TDDS需适合的膜材料、压敏胶材料、背衬材料和防黏材料等,国至今药用压敏胶材料与骨架的聚合物屈指可数,这严重制约了经皮给药制剂的研制和开发。适用于中药物TDDS的辅料也有待深入研究开发。

6. TDDS的工业生产水平问题 与其他一些新剂型的发展相比,TDDS的基础研究及应用技术研究还未臻成熟,从实验研究转化为工业化生产困难较多。

经皮给药制剂开发涉及生理学、物理化学、药剂学、材料学等多学科,因此必须加强学科间横向联系。应尽快研究制订统一的体内外评价标准,如合理选择动物皮肤模型,统一的扩散装置,有统计学意义的实验样本数等。

（马云淑）

第十二章 中药制剂质量的评价与控制

中药制剂质量控制是指在中医药理论指导下,针对中药制剂特点,应用传统与现代分析方法研究构建中药制剂质量控制体系与标准的方法。中药制剂必须安全、有效、稳定、质量可控、使用顺应,其中质量可控性是评价制剂安全、有效的主要手段,也是评价制剂稳定性的基本手段。

第一节 中药制剂质量评价与控制体系的建立

一、中药制剂质量评价与控制体系概述

中药制剂质量评价和控制有广义和狭义之分,广义的质量控制涵盖了从原料、中间提取物的制备到制剂成型工艺全过程的质量控制,每个环节都是制剂质量控制体系所应该关注的内容。狭义的质量控制主要指制剂成品的质量控制,其标准是作为药品生产部门控制、检验制剂的一致性和药监部门检查制剂产品真伪优劣的法定依据。中药制剂由于原料来源的特殊性,制备工艺及物质基础的复杂性导致具有中医药特色的质量评价体系的建立比较困难,这也是目前影响中药制剂现代化和国际化的重要因素。因此,建立具有中医药特色的质量评价与控制体系对于中药制剂的发展具有重要的理论和实践意义。

二、中药制剂质量评价与控制方法研究的现状

随着中药现代化的不断推进,我国中药制剂行业发展迅猛,产生了品种繁多、剂型丰富的中成药,但中药制剂质量评价与控制方法始终是中药制剂研究的重要内容。自20世纪80年代开始,随着相关学科的快速发展,诸多新技术、新方法如指纹图谱、LC-MS技术,一测多评法、多指标质量控制模式等逐渐被广泛应用,使得制剂质量控制进入到一个新的水平。

由于中药制剂原料的特殊性和生产工艺的复杂性,使得中药制剂的质量控制具有自身特殊性,质量控制标准在兼顾科学、合理及经济适用等原则上显得难度很大,主要表现为中药制剂质量控制手段和方法难以完全客观表达制剂的质量内涵。现行中药制剂的质量控制主要通过测定某些"有效成分""活性成分""指标性成分"建立定性、定量标准来控制中药制剂的质量,这种方法难以全面反映中药制剂作用的整体性、成分多样性、可变性、成分之间的相互作用、作用靶点和机制的复杂性等问题,使质量评价的指标和方法难以客观表达中药

制剂的临床效应,亟待深入研究与提高。影响中药制剂质量难以控制的原因主要包括:中药材原料来源的特殊性使其质量不稳定,制剂生产工艺粗放以及极其复杂的中药制剂物质基础和作用机制等。

目前,中药制剂质量评价和控制的核心思路是"找成分,测含量",此种研究思路存在的主要问题为找不准、测不稳,使其不能有效控制制剂的质量。基于此种现状,国内有学者提出了构建中药标准"大质量观"的研究模式,即中药质量控制模式必须多元化,应采用感官评价、生物评价、化学评价多种质量评价和控制模式综合进行评价;中药的质(品质)-量(用量)一体化,质与量密切关联,不可分割,量从质变,以质定量。中药质量控制模式应脱离"找成分,测含量"的化学评价模式,而应建立以生物评价为核心,感官评价和化学评价并重的综合评价模式,在遵循"药材好,药才好"理念的基础上,改变目前单一指标成分定性定量测定,向活性有效成分及生物测定的综合检测评价过渡。针对"量而不准"现象,提出以中药谱效关系为切入点,借鉴基因诊断治疗策略,建立基于目标成分敲入/敲除研究模式,快速高效地确定质量控制的药效组分或相关组分,并制定了上下限,为建立"测得对、测得准"的质量控制方法提供科学依据。中药剂量作为中药临床应用的重要元素,提出在研究量效关系时应把握"一个概念",注重"三个结合",倡导"一个盲法"的思路。其中"一个概念"即中药剂量的含义不但包含剂量-药效关系,同时应充分重视品质-剂量之间的关系;"三个结合"主要包含药方结合、基础与临床结合、古为今用和今为古用相结合;同时,在基础研究阶段尽可能参照现代临床试验"随机、对照、盲法"的研究模式,以提高研究结果的客观准确,从而为制定科学的质量标准奠定基础。

三、中药制剂质量评价与控制体系建立的基本原则

基于中药制剂自身特点和目前质量评价与控制方法研究的现状,在建立中药制剂质量标准体系时应遵循以下基本原则。

1. 应充分体现中医药理论的指导　中药制剂的组方、制备和临床应用是在中医药理论指导下进行的,因此,质量评价和控制体系的建立应该始终围绕中医药理论开展,质量评价和控制体系的建立要充分剖析源于理、法、方、药的中药制剂临床效应,借鉴中医药系统生物学的研究成果,将中药制剂的功能主治转化为可操作的方法和可量化的指标,建立具有中医药特色的中药制剂质量评价和控制体系。

2. 应充分表达中药制剂的成分群　中药制剂化学成分的复杂性是质量评价体系建立的瓶颈,理想的质量控制体系应该对中药制剂中的全部要素进行量化表达,从而保证中药制剂的稳定性和可控性,实现临床用药安全性、有效性和顺应性。在目前无法完全明确制剂有效成分的状况下,应借助于现代分析手段,尽可能对制剂中的化学成分进行成分群的定性定量表达,实现中药制剂复杂系统的充分表达。

3. 应贯穿过程控制论思想　中药制剂从原料到临床应用涉及多环节,每个环节对中药制剂质量均有影响。因此,每一环节的质量评价和控制都要在过程论指导下,充分考虑上下游环节的相互影响,建立动态质量评价和控制体系。

4. 应体现与时俱进原则　任何事物的发展都是阶段性的,制剂的质量评价体系也是随着相关学科的发展而进步,应该以发展的眼光不断审视和完善中药制剂质量评价体系,不断触及中药制剂质量的本质属性,将中药制剂质量评价体系推到一个新的高度。

第二节　中药制剂工艺质量评价研究

"质量源于设计（QbD）"理念首先出现在人用药品注册技术规定国际协调会议发布的Q8中，其定义为"在可靠的科学和质量风险管理基础之上的，预先定义好目标并强调对产品与工艺的理解及工艺控制的一个系统的研发方法"。充分表达了质量不是通过检验注入到产品中，而是通过设计赋予的。中药制剂制备工艺环节众多，工序复杂，从原料到临床应用的制剂，其质量受到诸多环节的影响，只有科学设计制剂生产工艺各个环节，才能保证终产品的质量。

一、中药制剂原料及前处理工艺评价

（一）原材料和辅料的质量评价

"药材好，药才好"，优质的原料和辅料对于中药制剂质量有着显著的影响。作为中药制剂的原材料中药材品种繁多，由于环境各异、产地多变、采收期存在差异等问题比较突出，而目前的中药材标准尚不能有效控制其内在质量，严重影响到原料质量的稳定性和制剂质量控制的科学性。因此，制药企业应把质量稳定的优质原料供应作为切入点，大力推进中药材规范化种养殖基地建设与GAP认证，保证优质原料供应的稳定性。同时，多来源的药材要固定品种，稳定产地，注意中药材中存在的同名异物和异名同物现象。对于其他采收条件也尽可能保证科学统一，制定严格操作规范。

辅料作为重要的剂型因素之一，对于制剂有效成分的吸收、分布、代谢和排泄有着显著的影响。因此，中药制剂的辅料除了考虑对吸湿性、流动性、崩解性等成型性指标改善之外，还应充分关注其对制剂体内过程的影响，研究辅料与药物的相容性等。

（二）中药制剂原料前处理及加工炮制工序质量评价

中药制剂原料前处理工序主要包括净制、切制、炮制、干燥、粉碎等，这些工序对中药制剂质量有着重要的影响。净制方法、干燥条件、切制方法和规格、粉碎等均对制剂有效成分的提取和制剂成型产生影响，进而影响制剂中有效成分的含量和终产品的疗效，在实践中应采取适宜的评价指标细致考察各环节工艺参数。炮制作为中药制剂的特色，炮制方法的规范对物质基础和药性有着显著影响，是中药制剂的重要环节，但目前尚存在炮制方法不规范的现象，因此，在研究中应严格遵循"随方炮制"原则，从源头保证制剂质量的有效优效。

（三）中药制剂中间提取物制备工艺的影响

中药制剂生产工艺环节主要包括提取、纯化、浓缩、干燥、制粒等，各工序采用的方法和参数均会对最终制剂质量产生影响。多数现代中药制剂，一般都要经过提取纯化等过程，在药材提取中，有效成分的选择与其转移率对提取效果的评价不容忽视，常用于考察溶媒类型、提取方法等提取过程的各项参数，最常见的如选择醇提还是水提等。现代中药制剂要求制剂规格小而精，基于"去粗存精"原则，对提取物一般都要进行纯化，不同的纯化方法对有效成分的保留和无效成分的去除有着显著的影响，也要通过系统研究考察确定。同时，还要充分考虑"伴生物质"对有效成分作用发挥的影响。

浓缩干燥是中药固体制剂成型的基础,也是实现中药制剂产业化的重要组成部分。随着现代制剂工业的快速发展,减压浓缩、喷雾干燥、微波干燥等新方法和设备的应用逐渐普及,与传统方法相比,新的浓缩干燥方法具有效率高、化学成分的损失少等优势。但还要关注浓缩干燥对物料中有效成分的影响,针对不同性质物料选择适宜的方法,避免方法和参数不当引起的制剂质量问题。消乳散结胶囊制备工艺中,原工艺在浓缩干燥阶段,其中赤芍含有的芍药苷损失明显。另外,不同浓缩干燥工艺所得物料的制剂学性质差异显著,对制剂疗效也会产生一定的影响。

二、中药制剂成型评价

剂型对制剂质量和疗效有着重要影响,剂型与给药途径、制备工艺、用药剂量、患者的顺应性、体内吸收等环节密切相关,显著影响着制剂的载药量、释药方式和体内转运过程。因此,剂型的选择应充分考虑药物的性质、用药对象及适应证的状况、不同剂型生物药剂学差异及药物动力学性质差异,充分重视制剂前研究,为剂型选择提供数据支撑,确保处方临床疗效的充分发挥。同时,在辅料选择、辅料与主药相容性、成型设备的适应性方面也应深入探讨,实现制剂处方和成型过程对制剂质量的保障,改变目前重前处理、轻成型研究的现状。

制剂的生产环境和条件是影响药物质量的外在因素,主要涵盖生产环境、机械设备、人员素质及管理水平等方面。制药企业必须严格按照《药品管理法》和GMP相关要求组织生产,切实落实中药制剂生产全过程质量保障体系。随着GMP的全面实施,我国药品生产条件得到了很大改善,从业人员素质也不断提高,制定了一系列标准操作规程,但仍存在制药企业不按照GMP要求、随意改变SOP的现象,产生药品质量出现问题的现象。针对这一问题,目前主要依靠行政手段和企业自律进行解决。但是要强调的是,GMP的实施真正体现了药品全过程质量控制的思想,对保证药品质量起到了积极的作用。

三、中药制剂稳定性评价

中药制剂稳定性是保证制剂有效性与安全性的基础,主要涵盖制剂物理稳定性、化学稳定性和生物学稳定性三个方面。稳定性研究为制剂处方优化、包装、运输、使用及有效期的制定提供依据,研究结果对于保障中药制剂质量具有重要意义。稳定性研究内容宽泛,研究方法要求明确,应严格遵循国家食品药品监督管理局发布的《中药、天然药物稳定性研究技术指导原则》。

在对中药制剂的物理、化学和生物学稳定性评价中,最重要的评价内容当属化学稳定性,而化学稳定性主要通过适宜指标的含量变化进行表达。随着基础研究的不断深入,稳定性评价中含量测定逐渐由单一指标趋向多指标成分含量测定,测定方法也更加简便、快速和精密。纵观目前稳定性研究现状,尚存在以下问题必须引起重视:①含量测定指标选择不尽合理;②指标存在一定的随意性而缺乏特征性;③考核指标不能客观反映制剂的临床疗效,使稳定性考核的意义大大降低。

目前,制剂的稳定性研究主要参考质量标准确定的指标,往往侧重与制剂工艺的联系,忽略了与药效试验、临床疗效验证的有机结合,造成了考察指标与临床疗效有脱节的现象。针对这些问题,在指标选择时,应以中医药理论为指导,遵循中药配伍原则,结合现代药理研究成果和化学分析技术,综合考虑进行确定。如含冬虫夏草的制剂常以腺苷作为指标,但其中含有的核苷类成分也有抗衰老和免疫增强作用,仅以腺苷作为评价指标有失偏颇,多糖也是冬虫夏草补益作用主要成分,也应当作为稳定性评价指标之一。另外,稳定性研究中还存在不稳定的成分未被重视等现象,但这些不稳定成分往往是制剂中重要的有效成分,特别是一些对光、热不稳定及有挥发性的成分。

因此,在稳定性研究时,应充分考虑中药制剂特点,开展多方面的理论探讨和实验研究,不断揭示中药制剂稳定性变化的实质,探讨其影响稳定性的因素,采取相应的措施避免或延缓制剂的不稳定性,确定合理的有效期,实现中药制剂质量的安全、有效、稳定。

第三节　中药制剂质量评价方法与指标

中药制剂质量评价主要包括物理、化学和生物评价方法,分别从不同层次和属性,选择适宜指标对制剂的质量属性进行评价。物理和化学方法作为传统评价是中药制剂质量控制的基础手段,生物评价方法和新的化学评价模式由于更符合中药制剂的内在属性特征,已经成为中药制剂质量评价的研究热点和发展趋势。

一、中药制剂常规评价方法和指标

物理评价主要包括性状相关参数及特异性物理参数测定,贯穿于制剂鉴别、检查和含量测定等质量评价项目。主要包括性状、显微鉴别、水分、相关物理常数、粉体学和流体学、灰分、炽灼残渣等项目的检测。物理质量属性指标可直观表达制剂内在质量变化状况,对于制剂质量评价有着重要的意义。如中药制剂性状鉴别主要涵盖形状、色泽和气味等。栓剂一般有规定的形状要求,当栓剂的形态发生改变时,可能与变质、掺假有关。液体制剂的色泽是指制剂在日光下呈现的颜色及光泽度,通常与制剂原料、生产工艺及贮藏时间有关,一般较为固定。如色泽发生超出标准规定的限度,则提示制剂中可能发生了化学反应等现象,从而使体系产生了变化而影响制剂质量。同样,制剂粉体学性质的改变可能会影响固体制剂的生物药剂学特性,导致制剂质量发生变化。水分的超标可能会加速化学成分的水解和增加微生物污染风险等。因此,制剂的物理学评价对于中药制剂质量评价具有重要的价值。

化学评价是通过化学手段对制剂中化学成分进行定性定量的评价方法。常用于制剂鉴别、部分杂质的检查和含量测定中。主要包括化学反应鉴别、荧光分析鉴别、色谱和光谱鉴别含量测定、重金属和砷盐的检查、农药残留检查、黄曲霉毒素检查等,是中药制剂有效性、安全性评价等质量属性的主要组成部分。

生物学评价主要包括微生物限度检查、热原检查、细菌内毒素检查及生物效价检测方法等,用于评价制剂的卫生学指标和生物效价,其中微生物限度检查是制剂通则要求,热原和细菌内毒素为注射剂安全性质量评价项目。这些项目的检查和评价是制剂安全性及有效性的核心,也是对原料质量、生产过程和环境、贮藏、运输及使用等全过程控制的重要指标。

二、中药制剂质量评价主要内容

中药制剂常规质量评价工作主要依据《中国药典》开展,核心内容主要包括制剂的鉴别、检查和含量测定项目。通过鉴别项目来判断制剂的真实性,通过检查保障制剂的安全性和稳定性,通过含量测定来评价制剂的优良度。检查项目主要涵盖剂型相关专属性检查、杂质检查和卫生学检查等内容,常规质量评价是中药制剂的安全、有效和质量基本可控的重要保障。同时,基于剂型特色的一些质量评价方法在研究中应充分重视。

(一)口服固体制剂

固体制剂体内过程主要包括崩解、溶出、吸收等,而制剂处方和工艺对其体内上述过程影响显著。对于常规口服固体制剂应进行溶出度(释放度)、含量均匀性等项目的质量评价,有条件的可以开展生物利用度研究,根据研究结果进一步反馈制剂工艺的优劣,最终优化制备工艺并制定科学合理的口服固体制剂质量标准。另外,崩解度、溶散时限等剂型相关指标也应充分关注。

(二)口服液体制剂

中药液体制剂存在澄明度差、放置过程中出现沉淀、颜色发生变化、絮凝、分层、药效降低、变质等稳定性问题,同时还存在口感等顺应性问题。因此,在进行质量评价时,应重点针对上述不稳定现象开展系统研究,以中药制剂效应为切入点,通过制剂学手段加以克服和解决。同时,对于相对密度、pH值、乙醇含量(甲醇量)等指标进行控制。

(三)外用半固体制剂

外用半固体制剂如软膏剂、凝胶剂、栓剂等剂型主要通过透皮或黏膜组织吸收而发挥作用,在进行质量评价时,应对其透皮或透黏膜性能进行评价,一般采用离体扩散池或在体生物利用度进行研究,对处方组成或制备工艺进行评价。

三、中药制剂质量控制研究的新方法

近年来,围绕中药及其制剂的质量控制方法,研究者进行了大量有益的尝试,新的方法和模式也不断地被提出,如指纹图谱技术、一测多评技术、生物热力学法、代谢组学方法等,为中药制剂质量控制研究提供了新的评价手段。

(一)指纹图谱技术

中药指纹图谱技术是一种综合的、可量化的分析手段,是目前认为较符合中药制剂特点的评价有效性、安全性和一致性的控制模式。指纹图谱技术可量化表达制剂中的宏观质量信息,与单一、多指标成分或活性成分检测相比,信息量更加丰富,呈现更加综合和量化的特征,并且对制剂中成分之间的质与量关系进行表征,因此更为科学合理,也更接近中药的多途径协调作用的效应特点。该技术主要采用的方法有薄层色谱法、高效液相色谱法、红外光谱法。自2010年版《中国药典》开始,该方法被引入到复方丹参滴丸、桂枝茯苓胶囊等制剂的质量评价,对中药制剂质量控制产生了深远的影响。

指纹图谱分析技术是中药制剂质量控制的一个飞跃,也存在一些问题亟待解决。主要表现在指纹图谱常采用的色谱法对制剂中化学成分的检识数量有限,指纹图谱中表达的成分与药效的相关性尚不能完全明确,缺乏扎实的化学和药效学及其相关基础研究,应该通过进一步深入研究不断完善。

（二）一测多评法

中药制剂含有的化学成分具有多样性与复杂性的特点,成分间复杂的相互作用而使中药制剂呈现特定的临床效应。传统的多成分含量测定由于对照品分离难度大、单体不稳定或供应成本高等因素,导致对照品供应不足,从而影响了多成分的含量测定。一测多评法通过测定制剂中一个成分的含量来实现同类多成分的同步定量检测,自2010年版《中国药典》开始将其用于黄连等药材的质量控制,目前已逐步拓展至中药制剂的多成分含量测定。张美玲等以人参皂苷Re为参照物,测定了人参皂苷Re与人参皂苷Rg_1、Rb_2、Rd和Re的相对校正因子,并进行了含量测定,与外标法测定结果相比无显著性差异,4种皂苷含量的相对误差小于1.5%,取得了良好的效果。也有研究将该法用于不同类成分的测定,刘志辉等以麦贞花颗粒中的芦丁(黄酮类)为内参物建立与羟基红花黄色素A(单查尔酮苷类)、特女贞苷(环烯醚萜类)的相对校正因子,耐用性考察结果良好。

（三）对照提取物在中药制剂质量控制中的应用

中药标准物质的应用是中药质量标准及评价体系的有机组成部分,是控制中药制剂生产、提高和保证中药制剂质量的主要手段。中药标准物质主要有化学对照品、对照药材和对照提取物三种。对照品和对照药材用于质量控制由来已久,是目前中药制剂质量控制的主要标准物质,而对照提取物主要用于中药的薄层色谱鉴别,与对照药材提取过程繁琐耗时相比,对照提取物使用更加简便、快捷,提高了制剂的检测效率。部分对照提取物也用于高效液相色谱鉴别,2015年版《中国药典》薏苡仁药材鉴别中,分别有以标准提取物和对照药材为标准物质进行的鉴别质量控制,薏苡仁对照药材所表达的信息量模糊,而对照提取物可以通过呈现多个保留时间一致的色谱峰来达到定性鉴别,相比对照药材准确性、专属性更高。另外,对照提取物作为一种混标在含量测定检测项目也已经被成功应用,如在三七总皂苷和银杏叶提取物及其制剂的含量测定中的应用,该方法可减少单体对照品的使用,降低了检测成本,具有一定的经济意义。

对照提取物应用于中药质量评价虽然有自身的优点,但目前对照提取物品种少,缺乏明确的规范与标准,还存在一些问题需要解决。如标定对照提取物并保证数据的真实性评价,如何保证对照提取物的均一性和稳定性,待测样品在各成分含量比例上若与对照提取物有较大差异,如何保证测定的准确性等。中药对照提取物是一种具有中医药特色的对照物质,是中药标准物质的有益补充,具有一定的适用性,对制剂质量控制水平的提高具有一定的现实意义。

（四）生物效应模式评价

中药制剂的物质内涵更接近于生物制剂,因此,质量控制也可参照生物制品的质量控制模式。该模式通过严格控制试验条件,比较标准品和供试品对生物体或离体器官与组织产生的特定生物效应,从而控制和评价中药制剂的质量和活性。有研究采用"微量量热法"测定了7个批次茵栀黄注射液对金黄色葡萄球菌的生长代谢相关参数,以此评价该注射液的抗菌作用,结果表明,微量量热法可以灵敏地区分不同批次注射剂抑菌活性的差异。生物评价的方法更接近制剂的药效反馈,作为一种新的评价方法和模式,为中药制剂的质量评价提供了新的借鉴。

（五）药效学评价

随着中药药理学的不断发展,药效学质量评价手段在制剂工艺优化、制剂的质量评价中应用不断拓展。但中药制剂药理药效研究过程中应充分考虑到中药制剂化学成分的复杂性和治疗效应的整体性，选择或建立与"证"相对应的药理药效模型，才能客观表达制剂的临床效应。阙宁宁等提出以"抑菌"、"抗病毒"或"止痛"等来评价制剂的质量，并以感冒退热颗粒、五虎散为模型药物，提出以药效学指标代替中药制剂质量标准的设想。岳鹏飞等应用抑制中性粒细胞呼吸爆发效应的方法评价了复方丹参缓释片的质量，该研究基于中性粒细胞呼吸爆发效应的生物化学发光检测技术，在规定的时间点对复方丹参缓释片体外释放样品进行测定，以表征体外释放行为的变化，为中药复方缓控释制剂的体外释放评价提供新的借鉴。

目前，药效学质量评价方法仍存在一些关键问题有待解决，如适宜"证"模型的建立和选择，灵敏度高的特异性药效学评价指标的选择等。

（六）基于溶出度表征的质量控制模式

溶出度试验是一种控制固体制剂体外溶出速率的检测方法，是以溶解为理论，以实验为基础，采用数学分析手段处理溶出实验数据评价制剂质量的有效手段，可反映剂型因素对制剂质量的影响，模拟制剂的体内过程。溶出度作为质量评价指标是基于药物的体内过程特征，以体外实验的方法预测制剂体内行为的手段，是一种评价制剂活性成分生物利用度和制剂均匀度的一种有效标准。理论上，药物的体内过程是评价药物质量的最终依据，体外溶出度与体内生物利用度非必然相关，但以体外实验代替动物实验的方法对于中药制剂工艺和质量评价具有重要现实意义。黄雪采用生物检测指标作为溶出度评价指标，以抑菌效果良好的银黄片为模型药，考察其在pH6.8(磷酸盐缓冲液)溶出介质中不同溶出时间的银黄片溶出液对金黄色葡萄球菌抑制作用，测定金黄色葡萄球菌生长代谢热曲线特征谱图，得到一系列生物热动力学参数，提出基于生物热活性所得银黄片的累积溶出度，并与UPLC法测定绿原酸和黄芩苷两个指标成分所得的溶出度运用f_2相似因子法进行相关性评价，结果显示，f_2相似因子均大于50，表明两方法所测的溶出度具有较好的相关性。

溶出度指标在指导中药制剂处方筛选和产品以获得最佳处方、制剂工艺和剂型，衡量固体制剂的内在质量，间接评价固体制剂的体内生物利用度等方面逐渐被广泛采用，但基于中药复方制剂的特点，测定指标的合理选择需要深入研究，且多数溶出指标含量较低而使测定困难等问题也值得关注。

（七）药效物质基础控制论

药效物质基础控制论借鉴目前中药化学有效单体或有效部位筛选的方法，通过中药化学手段对制剂含有的成分进行分离，对不同组分进行药效学评价，进而标定药效组分群，围绕明确的物质基础开展制剂的质量评价，由于目标明确，方法和技术较为成熟，从而成为中药制剂质量控制研究的热点。尹莲等以四妙丸为模型药物，以抗炎、镇痛、降尿酸为活性指标，对加味四妙丸的6类化学成分(挥发油、总皂苷、总生物碱、总黄酮、总有机酸及部分水液)进行了系统的筛选和组合研究，确定了与全方药效一致的有效部位群，实验结果为加味四妙丸的质量控制提供了数据支持。

（八）血清药效物质基础控制

生物药剂学认为，口服制剂中只有被吸收进入血液循环的化学成分才有可能成为药效的物质基础，中药制剂在体内经消化道、肠道菌群作用后，制剂中原形成分及其代谢产物组成的混合物被选择性吸收或排泄，吸收部分经肝药酶作用进入血液被输送到各个组织器官或靶点产生效应。基于药物的体内过程,日本学者田代真一于1988年提出了"血清药理学"和"血清药物化学",在研究时,中药制剂复杂的成分经吸收、分布、代谢和排除等体内过程,再取含药的血清进行药理实验来评价制剂的效应,该方法更接近药物体内环境中产生药理作用的真实过程,特别适用于中药制剂进行药效评价及作用机制的研究,还可进行血清药化学及药动力学的研究,为中药制剂的质量评价提供了明确的指标依据。宋金春等通过生化汤及口服生化汤后小鼠血清的HPLC指纹图谱分析,并将生化汤中各单味药给药大鼠血清及未给药大鼠血清三者的HPLC指纹图谱进行了比对,确定生化汤给药后血中出现的9个"移行成分",其中6个为生化汤的原形成分、3个为新产生的代谢产物,为生化汤的质量评价提供了科学的指标。

但值得注意的是,该方法在实际应用中也存在一些关键问题,需要进一步研究探索,如血清中药物浓度与给药剂量的相关性较差,采血时间及所得血清是否灭活方面也存在较大的争议,采血时间过短达不到所需要药物浓度,过长则可能是机体经过反应后的某些酶或因子起作用等。

(九)代谢组学技术与中药制剂质量评价

代谢组学是继基因组学、转录组学和蛋白组学之后出现的一门新兴组学技术。由于在方法学上具有整体性、系统性和综合性的特点,与传统中医药理论的整体观、动态观和辩证观相吻合而被迅速应用到中医药研究领域,并在明确中药制剂药效物质基础上,建立与临床相关的中药质量控制方法等方面显示出独特的优势。黎莉等基于代谢组学理论,以UPLC/Q-TOF-MS为技术平台,建立大鼠血清代谢指纹图谱,通过多元统计分析方法研究PMS肝气逆证大鼠血清的代谢差异及白香丹的干预作用,结果提示,白香丹表现出糖皮质激素、雌激素、神经递质及氨基酸等多靶点的作用特点,说明了代谢组学方法可以从整体出发研究中药制剂对相关病证的效应。代谢组学评价能客观表达中药制剂与机体作用后的动态变化,是实现中药制剂质量控制途径的重要探索。但该方法通常对仪器设备要求较高,在实验方法学和分析技术手段仍存在一定的困难,尚不能表征中药制剂效应的"量-效"关系,同时,代谢组学采集的数据宏大,有效信息的挖掘仍有待突破。

中药制剂质量评价作为中医药研究领域的热点与难点,一直以来,科学构建符合中药制剂特点的质量评价体系是制约中药制剂现代化的瓶颈问题。从以上各种质量控制技术、方法或模式可以看出,针对中药制剂的特殊性,某一种方法不能完全解决质量评价和控制问题,研究中应始终以中药制剂临床效应相关性为导向,以评价指标为核心,多种方法、模式联合运用,相互补充,最终建立科学的中药制剂质量评价体系,实现中药制剂质量评价和控制的飞跃。

第四节 中药制剂生产过程质量控制的发展与应用

"质量源于设计"理念在中药制剂中主要体现为将高质量的原辅料,通过科学的工艺设计,严格遵循GMP要求生产来实现的。因此,中药制剂生产过程控制对于制剂质量控制有着重要的意义。要保证中药生产质量的稳定可控,必须针对性地规范全生产环节,采用适宜的技术和过程控制手段,建立适宜于中药制剂特点的从原料到成品全过程质量控制体系,从根本上实现"安全、有效、可控、稳定"的中药制剂生产。因此,生产过程质量控制是中药制剂质量保障的核心,生产过程的自动化和智能化质量控制一直是中药制剂生产发展趋势,中药制剂生产经历了从人工操作到单机自动化,再到主要流程组合自动化的发展过程,正在向大规模信息集成智能控制系统方向发展。

一、中药制剂生产过程质量智能控制系统

中药制剂生产过程是产品固有质量属性的形成阶段,过程质量控制旨在尊重中药制剂生产过程质量传递规律的基础上,通过一系列智能化在线/离线质量分析和检测手段,实现制剂生产所有环节的可控可知,生产出高质量的中药制剂。中药制剂生产过程质量智能控制系统是将现代信息技术、分析技术、质量控制技术和传感器技术集成耦合,实现中药制剂生产过程的信息化、自动化、智能化的控制系统,该系统不仅提高了中药制剂生产的效率和水平,也极大地提高了制剂的内在质量。目前,包括近红外光谱技术、保证中药多指标成分含量稳定均一的最优化调配技术等过程质量控制技术和方法已经逐渐被采用,通过实践检验,这些技术和方法已经成为中药制剂生产过程质量智能控制系统的重要组成部分。但基于中药制剂生产特点,尚有若干关键基础问题未能彻底解决,主要表现在:①中药制剂多采用各种在线离线分析技术和方法,缺乏从生产过程角度研究中药质量在各工序间的传变规律;②当原料质量出现波动或生产过程异常时,会发生质量变异并在后续生产链条中的传播,致使中间体或成品质量波动;③单元质量智能控制易于实现,中药制剂生产全过程智能质量控制的耦合存在困难;④缺乏反馈调整机制。

中药制剂生产过程质量智能控制系统是实现中药制剂现代化的重要途径和表现,必须在多学科共同努力下,以系统论为指导,有效集成多种技术手段和方法,实现过程质量智能控制。

二、现代中药制剂生产智能控制系统的实施方案与关键技术

(一)过程分析技术

中药制剂过程分析技术(PAT)是采用物理、化学或生物的方法,获取中药制剂相关物料的量化信息,通过智能化控制手段和设备,根据制剂生产过程中的周期性检测、关键参数的控制,使生产过程稳定、优化,达到控制制剂技术水平、节约资源、降低能耗的目的。过程分析技术作为药物研发、生产质量保障中支撑创新和提高效率的体系,可有效实现"质量源于设计"的理念,符合GMP宗旨和目标,成为国际上最有效的可验证的手段和方法。建立适合中药制剂特点的过程分析技术体系,将对提升和保障中药的技术水平和药品安全产生重要的作用。构建PAT框架的模块工具主要涵盖四个部分,包括用于设计、数据采集和分析的多变量工具过程分析仪器、过程控制工具、持续改进和知识管理工具。

目前,PAT在中药制剂提取、分离和纯化过程的在线检测和控制,混合和制粒过程的在线检测和控制,压片、包衣过程的在线检测和控制,冷冻干燥过程的在线检测和控制等方面应用较为成熟。有研究采用红外漫反射光谱在线监测技术,在黄芩素提取过程中提供实时数据和即时反馈信息,为识别提取工艺的终点提供了判断依据。PAT对药物有效成分、含量和品质等关键参数的在线分析与控制,为智能在线控制系统建立提供了必要条件。根据PAT实践现状,目前在中药制药企业的广泛应用在理念上还有待更新,这与原有的生产设备

兼容性差,而新设备的使用又需要资金、技术和时间的支持等因素有关,企业实施PAT的动力不足。尽管如此,PAT在国内的部分中药企业已经取得了很好的效果并起到了行业示范作用。

(二)近红外光谱分析技术

近红外光谱分析技术(NIRS)是20世纪80年代后期迅速发展起来的一种新型分析检测方法,由于样品预处理简单,具有方便、快速、无污染等优点,与传统的离线分析技术相比,分析速度快,可以直接分析液体、半固体、固体及胶体等多种形态的样品,适应范围广泛,可全面应用于中成药的生产在线全过程分析,迅速获得待测参数值,与反馈调节系统联用后实现中成药生产的在线管控。

近年来,NIRS技术在中药制剂提取、浓缩、纯化、制粒、干燥、包衣、混合、成品检验等环节被广泛采用,取得了显著成果。陈雪英等建立了一种用近红外透射光谱法快速测定赤芍水提过程有效成分含量的新方法,以HPLC为对照分析法测定了芍药苷含量,采用偏最小二乘法(PLS)法建立近红外光谱与芍药苷HPLC分析值之间多元校正模型,并对未知样本进行含量预测,发现校正模型相关系数达0.9962,预测相关系数达0.9895,取得了理想的效果。在浓缩工序,罗晓芳以丹参水提液浓缩过程为例,建立了中药浓缩过程的NIRS在线监控方法,利用PLS建立的NIRS校正模型能够快速测定浓缩过程中丹参素和原儿茶醛的含量以及含固量,且模型预测值与参考值之间具有较好的相关性。同时,NIRS技术用于在线监测制粒过程中的颗粒的水分含量也取得了理想效果。

基于NIRS技术特点及在生产过程中的应用,提示NIRS技术是一种适合于中药制剂的全过程质量控制模式。随着近红外光谱仪器生产技术及处理复杂信号所用方法等各方面的突破,使得近红外光谱技术和中红外波长范围光纤的联用成为可能,成功实现了药物工业过程的在线、实时遥控控制和遥感监测。同时,随着数据处理方法和相关软件的进一步完善,从复杂、重叠的光谱信号中提取有效信息效率的快速提高,为近红外光谱技术在中药生产过程控制中的应用奠定基础。

(三)保证中药多指标成分含量稳定均一的最优化调配技术

中药制剂化学成分种类繁多,含量差异极大,而成分群的稳定是保证中药制剂疗效稳定的基本要求。如何保证宏量成分的含量稳定均一成为影响中药制剂质量的关键问题。针对此种基本要求,有研究提出了保证中药多指标成分含量稳定均一的最优化调配技术方案,该方案以稳定中药材质量为切入点,采用中药指纹图谱、多维多息特征谱、指纹图谱相似度、信息融合及模式识别等技术为监测手段表征中药整体质量及多指标成分含量,采用"勾兑"的方式,对物料进行调配以保证质量的稳定。罗国安团队提出了在中药材层次进行勾兑调配,运用最优化方法实现了中药多指标成分含量的稳定均一。该方法的核心是提出的7种最优化调配目标函数及相应的约束条件,以10批板蓝根药材为研究对象进行验证,在7种最优化目标下,控制的5个主要HPLC色谱峰面积稳定均一。该方法最主要的特点是以固体形式调配,并以固体形式进入下一工序;调配后只需提取一次即能得到合格的提取物,避免了多次提取操作,时间短,无需存储多批提取物,且避免了提取物长期存储稳定性方面的问题。

三、中药制剂生产智能控制系统的应用

智能化控制技术是利用计算机网络技术和其他相关技术实现中药制剂生产全过程的分

析、诊断、建模,剔除传统制剂系统中的不合理因素,挖掘并确定影响产品品质的关键因素并予以控制,达到优化生产的目的,实现生产过程质量的可控。随着相关学科的发展,我国中药制剂水平的不断提高,生产环节的质量控制智能化程度也越来越高,目前已在中药提取、浓缩、纯化及部分新剂型的成型过程中进行了实践,取得了理想的效果。但应该注意到,由于中药制剂原料来源的特殊性和生产工序的复杂性,中药制剂生产的智能控制系统目前尚不十分成熟,需要进一步联合攻关取得突破。中药制剂生产的智能控制系统的科学建立是一个结合多学科共同研究的课题,只有将化学、中药学、传感检测技术等多学科的研究成果充分融合,才能促进中药制剂生产智能控制系统更快地发展。

（史亚军）

参 考 文 献

[1] 朱盛山,黄长美,石冀雄,等.本草纲目特殊制药施药技术[M].北京:学苑出版社,1996.

[2] 侯世祥.现代中药制剂设计理论与实践[M].北京:人民卫生出版社,2010.

[3] 崔福德.药剂学[M].2版.北京:中国医药科技出版社,2011.

[4] 曹德英.药物剂型与制剂设计[M].北京:化学工业出版社,2009.

[5] 吴逢波,徐珽,唐尧.中药固态制剂成型性设计思路与方法[J].中国药房,2009,20(3):236-238.

[6] 廖正根,梁新丽,蒋且英,等.桂枝茯苓骨架缓释双层片释药机理及药效评价研究[J].中药药理与临床,
2010,6(6):12-15.

[7] 廖正根,平其能,萧伟,等.桂枝茯苓胶囊中有效成分的大鼠在体肠吸收研究[J].中国天然药物,2005,3
(5):303-307.

[8] 廖正根,蒋且英,梁新丽,等.桂枝茯苓胶囊中3种活性成分体外溶出度的比较研究[J].中成药,2008,30
(8):1141-1144.

[9] 张兆旺.中药药剂学专论[M].北京:人民卫生出版社,2009.

[10] 李凤生.药物粉体技术[M].北京:化学工业出版社,2007.

[11] 陈宇红.高频振动磨超细粉碎黄芪试验研究[J].中国粉体技术,2008(1):33.

[12] 叶菁.中药材冲击摩擦超细气流粉碎方法研究[J].中国中药杂志,2005,30(1):27.

[13] 梁兆昌,褚洪标,肖琳,等.杜仲超微粉体理化特性及体外溶出性能研究[J].中草药,2015,46(11):1609.

[14] 鲍幸峰,方积年.赤芝孢子粉破壁前后多糖释放能力比较研究[J].中国中药杂志,2001,26(5):326.

[15] 祖元刚,钟晨,赵修华,等.石榴皮超微粉制备工艺优化及体内抗氧化研究[J].中草药,2015,46(10):
1454.

[16] 吕文海,邱福军,王作明,等.炮制与超微粉碎对水蛭药效影响的初步实验研究[J].中国中药杂志,
2001,26(4):241.

[17] 刘明言,王帮臣.用于中药提取的新技术进展[J].中草药,2010,41(2):169-175.

[18] 储茂泉,刘国杰.中药提取过程的动力学[J].药学学报,2002,37(7):559-562.

[19] 贺福元,邓凯文,罗杰英.中药复方成分提取动力学数学模型的初步研究[J].中国中药杂志,2007,32
(6):490-495.

[20] 肖小河,金城,赵中振.论中药质量控制与评价模式的创新与发展[J].中国中药杂志,2007,32(14):
1377-1381.

[21] 李会芳,王伽伯,孙琴.生物效价检测在中药品质及药性研究中的应用[J].中医杂志,2012,53(3):190-
192.

[22] 郑岚,陈开勋. 超临界CO_2技术的应用和发展新动向[J]. 石油化工,2012,41(5): 501-507.

[23] Hauthal WH. Advances with supercritical fluids[J]. Chemosphere,2001,43(1): 123.

[24] 李卫民,金波,冯毅凡. 中药现代化与超临界流体萃取技术[M]. 北京: 中国医药科技出版社,2002.

[25] 陆彬. 中药新剂型与新技术[M]. 北京: 化学工业出版社,2007.

[26] GE F H, L I Y, XIE J M. Study on essential oil of Chaihu using $SFDCO_2$[J]. Chinese Medical Journal,2004,35(3): 149-152.

[27] PENG H, GUO Z D, ZHANG J C. Study on medicinal active constituents of fennel using $SFDCO_2$[J]. Chinese Medical Journal,2003,32(6): 337-339.

[28] B IAN J, CAH ID G, GU M J. Study on belladonna alkaloid of Datura flower in SFE[J]. Chinese Medical Journal,2004,30(10): 123-125.

[29] DA TTA N N, BARUAH A P, PHUKAN P. Supercritical extraction of volatile compounds from rose-marg[J]. Chem. Eng. World,2005,33(1): 49-52.

[30] BRUCEER. Oil contaminant removal from drill cuttings by supercritical extraction[J]. Ind. Eng. Chem. Res,2004,20(3): 41-43.

[31] WANGNER Henning, EGGERS Rudolf. Extraction of spray particles with supercritical fluids in a two-phase flow[J]. Chemical Engineering Science,2005,36(2): 19-23.

[32] 高勇,芦艾,黄奕刚. 纳米粉体在聚合物溶液中的超声分散[J]. 中国粉体技术,2008,14(6): 51-54.

[33] 国家药典委员会.《中华人民共和国药典》(一部)[M]. 北京: 中国医药科技出版社,2015.

[34] 张兆旺. 中药药剂学专论[M]. 北京: 人民卫生出版社,2009.

[35] Chen Y, Xie MY, Gong XF. Microwave-assisted extraction used for the isolation of total triterpenoid saponins from Ganoderma atrum[J]. Journal of Food Engineering,2007,81(1): 162-170.

[36] 曾昭钧,李香文. 微波有机化学进展[J]. 沈阳药科大学学报,1999,16(4): 304.

[37] 梁鑫森,丰加涛,金郁,等. 中药质量控制技术发展展望[J]. 色谱,2008,26(2): 130-135.

[38] 潘五九,肖小河,袁海龙,等. 中药生产关键共性新技术研究进展[J]. 中草药,2004,35(4): 361-366.

[39] 徐连英,侯世祥. 中药制药工艺技术解析[M]. 北京: 人民卫生出版社,2003.

[40] 王跃生,王洋. 大孔吸附树脂研究进展[J]. 中国中药杂志,2006,31(12): 961-965.

[41] 国家食品药品监督管理局. 应用大孔吸附树脂分离纯化工艺生产的保健食品申报与审评,2005.

[42] 潘林梅,石飞燕,郭立玮. 基于膜蒸馏的中药水提液浓缩技术应用前景及问题探讨[J]. 南京中医药大学学报,2014,30(1): 97-100.

[43] 申龙,高瑞昶. 膜蒸馏技术最新研究应用进展[J]. 化工进展,2013,33(2): 289-295.

[44] 赵立杰,冯怡,徐德生,等. 基于多元数据分析研究中药制剂原料吸湿性与其他物理特性的相关性[J]. 药学学报,2012,47(4): 517-521.

[45] 金慧臻,狄留庆,汪晶,等. 中药浸膏粉体吸湿及改性技术研究进展[J]. 中成药,2011,33(11): 1960-1964.

[46] 杜焰,赵立杰,冯怡,等. 中药粉体流动性表征方法研究[J]. 中国中药杂志,2012,37(5): 589-562.

[47] DAVID S T, AUGSBURGER L L. Plastic flow during compression of directly compressible filler and its effect on tablet strength [J]. Int J Pharm,1977,66(2): 155-159.

[48] ANTIKAINEN O, YLIRUUSI J. Determining the compression behavior of pharmaceutical powders from the force-distance compression profile [J]. Int J Pharm,2003,252(1-2): 253-261.

[49] 王优杰,冯怡,徐德生. 药物掩味技术的研发进展与应用[J]. 中国药学杂志,2006,41(19): 1444-1448.

[50] Catania JS, Johnson AD. Taste-masking composition of bitter pharmaceutical agents[P]. US: 5 633 006,1997-05-27.

[51] 吕慧侠,周建平,戴影秋. 海藻酸钙掩味微囊的制备[J]. 中国药科大学学报,2007,38(2): 125-128.

[52] Cuna M, Lorenzo ML, Vila-Jato JL. Enteric cellulosic microspheres for taste-masking of cefuroxime axetil: stability and in vitro release behavior [J]. Acta Techno. Legis Med,1996,7(3): 209-216.

[53] Fuisz RC. Taste masked medicated pharmaceutical[P]. US: 5 028 632,1991-7-2.

[54] 王优杰,冯怡,章波. 模糊数学在中药口服液矫味中的应用[J]. 中国中药杂志,2009,34(2): 152-155.

[55] 谢秀琼. 现代中药制剂新技术[M]. 北京: 化学工业出版社,2004.

[56] 傅超美,刘文. 中药药剂学[M]. 北京: 中国医药科技出版社,2014.

[57] 吴云琦. 用于薄膜包衣生产包衣机的基本要素探讨[J]. 机电信息,2014,11(401): 27.

[58] 王曙宾,黄兰芷. 葛根素固体分散体的分散状态及其体外评价[J]. 中草药,2007,38(11): 632.

[59] 斯陆勤,孙明辉,何雪心,等. 环孢菌素A固体分散体的制备基体外研究[J]. 中国药学杂志,2005,40(11): 760.

[60] 赵俊霞,孙彩霞,苏建春,星点设计-效应面法优化广金钱草总黄酮固体分散体微孔渗透泵控释片处方[J]. 中草药,2014,45(21): 3081.

[61] 张慧颖,李学明,陈国广,等. 灯盏花素包合物冻干粉针的制备及安全性初步考察[J]. 中国药学杂志,2007,42(6): 457.

[62] 朱盛山. 药物新剂型[M]. 北京: 化学工业出版社,2003.

[63] 余爱农,张庆. 精细化工助剂成型技术[M]. 北京: 化学工业出版社,2002.

[64] 刘怡,冯怡,徐德生. 微囊机械性质评价方法的研究进展[J]. 华西药学杂志,2007,22(2): 195.

[65] Kovarik JM, Mueller EA, Van B, et al. Reudced inter-and intraindividual variability in cyclosporine pharmacokinetics from a microemulsion formulation[J]. Pharm Sci,1994,83(3): 444.

[66] Cottens S, Heberlin B, Sderani R, et al. Pharmaceutical microemulsion preconcentrates containing cyclosporings and macrocides [P]. Swithzerland: wo9 613 273,1996-05-01.

[67] 郑晓清,张钧寿. 羟基喜树碱自微乳的制备及大鼠体内药动学[J]. 中国药科大学学报,2008,39(2): 132.

[68] 阎家麟,王惠杰,童岩,等. 紫杉醇微乳的研究[J]. 中国药学杂志,2000,35(3): 173.

[69] 田青平,李鹏,仇丽霞,等. 遗传算法在经皮给药微乳载体处方优化中的应用[J]. 药学学报,2008,43(12): 1228.

[70] 刘继勇,韩盈,杨明,等. 丹皮酚微乳凝胶剂的制备及体外透皮特性研究[J]. 中国中药杂志,2009,34(21): 2730.

[71] 胡鹏翼,吴清,郑琴,等. 槐定碱热敏脂质体的制备工艺研究[J]. 中草药,2014,3(45): 349.

[72] Chen D, Xia D, Li X, et al. Comparative study of Pluronic(®)F127-modified liposomes and chitosan-modified liposomes for mucus penetration and oral absorption of cyclosporine A in rats[J]. Int J Pharm, 2013, 449(1-2): 1.

[73] Hong YJ, Kim JC. Complexation-triggerable liposome mixed with silk protein and chitosan[J]. J Biomater Sci Polym Ed,2015,10: 1.

[74] Petrelli F, Borgonovo K, Barni S. Targeted delivery for breast cancer therapy: the history of nanoparticle-albuminbound paclitaxel[J]. Expert Opin Pharmacother, 2010,11(8): 1413.

[75] Lim WT, Tan EH, Toh CK, et al. Phase I pharmacokinetic study of a weekly liposomal paclitaxel formulation

（Genexol-PM）in patients with solid tumors[J]. Ann Oncol,2010,21（2）: 382.

[76] Gasparini R, Amicizia D, Lai PL. Effectiveness of adjuvanted seasonal influenza vaccines（Inflexal V and Fluad）in preventing hospitalization for influenza and pneumonia in the elderly: a matched case-control study[J]. Hum Vaccin Immunother,2013,9（1）: 144.

[77] 杨明贵. 苯磺酸左旋氨氯地平脂质体片剂[P]. 中国,201 010 274 834,2011-01-19.

[78] 单进军,狄留庆,吴皓. 口服吸收模型在中药研究中的应用进展[J]. 南京中医药大学学报,2007,23（4）: 270.

[79] 陶金华,狄留庆,单进军,等. 肠道微生态与中药有效成分代谢的相互作用[J]. 中草药,2008,39（12）: 1902.

[80] 狄留庆,刘汉清. 中药药剂学[M]. 北京: 化学工业出版社,2011.

[81] 侯世祥. 现代中药制剂设计理论与实践[M]. 北京: 人民卫生出版社,2010.

[82] 高飞,冷静,傅超美. 中药注射剂现代定位的诠释与关键问题分析[J]. 中国中药杂志,2015,39（17）: 3416-3419.

[83] Mamajek R C, Moyer E S. Drugdispensing device and method[P]. US: 4 207 890. 1980-06-17.

[84] 周毅生,赵永恒,刘林,等. 奥硝唑结肠定位片的制备及其体外释放度评价[J]. 广东药学院学报,2013, 19（5）: 469-473.

[85] 卢晓慧,周毅生,吕洁,等. 苦参素结肠定位片的制备及其体外释放评价[J]. 中国实验方剂学杂志, 2011,17（17）: 33-36.

[86] 伍振峰,郑琴,杨明,等. 中药制剂质量控制的方法模式分析与研究[J]. 中国中药杂志,2012,37（9）: 1332-1336.

[87] 肖小河,金城,鄢丹,等. 中药大质量观及实践[J]. 中草药,2010,41（4）: 505-508.

[88] 阙宁宁. 以药效指标代替中药制剂质量标准的设想[J]. 江苏药学与临床研究,2004,12（1）: 36-37.

[89] 岳鹏飞,唐剑彬,郑琴,等. 基于抑制中性粒细胞呼吸爆发效应的复方丹参缓释片体外释放行为评价研究[J]. 中草药,2010,41（6）: 885-888.

[90] 涂瑶生,柳俊,张建军,等. 近红外光谱技术在中药生产过程质量控制领域的应用[J]. 中国中药杂志, 2011,36（17）: 2433-2436.

[91] 杨辉华,王勇,章弘扬,等. 保证多指标成分含量稳定的中药材最优化调配方法[J]. 高等学校化学学报, 2007,28（10）: 1863-1868.